Klinische Anästhesiologie und Intensivtherapie

Band 36

D1671814

Herausgeber:
F. W. Ahnefeld H. Bergmann C. Burri W. Dick
M. Halmágyi G. Hossli E. Rügheimer
Schriftleiter: J. Kilian

J. Kilian, F. W. Ahnefeld, E. Vanek (Hrsg.)

Antibakterielle Therapie

Unter Mitarbeit von
F. W. Ahnefeld, B. H. Belohradsky, H. Bergmann, A. Dalhoff, F. Daschner,
G. A. Dette, W. Dick, H. Grimm, M. Halmágyi, K. Heeg, D. Höffler, J. Horn,
W. Kern, J. Kilian, F. Konrad, Ch. Krasemann, H. Lode, H.-J. Meyer,
G. Mössner, G. Peters, G. Ruckdeschel, E. Rügheimer, J. E. Schmitz,
S. Schubert, R. Stahlmann, C. P. Stoutenbeek, U. Ullmann, H. K. F. van Saene,
E. Vanek, H. Wacha, H. Wagner, H. Wiedeck, D. F. Zandstra

Mit 30 Abbildungen und 124 Tabellen

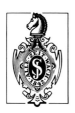

Springer-Verlag
Berlin Heidelberg New York
London Paris Tokyo

ISBN 3-540-50155-X Springer-Verlag Berlin Heidelberg New York
ISBN 0-387-50155-X Springer-Verlag New York Berlin Heidelberg

CIP-Titelaufnahme der Deutschen Bibliothek
Antibakterielle Therapie / J. Kilian ... (Hrsg.). Unter Mitarb. von F. W. Ahnefeld ... – Berlin ;
Heidelberg ; New York ; London ; Paris ; Tokyo : Springer, 1988
(Klinische Anästhesiologie und Intensivtherapie ; Bd. 36)
ISBN 3-540-50155-X (Berlin ...)
ISBN 0-387-50155-X (New York ...)
NE: Kilian, Jürgen [Hrsg.]; Ahnefeld, Friedrich W. [Mitverf.]; GT

Druck- u. Bindearbeiten: Druckhaus Beltz, Hemsbach/Bergstr.
2119/3145-543210 – Gedruckt auf säurefreiem Papier

Vorwort

Vor 13 Jahren hatten wir das Thema „Prophylaxe und Therapie bakterieller Infektionen" in unserer Schriftenreihe schon einmal abgehandelt. Es besteht kein Zweifel – die klinische Erfahrung zeigt uns dies täglich –, daß in der Zwischenzeit gerade auf diesem Gebiet eine rasante Weiterentwicklung stattgefunden hat. Erinnert sei therapeutisch an die Entwicklung der Chinolone, der Hyperimmunglobuline, diagnostisch an die weiter differenzierten Möglichkeiten der Erkennung bakterieller Infektionen. Neue Verfahren wie die selektive Darmdekontamination stehen zur Diskussion, neue bedrohliche Infektionen wie AIDS fordern neue Wege der Prophylaxe und Therapie.

Eine Übersicht über heute übliche Antibiotika kann sich keinesfalls mit der Beschreibung ihrer in-vitro-Wirksamkeit gegen einzelne Bakterienstämme begnügen. Immer mehr rücken Fragen der in-vivo-Wirksamkeit in den Vordergrund und die Erkenntnisse über mögliche unerwünschte Wirkungen bei gleichzeitiger Anwendung anderer Medikamente mahnen speziell im Bereich der Intensivtherapie bei ihrem Einsatz zu größerer Vorsicht. Pharmakologen, Pharmazeuten, Mikrobiologen, Bakteriologen und Kliniker waren daher aufgerufen, Wirkprofile geeigneter Antibiotika in Relation zu setzen mit den klinischen Gegebenheiten und daraus Empfehlungen zu erarbeiten über Indikationen, Dosierungen und Monitoring. Mit der Möglichkeit der Konzentrationsmessung von Antibiotika in verschiedenen Körperkompartimenten kann eine optimale Dosierung erreicht werden; damit verbunden ist jedoch die Kenntnis der Funktionen verschiedener Organe, die für die Elimination der Antibiotika von Bedeutung sind.

Noch weitgehend unbekannt und undefiniert sind die Fragen der Inkompatibilität und Interaktionen von Antibiotika mit anderen Medikamenten. Speziell hier bringt jeder Tag neue, für die klinische Praxis meist unerfreuliche Erkenntnisse. In Zukunft wird es notwendig sein, auf die additive oder gar potenzierende Wirkung verschiedener Arzneimittelkombinationen zu achten, sei es in ihren Auswirkungen auf das Gerinnungssystem, sei es in ihren Wirkungen auf die renale, hepatische oder pulmonale Funktion.

Auch unter Berücksichtigung dieser einschränkenden Fakten kann an der Wirksamkeit und Notwendigkeit einer gezielten Antibiotikatherapie dennoch nicht gezweifelt werden. Notwendig ist die Erarbeitung geeigneter Antibiotikaregime und die Überwachung ihrer Effektivität im Einzelfall, aber auch stations- oder auch krankenhausbezogen. Das Problem der Resistenzentwicklung kann nur durch Resistenzprofillisten erkannt und gelöst werden, die in enger Zusammenarbeit zwischen Mikrobiologen, Hygienikern und Klinikern erstellt werden müssen. Eine laufende kritische Bestandsaufnahme erfordert auch das Thema der prophylaktischen Anwendung der Antibiotika, speziell in der operativen Medizin. Auch hier scheint die Euphorie der vergangenen Jahre einer gewissen Ernüchterung gewichen zu sein. Die Maximalforderungen wurden durch gezielte Empfehlungen bei selektiven Diagnosen abgelöst. In diese Richtung tendiert die selektive Darmdekontamination, die versucht, nur die Keime zu eliminieren, die den Patienten infizieren können. Die Erfahrungen der nächsten Jahre werden zeigen, ob dieser hohe Anspruch klinisch realisiert werden kann.

Der Workshop hat einmal mehr gezeigt, wie wichtig die interdisziplinäre Aufarbeitung eines Themas ist. Zu oft werden heute von den jeweiligen Experten Forderungen erhoben, die aus ihrer Sicht optimale Ergebnisse bringen, sich in der Realität jedoch als undurchführbar erweisen. Wir danken den Teilnehmern aus den verschiedensten Disziplinen der Medizin daher besonders dafür, daß sie sich bzw. ihre Forderungen zur Diskussion gestellt haben. Die lebhafte und stets kooperative Aussprache hat gezeigt, daß allen an der Übertragung ihrer Empfehlungen in die klinische Praxis besonders gelegen hat.

Schließlich haben wir der Firma Bayer AG, Leverkusen, dafür zu danken, daß sie uns die Durchführung dieses Workshops ermöglichte. Unser Dank gilt auch Frau Iwers und Frau Schlenk für die bewährte und rasche redaktionelle Aufarbeitung des Bandes. Dem Springer-Verlag sei für die stete Kooperationsbereitschaft gedankt.

Ulm, im Juli 1988   J. Kilian
                                                                        für die Herausgeber

Inhaltsverzeichnis

VIII

Verzeichnis der Referenten und Diskussionsteilnehmer

Prof. Dr. F. W. Ahnefeld
Universitätsklinik für Anästhesiologie
Klinikum der Universität Ulm
Steinhövelstraße 9
D-7900 Ulm (Donau)

Prof. Dr. B. H. Belohradsky
Abteilung für Antimikrobielle Therapie
und Infektionsimmunologie
Kinderklinik der Universität München
im Dr. von Haunerschen Kinderspital
Lindwurmstraße 4
D-8000 München

Prof. Dr. H. Bergmann
Ludwig Boltzmann-Institut
für experimentelle Anaesthesiologie
und intensivmedizinische Forschung
Bereich Linz
Krankenhausstraße 9
A-4020 Linz (Donau)

Priv.-Doz. Dr. A. Dalhoff
Bayer AG
Pharma-Forschungszentrum
Koordination Biologische Forschung/
Antiinfektiva
Aprather Weg
D-5600 Wuppertal 1

Prof. Dr. F. Daschner
Leiter der Klinikhygiene
Klinikum der Albert-Ludwigs-Universität
Hugstetter Straße 55
D-7800 Freiburg

Priv.-Doz. Dr. G. A. Dette
Zentrum der Hygiene
Abteilung für Medizinische Mikrobiologie
Klinikum der
Johann Wolfgang Goethe-Universität
Paul-Ehrlich-Straße 40
D-6000 Frankfurt 70

Prof. Dr. W. Dick
Leiter der Klinik für Anästhesiologie
Klinikum der
Johannes Gutenberg-Universität Mainz
Langenbeckstraße 1
D-6500 Mainz (Rhein)

Dr. H. Grimm
Institut für Medizinische Mikrobiologie
und Klinische Chemie
(Labor Dr. Gärtner)
Hoyerstraße 51
D-7987 Weingarten

Prof. Dr. M. Halmágyi
Klinik für Anästhesiologie
Klinikum der
Johannes Gutenberg-Universität Mainz
Langenbeckstraße 1
D-6500 Mainz (Rhein)

Prof. Dr. D. Höffler
Direktor der Medizinischen Klinik III
Städtische Kliniken Darmstadt
Grafenstraße 9
D-6100 Darmstadt

Prof. Dr. J. Horn
Chefarzt der Chirurgischen Abteilung
Städtisches Krankenhaus
München-Harlaching
Sanatoriumsplatz 2
D-8000 München 90

Dr. W. Kern
Sektion Infektionskrankheiten
und Abteilung Innere Medizin III
Medizinische Universitätsklinik und
Poliklinik
Klinikum der Universität Ulm
Steinhövelstraße 9
D-7900 Ulm (Donau)

Prof. Dr. J. Kilian
Universitätsklinik für Anästhesiologie
Klinikum der Universität Ulm
Prittwitzstraße 43
D-7900 Ulm (Donau)

Dr. F. Konrad
Universitätsklinik für Anästhesiologie
Klinikum der Universität Ulm
Steinhövelstraße 9
D-7900 Ulm (Donau)

Prof. Dr. Ch. Krasemann
Bayer AG
Pharma-Forschungszentrum
Institut für Chemotherapie
Aprather Weg
D-5600 Wuppertal 1

Prof. Dr. H. Lode
Kardio-Pneumologische Abteilung der
Medizinischen Klinik und Poliklinik
Universitätsklinikum Steglitz
der Freien Universität Berlin
Hindenburgdamm 30
D-1000 Berlin 45

Dr. H.-J. Meyer
Direktor der Zentralapotheke
Städtisches Klinikum Karlsruhe
Moltkestraße 14
D-7500 Karlsruhe

Prof. Dr. G. Mössner
Leiter der Bakteriologischen Abteilung
Labor Clotten
Bismarckallee 10
D-7800 Freiburg

Prof. Dr. G. Peters
Hygiene-Institut der Universität Köln
Goldenfelsstraße 19–21
D-5000 Köln 41

Prof. Dr. G. Ruckdeschel
Max-von-Pettenkofer-Institut
für Hygiene und Medizinische Mikrobiologie
Klinikum Großhadern
der Ludwig-Maximilians-Universität

München
Marchioninistraße 15
D-8000 München 70

Prof. Dr. E. Rügheimer
Direktor des
Instituts für Anästhesiologie
der Universität Erlangen-Nürnberg
Maximiliansplatz 1
D-8520 Erlangen

Priv.-Doz. Dr. J. E. Schmitz
Universitätsklinik für Anästhesiologie
Klinikum der Universität Ulm
Steinhövelstraße 9
D-7900 Ulm (Donau)

Dr. R. Stahlmann
Institut für
Toxikologie und Embryonalpharmakologie
Universitätsklinikum Charlottenburg
der Freien Universität Berlin
Garystraße 5
D-1000 Berlin 33

Prof. Dr. C. P. Stoutenbeek
Head Intensive Care
Onze Lieve Vrouwe Gasthuis
1 e Oosterparkstraat 179
NL-1091 HA Amsterdam

Prof. Dr. U. Ullmann
Direktor der Abteilung
Medizinische Mikrobiologie
Medizinaluntersuchungsamt
Klinikum der
Christian-Albrechts-Universität Kiel
Brunswiker Straße 4
D-2300 Kiel

Prof. Dr. E. Vanek
Leiter der Sektion Infektionskrankheiten
Medizinische Universitätsklinik
und Poliklinik
Klinikum der Universität Ulm
Steinhövelstraße 9
D-7900 Ulm (Donau)

Prof. Dr. H. Wacha
Oberarzt der Chirurgischen Klinik
Krankenhaus Nordwest
Steinbacher Hohl 2–26
D-6000 Frankfurt 90

Prof. Dr. Dr. H. Wagner
Institut für Mikrobiologie
Abteilung Medizinische Mikrobiologie
und Immunologie
Klinikum der Universität Ulm
Oberer Eselsberg M 23/M 24
D-7900 Ulm (Donau)

Verzeichnis der Herausgeber

Prof. Dr. Friedrich Wilhelm Ahnefeld
Universitätsklinik für Anästhesiologie
Klinikum der Universität Ulm
Steinhövelstraße 9
D-7900 Ulm (Donau)

Prof. Dr. Hans Bergmann
Ludwig Boltzmann-Institut
für experimentelle Anaesthesiologie
und intensivmedizinische Forschung
Bereich Linz
Krankenhausstraße 9
A-4020 Linz (Donau)

Prof. Dr. Caius Burri
Chirurgische Universitätsklinik
und Poliklinik
Abteilung Unfall-, Extremitäten-,
plastische und Wiederherstellungschirurgie
Klinikum der Universität Ulm
Steinhövelstraße 9
D-7900 Ulm (Donau)

Prof. Dr. Wolfgang Dick
Leiter der Klinik für Anästhesiologie
Klinikum der
Johannes Gutenberg-Universität Mainz
Langenbeckstraße 1
D-6500 Mainz (Rhein)

Prof. Dr. Miklos Halmágyi
Klinik für Anästhesiologie
Klinikum der
Johannes Gutenberg-Universität Mainz
Langenbeckstraße 1
D-6500 Mainz (Rhein)

Prof. Dr. Georg Hossli
em. Direktor des Instituts
für Anästhesiologie
Universitätsspital Zürich
Rämistraße 100
CH-8091 Zürich

Prof. Dr. Erich Rügheimer
Direktor des Instituts für Anästhesiologie
der Universität Erlangen-Nürnberg
Maximiliansplatz 1
D-8520 Erlangen

Schriftleiter:

Prof. Dr. Jürgen Kilian
Universitätsklinik für Anästhesiologie
Klinikum der Universität Ulm
Prittwitzstraße 43
D-7900 Ulm (Donau)

Einteilung und Wirkungsbereiche antibiotischer Substanzen

Von G. A. Dette

Antibiotika sind bekanntlich Substanzen, die in niedrigen Konzentrationen bestimmte Mikroorganismen, nicht jedoch den Makroorganismus schädigen. Kennzeichen der Schädigung ist die Hemmung des Wachstums oder die Abtötung des Mikroorganismus, der somit gegenüber dem Antibiotikum empfindlich ist, das seinerseits in bezug auf die eingesetzte therapeutische Konzentration als wirksam bezeichnet wird. Die von seiten des Makroorganismus gegebene Begrenzung der therapeutischen Konzentration beruht auf der therapeutischen Breite des Antibiotikums, die unter anderem maßgeblich für die Verträglichkeit ist (Abb. 1).

Je nach Zielsetzung werden die Antibiotika gemäß ihrer Molekülstruktur in Substanzklassen (Abb. 2), nach ihrer Wirkungsweise in Bakteriostatika und Bakterizidika (Tabelle 1) und je nach dem Wirkungsspektrum in Schmalspektrum-, Mittelspektrum- und Breitspektrumantibiotika eingeteilt. Nachfolgend sollen einige für die Intensivmedizin wichtige Antibiotikaklassen besprochen werden.

Die Betalaktam-Antibiotika (Abb. 3) enthalten als gemeinsames Strukturmerkmal ein inneres Anhydrid einer Betaaminosäure, den sogenannten Betalaktamring, der bei den Monobaktamen frei vorliegt und bei den Penam-, Cephem-, Oxacephem- und Carbapenem-Antibiotika mit anderen Ringen kondensiert ist.

Die Penicilline unterscheiden sich als Derivate der 6-Amino-Penicillansäure strukturell nach Art ihrer Substitution an den Positionen 6 des Penam-Ringsystems, die jeweils mit entsprechender Änderung der antimikrobiellen Wirkung (Tabelle 2) verbunden ist. Das Phenylacetamido-Derivat Penicillin G, selbst zu den

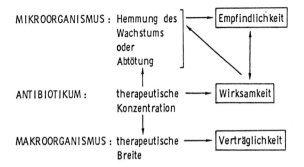

Abb. 1. Definition der Begriffe Empfindlichkeit und Wirksamkeit in Abhängigkeit von der Verträglichkeit

Stoffklasse	Charakteristikum
ß-Lactam-Antibiotika	ß-LACTAM-Ring 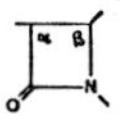
"Aminoglykoside" (Aminocyclit-Antibiotika)	Glycoside aus: AMINOCYCLIT (Scyllit-Derivat) und (Amino-)Zucker(n) 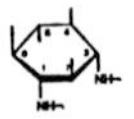
Tetrazykline	TETRACEN- (Naphthacen-) Struktur 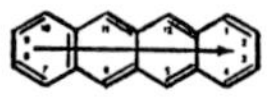
Chloramphenicol-Gruppe	PSEUDOEPHEDRIN- Struktur 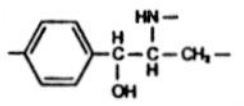
Makrolid-Antibiotika	Glycoside aus: LACTON-Ring und (Amino-)Zucker(n) 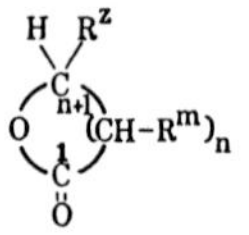
Lincomycin-Gruppe	Methyl-α-thiolincosaminid, durch Amidbindung mit Propylhygrin-säure verknüpft 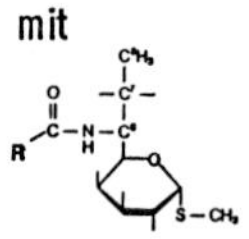
Fosfomycin	EPOXID-Struktur 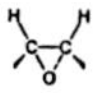
Steroid-Antibiotika (Fusidinsäure)	STEROID-Struktur (Cyclopentano-perhydro- phenanthren) 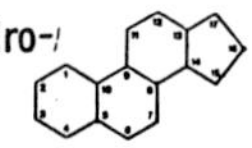
Rifamycine (Ansamycine)	NAPHTHALIN-Struktur mit aliphatischer Brücke 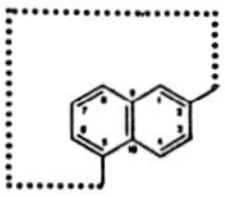
Peptid-Antibiotika	PEPTID-Struktur (Cyclopeptid, Glycopeptid) 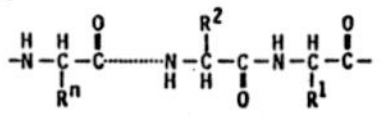

Abb. 2. Einteilung der Antibiotika nach der Molekülstruktur

Schmalspektrumpenicillinen zählend, war Ausgangspunkt für Erwei-
terungen des Spektrums, die über Ampicillin, dessen besser oral
absorbierbare Äthoxycarbomyloxyäthyl- bzw. Pivaloyloxymethyl-
ester Bacampicillin und Pivampicillin und dessen p-Hydroxyphe-
nyl-Derivat Amoxicillin bis zu den Breitspektrumpenicillinen
Azlocillin oder Piperacillin führte.

Tabelle 1. Einteilung der Antibiotika nach der Wirkungsweise

Bakteriostatika	Bakterizidika
Chloramphenicol	Colistin
Clindamycin	Polymyxin
Erythromycin	Aztreonam
Fusidinsäure	Aminoglykoside
Josamycin	Cephalosporine
Lincomycin	Chinolone
Nitrofurantoin	Fosfomycin
Spiramycin	Imipenem
Sulfonamide	5-Nitroimidazole
Tetrazykline	Penicilline
Tetroxoprim	Rifampicin
Trimethoprim	Teicoplanin
	Vancomycin

Ein der Entwicklung der Penicilline vergleichbares Baukasten-prinzip der Substitution mit empirisch gefundenen wirksamen Gruppen läßt sich auch bei den Cephalosporinen, den Derivaten der 7-Aminocephalosporansäure, ablesen. Während das Wirkungsspektrum (Tabelle 3) der in Gruppe I zusammengefaßten Cephalosporine sowie der sogenannten Oralcephalosporine (Gruppe II) relativ grampositiv betont ist, wurde das Spektrum durch Einführung des substituierten Tetrazolyl-thiomethyl-Restes in Position 3 des Cephem-Ringsystems (vergl. Abb. 3) hinsichtlich gramnegativer Erreger erweitert (Gruppe III). Im Falle des Cefoperazons (Gruppe V) wurde in Position 7 mit paralleler Wirksamkeitssteigerung wie in der Penicillinreihe der Substituent in Position 6 des Piperacillins eingeführt. Der entscheidende Schritt in bezug auf eine Steigerung der Stabilität und damit der Wirksamkeit der Cephalosporine gelang jedoch im Substituenten der Position 7 des Cefuroxims mit der 2-Methoxy-imino-Gruppierung, die sich - außer bei dem Cephamycin, Cefotetan und bei Latamoxef - in den Strukturen aller hochwirksamen Cephalosporine der Gruppe VI wiederfindet. Die wichtigsten Gemeinsamkeiten bzw. Unterschiede innerhalb dieser Gruppe sind in den Tabellen 4 und 5 zusammengefaßt.

Die mit den Penicillinen verwandte Gruppe der Thienamycine (vergl. Abb. 3) unterscheidet sich von jenen durch Ersatz des Schwefels im Penam-Ringsystem durch Kohlenstoff (Carbapenem-Ringsystem). Das N-Formimidoyl-Thienamycin Imipenem wird therapeutisch mit dem strukturähnlichen Dehydropeptidase-Hemmstoff Cilastatin kombiniert, der die enzymatische Inaktivierung des Thienamycins durch Dehydropeptidase I, die am Bürstensaum der Zellen des proximalen Tubulus der Niere lokalisiert ist, verhindert und damit die antimikrobielle Aktivität des Imipenems hauptsächlich im Urin erhöht. Das Wirkungsspektrum des Imipenems ist in Tabelle 6 zusammengefaßt. Meist keine ausreichende Aktivität ist gegeben bei Chlamydien, Clostridium difficile, Corynebacterium JK, Mykoplasmen, Pseudomonas cepacia, Pseudomonas maltophilia, Streptococcus faecium und Methicillin-resistenten Staphylokokken.

Ring-Struktur		Stoffgruppe
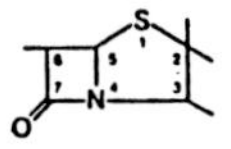 (Struktur PENAM)	PENAM	Penicilline
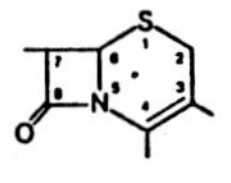 (Struktur CEPHEM)	CEPHEM	Cephalosporine Cephamycine
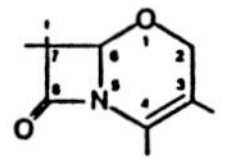 (Struktur OXACEPHEM)	OXACEPHEM	Latamoxef
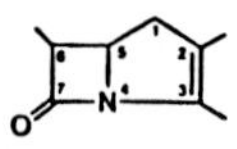 (Struktur CARBAPENEM)	CARBAPENEM	Thienamycine
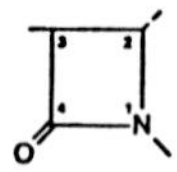 (Struktur MONOBACTAM)	MONOBACTAM	Monobactame

Abb. 3. Struktur der Betalaktam-Antibiotika

Das Wirkungsspektrum des Monobaktams Aztreonam umfaßt gramnegative Erreger (Tabelle 7), außer Acinetobacter, Alcaligenes, Flavobacterium, zum Teil Pseudomonas. Nicht wirksam ist es außerdem gegen grampositive Keime und Anaerobier.

Die Aminoglykoside enthalten ein Scyllo-Inosit (= Scyllit)-Derivat und Zucker bzw. Aminozucker (Abb. 4). Die intensivmedizinisch wichtigen Aminoglykoside sind 4,6-substituierte 2-Desoxystreptamine. Das Wirkungsspektrum umfaßt die in Tabelle 8 aufgeführten Erreger. Resistenzen ergeben sich hauptsächlich durch Synthese Aminoglykosid-modifizierender Enzyme (N-Acetyltransferasen, O-Phosphotransferasen, O-Nucleotidyl- bzw. O-Adenyltransferasen), die je nach Angriffsort hinsichtlich der antimikrobiellen Aktivität Unterschiede zwischen den Einzelsubstanzen bedingen. Somit sind z. B. Gentamicin-resistente Pseudomonas-aeruginosa-Stämme in mehr als 99 % empfindlich gegenüber Amikacin und in bis zu 60 % empfindlich gegenüber Tobramycin; Netilmicin ist gegenüber Escherichia-coli- oder Klebsiella-Stämmen wirksam, die Gentamicin- oder Tobramycin-resistent sind. Actinomyces, Bacteroides, Clostridium und andere Anaerobier, Corynebacterium, Enterokokken und Pneumokokken sind im Wirkungsspektrum der Aminoglykoside; bei Providencia und Serratia kommen hohe Resistenzquoten vor.

Die hauptsächlich durch ihre Wirksamkeit bei Legionellosen für den Intensivmediziner erwähnenswerten Makrolid-Antibiotika sind Glykoside aus dem inneren Ester von Hydroxycarbonsäuren, dem sogenannten Lacton-Ring, und Zuckern bzw. Aminozuckern. Erythromycin (Tabelle 9) stellt nach wie vor die Leitsubstanz dieser Antibiotikaklasse dar, die Enterobacteriaceae (z. B. Escherichia

Tabelle 2. Einteilung und Wirkungsspektrum der Penicilline

Schmalspektrumpenicilline	
Penicillin G	grampositive Kokken
Penicillin V	gramnegative Kokken
Propicillin	grampositive Stäbchen
Azidocillin	Treponemen und andere
Penicillinasefeste Schmalspektrumpenicilline	
Dicloxacillin	Staphylokokken
Flucloxacillin	(ansonsten schwächere Aktivität)
Oxacillin	
Penicilline mit erweitertem Spektrum	
Ampicillin	grampositive Kokken
Bacampicillin	gramnegative Kokken
Pivampicillin	grampositive Stäbchen
Epicillin	Haemophilus influenzae
Amoxicillin	Escherichia coli
	Proteus mirabilis
	Salmonellen
	Shigellen und andere
Breitspektrumpenicilline	
Apalcillin	ähnlich wie Penicilline mit
Azlocillin	erweitertem Spektrum,
Mezlocillin	zusätzlich:
Piperacillin	Klebsiella (R!)
Ticarcillin	Morganella morganii
	Proteus vulgaris
	Providencia (R!)
	Pseudomonas aeruginosa (R!)
	Serratia (R!)
Betalaktamasefeste Penicilline	
Temocillin	gramnegative Stäbchen, außer:
	Pseudomonas aeruginosa
	Bacteroides fragilis

coli, Klebsiella, Proteus usw.) und Pseudomonas aeruginosa
nicht erfaßt.

Die Antibiotika der Lincomycin-Gruppe, die Octopyranoside Lincomycin und Clindamycin, wurden vor Jahren als mutmaßlich einzige
Induktoren einer pseudomembranösen Kolitis geächtet, die jedoch, wie mittlerweile bekannt ist, als biologische Nebenwirkung nahezu aller Antibiotika - außer Vancomycin und parenteral
verabreichter Aminoglykoside - auftreten kann. Zum Wirkungsspektrum der Lincomycin-Gruppe zählen Anaerobier (Bacteroides-, Clo-
stridium-, Fusobacterium-, Peptococcus-, Peptostreptococcus-Spe-
zies, Corynebakterien, Streptokokken (außer Enterokokken) und
Staphylokokken, nicht jedoch Enterobacteriaceae, Neisserien und
Pseudomonas aeruginosa.

Tabelle 3. Einteilung und Wirkungsspektrum der Cephalosporine

Gruppe	Wirkungsspektrum	
Gruppe I Cefalotin Cefazedon Cefazolin	Staphylokokken Staphylococcus pneumoniae Streptococcus, Gruppe A, B, C, G Streptococcus- viridans-Gruppe Neisseria grampositive Stäbchen	gramnegative Stäbchen, zum Teil: Escherichia coli Klebsiella Proteus mirabilis
Gruppe II Cefaclor Cefadroxil Cefalexin Cefradin	Ähnlich wie Gruppe I sowie Haemophilus influenzae (Cefaclor!)	
Gruppe III Cefotiam	Ähnlich wie Gruppe I (gesteigerte Aktivität!) sowie: Citrobacter Enterobacter (R!) Haemophilus influenzae und andere	
Gruppe IV Cefamandol Cefoxitin Cefuroxim	Erweitertes Spektrum bei gramnegativen Stäbchen: Aeromonas Alcaligenes Bacteroides (Cefoxitin!) Citrobacter (R!) Enterobacter (R!)	Haemophilus influenzae Morganella (R!) Proteus vulgaris (R!) Serratia (R!) und andere
Gruppe V Cefoperazon	Ähnlich wie Gruppe IV (zum Teil gesteigerte Aktivität) sowie: Acinetobacter (R!) Pseudomonas aeruginosa (R!)	
Gruppe VI Cefmenoxim Cefotaxim Cefotetan Ceftazidim Ceftizoxim Ceftriaxon Latamoxef	Verminderte Aktivität bei: Staphylokokken, Streptokokken Erweitertes Spektrum bei gramnegativen Stäbchen: Acinetobacter (Ceftazidim!) Bacteroides (Cefotetan, Latamoxef!) Providencia Pseudomonas aeruginosa (Ceftazidim!, Cefotaxim) Serratia	
Gruppe VII Cefsulodin	Schmalspektrum! Nur: Neisseria Pseudomonas aeruginosa	Staphylokokken Streptococcus pneumoniae

Tabelle 4. Wirksamkeit der Cephalosporine der Gruppe VI

Cefmenoxim, Cefotaxim, Cefotetan, Ceftazidim, Ceftizoxim, Ceftriaxon, Latamoxef

Aktivität gegenüber:

Escherichia coli   Proteus mirabilis
Klebsiella   Proteus vulgaris
Morganella morganii   Salmonella

1. Keine größeren Aktivitätsunterschiede

2. Minimale Hemmkonzentration (MHK) bei
   betalaktamasenegativen Stämmen
   zwischen 0,03 und 0,5 mg/l,
   bei betalaktamasepositiven Stämmen
   zwischen 0,06 - 1,0 mg/l

3. MHK-Werte bis ≥ 4,0 mg/l
   kommen vereinzelt vor

Aktivität gegenüber:

Citrobacter   Proteus rettgeri
Enterobacter   Providencia
                   Serratia

1. Keine größeren Aktivitätsunterschiede

2. Minimale Hemmkonzentration (MHK) häufig
   zwischen 0,06 - 1,0 - 2,0 - 4,0 mg/l

3. MHK-Werte bis 8,0 - 16,0 mg/l
   kommen zum Teil vor

4. 20 - 25 % der Enterobacter-cloacae-Stämme
   werden bei ≥ 64,0 mg/l nicht erfaßt

Tabelle 5. Wirksamkeit der Cephalosporine der Gruppe VI

Cefmenoxim, Cefotaxim, Cefotetan, Ceftazidim, Ceftizoxim, Ceftriaxon, Latamoxef

Unterschiedliche Aktivität gegenüber:

1. Streptococcus, Gruppe A, B
   Streptococcus pneumoniae

   Am aktivsten:
   Cefmenoxim, Cefotaxim, Ceftizoxim
   3 – 4 MHK-Stufen weniger aktiv:
   Ceftazidim, Ceftriaxon
   5 – 6 – 8 MHK-Stufen weniger aktiv:
   Cefotetan, Latamoxef

2. Staphylococcus aureus
   (betalaktamasenegativ und -positiv)

   Am aktivsten:
   Cefmenoxim, Cefotaxim, Ceftizoxim
   1 – 2 – 4 MHK-Stufen weniger aktiv:
   Ceftriaxon, Latamoxef, Ceftazidim,
   Cefotetan

Unterschiedliche Aktivität gegenüber:

1. Pseudomonas aeruginosa

   Am aktivsten:
   Ceftazidim
   3 – 4 MHK-Stufen weniger aktiv:
   die übrigen Cephalosporine

2. Bacteroides fragilis
   (betalaktamasenegativ)

   Am aktivsten:
   Latamoxef
   2 – 3 MHK-Stufen weniger aktiv:
   die übrigen Cephalosporine

Tabelle 6. Wirkungsspektrum von Imipenem

Achromobacter	Morganella
Acinetobacter	Mycobacterium avium und andere
Actinomyces	Neisseria
Aeromonas	Nocardia
Alcaligenes	Pasteurella
Bacillus	Peprococcus
Bacteroides	Peptostreptococcus
Campylobacter	Plesiomonas
Chlamydia	Propionibacterium
Citrobacter	Proteus mirabilis
Clostridium	Proteus vulgaris
Corynebacterium	Providencia
Enterobacter	Pseudomonas aeruginosa und andere
Erysipelothrix	Salmonella
Escherichia coli	Serratia
Eubacterium	Shigella
Flavobacterium	Staphylococcus
Fusobacterium	Streptococcus pneumoniae
Gardnerella	Streptococcus, Gruppe A, B, C, D, G
Haemophilus	Streptococcus-viridans-Gruppe
Klebsiella	Veillonella
Listeria	Yersinia
Moraxella	und andere

Tabelle 7. Wirkungsspektrum von Aztreonam

Aeromonas	Pasteurella
Branhamella	Proteus
Citrobacter	Providencia
Enterobacter	Pseudomonas aeruginosa (R!)
Escherichia coli	Pseudomonas spp. (R!)
Haemophilus influenzae	Salmonella
Klebsiella	Serratia
Morganella	Shigella
Neisseria	Yersinia

Das durch eine Epoxidstruktur gekennzeichnete Antibiotikum Fosfomycin gelangt durch Aufnahmesysteme, das L-alpha-Glycerophosphat-Transportsystem und, bei einigen Erregern, über das durch Glukose-6-Phosphat induzierbare Hexosephosphat-Transportsystem in die Bakterienzelle. In Gegenwart von Glukose-6-Phosphat, das bei der Austestung zugesetzt wird, umfaßt das Wirkungsspektrum unter anderem Staphylokokken, Pneumokokken, Gonokokken, Haemophilus influenzae und einige Enterobacteriaceae (z. B. Escherichia coli). Da jedoch in vivo die jeweils anwesende wirksame Konzentration des Glukose-6-Phosphats schwer abschätzbar ist, verbleiben als Indikationsgebiet für Fosfomycin vorwiegend Infektionen mit Staphylokokken, die auch ohne Glukose-6-Phosphat in der Regel ausreichend empfindlich sind.

Die Klasse der Peptid-Antibiotika erlebt seit einiger Zeit, hauptsächlich bedingt durch Therapieengpässe bei betalaktamre-

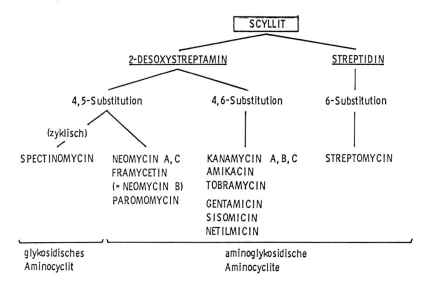

Abb. 4. Struktur der Aminoglykoside

Tabelle 8. Wirkungsspektrum der Aminoglykoside

Acinetobacter	Morganella
Aeromonas	Neisseria
Bacillus anthracis	Pasteurella
Bordetella	Proteus
Brucella	Providencia (R!)
Citrobacter	Pseudomonas aeruginosa
Enterobacter	Salmonella
Escherichia coli	Serratia (R!)
Francisella tularensis	Shigella
Haemophilus	Staphylococcus
Klebsiella	Yersinia
Listeria	

Tabelle 9. Wirkungsspektrum von Erythromycin

Actinomyces	Legionella
Aeromonas	Listeria
Bacillus anthracis	Mycoplasma
Bacteroides (R!)	Neisseria
Bordetella	Propionibacterium
Campylobacter	Staphylococcus (R!)
Chlamydia	Streptococcus faecalis (R!)
Clostridium (R!)	Streptococcus pneumoniae
Corynebacterium	Streptococcus pyogenes
Erysipelothrix	Streptococcus-viridans-Gruppe
Fusobacterium (R!)	Treponema
Haemophilus (R!)	Ureaplasma

CHINOLONE
(HETEROZYKLISCHE CARBONSÄUREN)

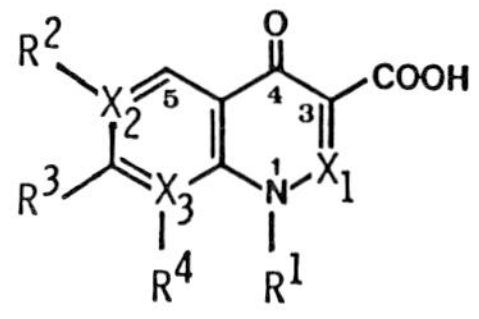

X_1	X_2	X_3	Ringsystem-Derivat
CH	CH	CH	CHINOLIN
CH	CH	N	NAPHTHYRIDIN
CH	N	N	PYRIDOPYRIMIDIN
N	CH	CH	CINNOLIN

Abb. 5. Allgemeine Struktur der Chinolone

sistenten Staphylokokken, partiell eine Renaissance. Während die Polymyxine (Polymyxin B und Colistin) nur gegenüber einigen gramnegativen Erregern, z. B. Pseudomonas und Enterobacteriaceae, außer Proteus und Providencia, wirksam sind, umfaßt das Wirkungsspektrum der Glykopeptide Vancomycin und Teicoplanin bei Unwirksamkeit gegenüber gramnegativen Keimen klinisch wichtige grampositive Erreger, wie z. B. Staphylokokken, Streptokokken (einschließlich Enterokokken), Corynebakterium- und Clostridium-Spezies. Gegenüber der durch Clostridium difficile hervorgerufenen pseudomembranösen Kolitis stellt Vancomycin das Mittel der Wahl dar.

Von den 5-Nitro-Imidazolen liegen die meisten Erfahrungen über Metronidazol vor. Eine Wirksamkeit besteht gegenüber Anaerobiern, Campylobacter, Amöben, Giardia lamblia und Trichomonaden; fakultative Anaerobier und Aerobier werden nicht erfaßt.

Eine ungeahnte Entwicklung nahmen in jüngster Zeit die heterozyklischen Carbonsäuren oder Chinolone (Abb. 5). Nach der vor mehr als 20 Jahren in die Therapie eingeführten Nalidixinsäure, einem Naphthyridinderivat, folgten die Chinolin-, Pyridopyrimidin- und Cinnolinabkömmlinge Oxolinsäure, Pipemidsäure und Cinoxacin, die entscheidende Verbreiterung des Wirkungsspektrums gelang jedoch erst mit dem in Position 6 (R^2) fluorierten und in Position 7 (R^3) Piperazinyl-substituierten 4-Oxo-1,4-dihydro-Chinolin (4-Chinolon) Norfloxacin (Abb. 6), das als Prototyp der modernen, hinsichtlich der Pharmakokinetik und Wirksamkeit weiter verbesserten Chinolone Ciprofloxacin, Ofloxacin und Naphthyridinderivats Enoxacin angesehen werden kann. Das Wirkungsspektrum dieser neuen Chinolone ist in Tabelle 10 zusammengefaßt; Clostridium difficile, Corynebacterium JK, Pseudo-

CHINOLONE (HETEROZYKLISCHE CARBONSÄUREN)

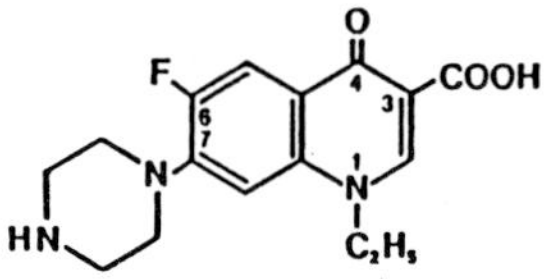

NORFLOXACIN

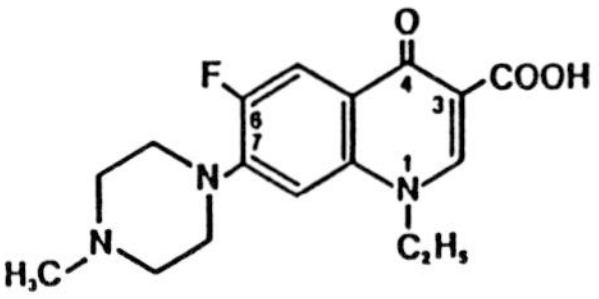

PEFLOXACIN

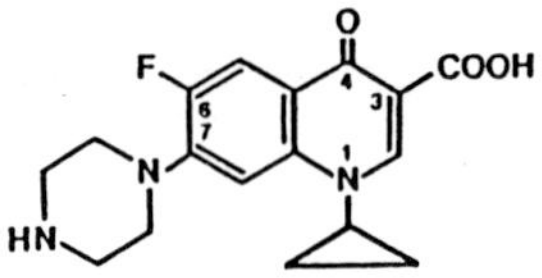

CIPROFLOXACIN

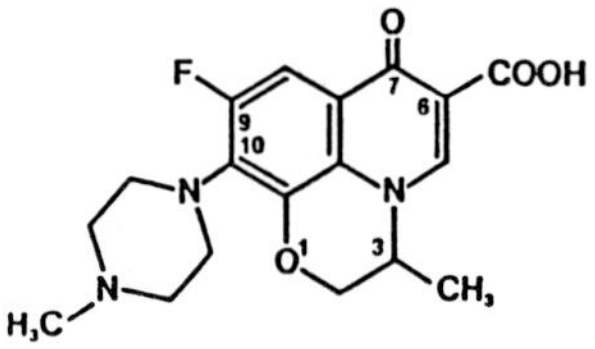

OFLOXACIN

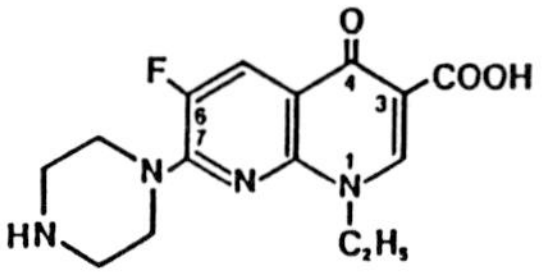

ENOXACIN

Abb. 6. Struktur der Chinolone Norfloxacin, Pefloxacin, Ciprofloxacin, Ofloxacin und Enoxacin

monas cepacia, maltophilia und stutzeri und viele Bacteroides-Spezies bzw. -Stämme sind in der Regel resistent.

Tabelle 10. Wirkungsspektrum der neueren Chinolone

Aeromonas	Acinetobacter	Bacteroides,
Branhamella	Clostridium	zum Teil
Brucella	(außer C. difficile)	Corynebacterium
Campylobacter	Pseudomonas aeruginosa	Fusobacterium
Enterobacteriaceae	Streptococcus,	Mycobacterium
Enterobacter	Gruppe A, B, C, G	
Escherichia coli	Streptococcus faecalis	
Klebsiella etc.	Streptococcus pneumoniae	
Gardnerella		
Haemophilus		
Legionella		
Neisseria		
Plesiomonas		
Staphylococcus		
Vibrio		

Pharmakokinetik wichtiger Antibiotika in der Intensivtherapie

Von H. Lode

Einleitung

In den letzten 10 bis 15 Jahren sind große Fortschritte bei der Behandlung von schwerkranken Patienten in den medizinischen und operativen Intensivstationen gemacht worden. Die intensiven Überwachungs- und Therapieverfahren bei Intensivpatienten induzieren allerdings immense Risiken, aus denen bedrohliche nosokomiale Infektionen resultieren können. Jede Infektionstherapie muß dabei berücksichtigen, daß es sich bei diesen Patienten um einen außerordentlich komplexen klinischen Bereich handelt, der gekennzeichnet ist durch das Problemmilieu, den Problempatienten und den Problemerreger. Einsatz und Indikation sowie Auswahl optimaler Antibiotika anhand rationaler Parameter müssen daher diese drei Einflußgrößen systematisch berücksichtigen.

Die Beurteilungsparameter von Antibiotika sind ihr antibakterielles Spektrum, ihr pharmakokinetisches Verhalten, ihre klinische Effektivität, Verträglichkeit und ihr Preis. Gegenstand der vorliegenden Untersuchung ist ausschließlich die Darstellung des pharmakokinetischen Verhaltens wesentlicher Antibiotikagruppen wie Penicilline, Cephalosporine, Chinolone und Aminoglykoside.

Bei der Würdigung der pharmakokinetischen Daten muß unbedingt berücksichtigt werden, daß diese in der Regel bei gesunden jungen Probanden nach Einmalapplikation gewonnen werden. Der typische intensivmedizinische Patient erhält nach eigenen Erhebungen neun und mehr unterschiedliche Medikamente während seines Aufenthalts auf der Intensivstation. Darüber hinaus liegen in unterschiedlichem Ausmaß Störungen seiner Leber- und Nierenfunktionen vor, und auch Veränderungen des Verteilungsvolumens sind zu erwarten. Zahlreiche Abweichungen von der normalen Kinetik und auch multiple Interaktionsmöglichkeiten sind demnach nicht auszuschließen. Ohne Zweifel liegt hier noch ein weites, wissenschaftlich zu erforschendes Gebiet, inwieweit sich die Pharmakokinetik des Normalen auf den individuellen Intensivpatienten übertragen läßt.

Die Pharmakokinetik beschreibt in einem dynamischen System die Erfassung der Konzentrationsänderungen in Körperflüssigkeiten und Geweben. Pharmakokinetische Modelle geben uns Hinweise auf die Substanzfreisetzung, Resorption, Verteilung, Disposition, Bindung, Metabolisierung und Exkretion.

Penicilline

In diesem Absatz werden nur die neueren Penicilline Apalcillin, Azlocillin, Mezlocillin, Piperacillin, Temocillin und Ticarcil-

Tabelle 1. Parenterale Penicilline - Serumkonzentrationen nach
jeweils 2 000 mg i.v.

	1 h (mg/l)	2 h (mg/l)	4 h (mg/l)	8 h (mg/l)	12 h (mg/l)
Apalcillin	59	38	7,1	0,9	< 0,3
Azlocillin[*]	62	35	7,9	< 0,3	-
Mezlocillin[*]	41	13	3,1	< 0,5	-
Piperacillin	41	20	5	< 0,3	-
Temocillin	83	62	50	28	15
Ticarcillin	20	9	2,3	< 0,5	-

* Daten aus T. BERGAN et al., 1982

lin besprochen, die ausschließlich parenteral zu verabreichen
sind.

Die wichtigsten pharmakokinetischen Basiseigenschaften dieser
Penicilline sind folgende:
1. Sie sind durchweg schwache Säuren.
2. Sie verfügen über eine gute Wasser- und schlechte Lipidlös-
   lichkeit.
3. Sie werden nach oraler Gabe nicht resorbiert.
4. Sie verfügen über eine relativ kurze Eliminationshalbwertszeit im Serum, eine Ausnahme hiervon bildet Temocillin.
5. Ihre kinetische Charakteristik kann mathematisch am besten
   mit einem offenen 2-Kompartiment-Modell erfaßt werden.
6. Es besteht in der Regel eine dosisabhängige Kinetik.

Die Darstellung der vergleichenden Serumkonzentrationen bei jeweils 2 000 mg i.v. sind der Tabelle 1 zu entnehmen. Hier ist
erkennbar, wie das Temocillin über langanhaltende Serumkonzentrationen verfügt. Unter den übrigen Ureido-Penicillinen hat
Apalcillin etwas höhere Konzentrationen als die Vergleichssub-
stanzen.

In der Tabelle 2 sind die Eliminationshalbwertszeiten, die Verteilungsvolumina, die renale und totale Clearance, die Fläche
unter der Serumkonzentrationskurve sowie die Proteinbindung dargestellt. Zwischen der Höhe der Proteinbindung und dem Molekulargewicht besteht offensichtlich bei Penicillinen ein Zusammenhang hinsichtlich des Umfanges der Gallenausscheidung. Dieser
Zusammenhang ist in der Tabelle 3 erfaßt. Auch der Grad der Metabolisierung steht in lockerer Relation zur Höhe der Gallenausscheidung des einzelnen Penicillins; dementsprechend variiert
auch die Urinwiederfindungsrate der aktiven Substanz (Tabelle 4).

Ticarcillin weist nach der üblichen Dosis von 5 g i.v. 1 h nach
Applikation eine mittlere Serumkonzentration von 175 mg/l auf.
Nach Kurzinfusion von 5 g über 30 min wurden maximale Serumspiegel von im Mitel 469 mg/l am Ende der Infusion gemessen, die
nach 2 h auf 143 mg/l und nach 8 h auf 15,9 mg/l abgefallen waren (6). Bei schwerer Niereninsuffizienz (Kreatininclearance

Tabelle 2. Vergleichende pharmakokinetische Parameter parenteraler Breitbandpenicilline auf der Basis einer 2,0 g i.v. Dosis und eines offenen 2-Kompartiment-Modells

	$t_{1/2}$ (min)	Verteilungs-volumen (l/kg)	Renale Clearance (ml/min)	Totale Clearance (ml/min)	AUC (2,0 g i.v. Dosis) (mg x h/l)	Protein-bindung (%)
Apalcillin	76	19	29	139	240	86
Azlocillin	58	19	112	180	180	40
Mezlocillin	50	15	122	240	171	30
Piperacillin	56	18	151	183	183	22
Temocillin	300	24	30	44	785	85
Ticarcillin	60	25	120	132	162	45

Tabelle 3. Parenterale Penicilline - Molekulargewichte und hepatische Elimination

	Molekular- gewicht	Protein- bindung (%)	Gallenausscheidung (% der Dosis)
Apalcillin	544	80 - 90	20 - 40
Azlocillin	501	30 - 40	5 - 10
Mezlocillin	580	30 - 40	15 - 30
Piperacillin	539	20 - 30	10 - 15
Temocillin	458	80 - 90	5 - 10 (?)
Ticarcillin	384	35 - 45	2 - 5

Tabelle 4. Parenterale Penicilline - renale Elimination

	Urinwiederfindungsrate der aktiven Substanz (% der Dosis/24 h)	Urinmetaboliten (% der Dosis/24 h)
Apalcillin	18 - 25	18
Azlocillin	50 - 70	6
Mezlocillin	40 - 60	
Piperacillin	70 - 90	
Temocillin	70 - 85	
Ticarcillin	70 - 90	15

unter 15 ml/min) steigt die Eliminationshalbwertszeit auf über 10 h an. Dosis und Dosierungsintervall müssen dementsprechend reduziert werden.

Temocillin unterscheidet sich in seinem pharmakokinetischen Verhalten von den anderen Penicillinen. Es besitzt mit etwa 5 h eine deutlich verlängerte Eliminationshalbwertszeit und führt dementsprechend zu hohen langanhaltenden Serumspiegeln. Temocillin wird fast ausschließlich unverändert über die Nieren ausgeschieden. Dementsprechend ist auch bei dieser Substanz eine Reduktion der Dosis bei Niereninsuffizienz unbedingt erforderlich.

Mezlocillin führt nach 5 g bei gesunden Probanden zu Serumspitzenkonzentrationen von 380 - 400 mg/l. Die Eliminationshalbwertszeit liegt bei 50 - 60 min. Am Ende einer 30minütigen Infusion von 5 g Mezlocillin betrug die mittlere Serumkonzentration bei 12 Probanden 426 mg/l, 6 h nach Infusionsbeginn wurden 4,7 mg/l bestimmt. Bis zu 30 % des Mezlocillins werden über die Leber ausgeschieden, woraus sehr hohe Gallenkonzentrationen resultieren. Bei starker Nierenfunktionseinbuße beträgt die Halbwertszeit des Mezlocillins 3 - 4 h. Dosis- und/oder Dosierungsintervall müssen entsprechend angepaßt werden.

Azlocillin weist am Ende einer 30minütigen Infusion von 5 g mittlere Serumkonzentrationen von 430 mg/l auf. Nach 6 h sind noch 14,7 mg/l im Serum nachweisbar. Die Ausscheidung scheint dosisabhängig zu sein: Nach höherer Dosierung wird Azlocillin langsamer eliminiert als nach niedrigen Dosen. Hier scheint ein

konzentrationslimitierter Transportprozeß wirksam zu sein. Eine
Dosisanpassung bei Niereninsuffizienz ist beim Azlocillin erst
bei einer Kreatininclearance von weniger als 15 - 20 ml/min notwendig.

Piperacillin unterscheidet sich nicht wesentlich in seinem pharmakokinetischen Verhalten von Azlocillin, Mezlocillin oder Ticarcillin. Die Eliminationshalbwertszeit bei gesunden Probanden
liegt nach einer 4-g-Dosis bei etwa 1 h. 70 - 90 % der Dosis
werden im Urin unverändert ausgeschieden (3). Die Dosierung muß
bei eingeschränkter Nierenleistung streng angepaßt werden.

Apalcillin weist unter den Acyl-Amino-Penicillinen zum Teil ab-
weichende pharmakokinetische Eigenschaften auf. Es besitzt eine
höhere Plasmaeiweißbindung und ein geringfügig höheres Verteilungsvolumen. Mit einer Eliminationshalbwertszeit von etwa
75 min besitzt es darüber hinaus eine etwas längere Verweildauer im Serum. Apalcillin wird in einem höheren Ausmaß als alle anderen Penicilline metabolisiert. Nur etwa 20 % der Dosis
werden in unveränderter Form im Urin ausgeschieden. Ein etwa
ebenso großer Anteil läßt sich in metabolisierter, mikrobiologisch inaktiver Form nachweisen. Aus dem Vergleich der relativ
niedrigen renalen Clearance und der hohen Gesamtclearance kann
auf eine beträchtliche extrarenale Ausscheidung geschlossen werden. Diese erfolgt in großem Umfang über die Leber, wodurch die
höchste Gallenausscheidung sämtlicher Penicilline beim Menschen
nachgewiesen wurde (1). Die kompetitive Ausscheidung des Apal-
cillins sowohl über die Leber als auch über die Niere bei un-
übersichtlicher Nierenfunktion kann bei Intensivpatienten durchaus von Vorteil sein.

Cephalosporine, Imipenem, Aztreonam

In diesem Absatz werden die Cephalosporine Cefoperazon, Cefotaxim, Cefmenoxim, Ceftizoxim, Ceftriaxon, Ceftazidim, Latamoxef,
Cefotetan sowie das Carbapenem, Imipenem-Cilastatin und das Monobaktam-Antibiotikum Aztreonam besprochen.

Sämtliche der erwähnten neueren Betalaktam-Antibiotika müssen
parenteral, in der Regel intravenös appliziert werden. Nach oraler Gabe werden sie nicht in ausreichendem Maße resorbiert. Die
wichtigsten pharmakokinetischen Parameter der Präparate sind in
Tabelle 5 dargestellt. Unter normalen Bedingungen ist die Niere
das wichtigste Ausscheidungsorgan für Cefotaxim, Cefmenoxim,
Ceftizoxim, Ceftazidim, Latamoxef, Cefotetan und Aztreonam. Die
Gesamt-Urinwiederfindungsraten dieser Antibiotika liegen zwischen 60 und 90 %. Bis zu 30 % des Cefotaxims werden als Des-
azethylmetabolit ausgeschieden.

Imipenem steht wegen seiner besonderen Eigenschaften (Inaktivierung in den Nierentubuli) nur in Kombination mit dem antibakteriell unwirksamen Enzyminhibitor Cilastatin zur Verfügung.
Durch sogenannten postexkretorischen Metabolismus - einem Phänomen, das bisher noch nicht bei Betalaktam-Antibiotika beobachtet wurde - wird der Betalaktam-Ring des Imipenems durch körper-

Tabelle 5. Pharmakokinetische Parameter parenteraler Cephalosporine (Aus 10)

Antibiotikum	Halbwertszeit (min)	Proteinbindung (%)	Renale Clearance (ml/min)	Ausscheidung (% der Dosis) Renal	Hepatisch
Cephalotin	30 - 40	65 - 90	280	70 (DAC: 20)	2
Cephazolin	100 - 120	80 - 90	80	85	5
Cefazedon	100 - 120	80 - 90	80	85	5
Cefotiam	45 - 55	40	200	65 - 80	2
Cefamandol	40 - 55	65 - 75	260	85	5
Cefuroxim	60 - 70	20 - 30	145	90	1 - 3
Cefoxitin	40 - 55	60	290	90	1 - 3
Cefotaxim	70 - 80	30 - 50	150	60 (DAC: 20)	1 - 3
Cefoperazon	120 - 140	80 - 90	25	20 - 30	70 - 80
Lamoxactam	145 - 165	40 - 50	80	80 - 90	10 - 15
Cefsulodin	90	30	130	85	< 5
Ceftriaxon	420 - 480	85 - 95	6 - 9	60	12
Ceftizoxim	110 - 135	10 - 20	110	80 - 90	< 5
Ceftazidim	110 - 120	10 - 15	90	80 - 90	< 5
Cefotetan	200 - 250	80 - 85	25	80 - 90	< 5

eigene Enzyme (Dipeptidasen) aus dem Bürstensaum im proximalen
Tubulus gespalten. Gibt man Imipenem ohne Kombinationspartner,
so werden nur 5 - 40 % in aktiver Form renal eliminiert. Cilastatin hemmt jedoch die Dipeptidasen und erhöht dadurch
1. die Menge an Imipenem, die im Urin ausgeschieden wird, auf
   etwa 70 % der Dosis,
2. geringfügig die Serumkonzentration und
3. die Verträglichkeit.

Cefoperazon unterscheidet sich von den übrigen Substanzen, da
dieses Cephalosporin vorwiegend über die Galle ausgeschieden
wird. Der renal eliminierte Anteil liegt nur bei 20 %. Ceftriaxon wird in etwa gleichem Umfang sowohl über das Leber-Galle-
System als auch über die Nieren eliminiert.

Bei den Verteilungsvolumina finden sich keine wesentlichen Unterschiede. Die hier angesprochenen Betalaktam-Antibiotika ver-
teilen sich im wesentlichen im Extrazellulärraum. Die Penetration in das Gewebe und an den Infektionsort ist bei den einzelnen Substanzen aber ausreichend und weitgehend identisch; insbesondere ist auf die ausreichende Diffusion in den Liquor bei
akuter Meningitis hinzuweisen.

Die Eliminationshalbwertszeiten differieren beträchtlich aufgrund der unterschiedlichen Kinetik (mit und ohne tubuläre Sekretion) und der konzentrationsabhängigen Serumproteinbindung.
Wie aus der Tabelle 5 deutlich wird, liegen die Halbwertszeiten
überwiegend in dem für Betalaktam-Antibiotika typischen Bereich
zwischen 1 und 2 h. Die Ausscheidung ist jedoch bei Cefotetan
mit 3,5 h und insbesondere bei Ceftriaxon mit 7,5 h deutlich
verlängert. Daraus ergibt sich nicht nur die Möglichkeit, sondern sogar die Notwendigkeit, Cefotetan nur zweimal täglich und
Ceftriaxon nur einmal täglich zu verabreichen. Alle übrigen Derivate sollten in der Intensivtherapie mindestens dreimal täglich appliziert werden.

Die Änderung der Pharmakokinetik bei Nieren- oder Leberinsuffizienz hängt weitgehend davon ab, in welchem Umfang die betref-
fende Substanz über das jeweilige Organ eliminiert wird. Die
Kombinationspartner Imipenem-Cilastatin besitzen bei normalen
Ausscheidungsverhältnissen zwei ähnliche pharmakokinetische Eigenschaften (Halbwertszeit etwa 1 h), bei Niereninsuffizienz
kommt es jedoch zu einer Dissoziation der Blutspiegelverläufe;
die Halbwertszeiten des Imipenems werden auf 3,5 - 4 h verlängert, die von Cilastatin auf 16 h (10).

Für alle Präparate gibt es zumindesten bei unterschiedlichen
Schweregraden der Niereninsuffizienz exakte Dosierungshinweise,
die unbedingt eingehalten werden müssen. Auch bei Neugeborenen
und bei sehr alten Patienten sei an die Änderung der pharmakokinetischen Parameter und daraus folgend der Dosierungen erinnert.

Aminoglykoside

Unter den Aminoglykosid-Antibiotika werden die Substanzen Gentamicin, Netilmicin, Tobramycin, Sisomicin sowie Amikacin besprochen.

Aminoglykoside sind Substanzen, deren pharmakokinetisches Verhalten im Organismus sich weitgehend und quantitativ aufgrund ihrer Eigenschaften und Molekularstruktur abschätzen läßt (2, 8). Es handelt sich um Basen mit mehreren, stark polaren Gruppen, die sich im Organismus wie lipophobe Substanzen verhalten. Die für das pharmakokinetische Verhalten derartiger Moleküle entscheidende Eigenschaft ist die mangelnde Permeation durch die lipoiden Strukturen epithelialer Membranen. Dementsprechend werden Aminoglykosid-Antibiotika bei oraler Gabe vom gesunden Magen-Darm-Trakt praktisch nicht resorbiert. Die Resorption nach intramuskulärer Applikation ist hingegen weitgehend vollständig, wenn auch zeitliche Differenzen zwischen den einzelnen Aminoglykosiden bis zum Erreichen der Serumspitzenspiegel bestehen. Die Angaben über die Proteinbindung von Aminoglykosiden divergieren beträchtlich. Die mit korrekten Methoden ermittelten Werte liegen bei therapeutischen Konzentrationen im Serum zwischen 0 und 20 % (Tabelle 6).

Die Werte für das relative Verteilungsvolumen bewegen sich zwischen 0,15 - 0,30 l/kg Körpergewicht, wobei diese Werte jedoch nur bei Betrachtung kurzer Zeiträume und für die Annahme eines offenen 2-Kompartiment-Modells gelten. Unter Berücksichtigung größerer Zeiträume und von Mehrkompartimentmodellen lassen sich Werte für das relative Verteilungsvolumen (V_{dss}) von 0,48 - 1,2 l/kg berechnen (4, 12).

Hinsichtlich der Elimination von polaren lipophoben körperfremden Substanzen kann von einer praktisch ausschließlichen glomerulären Filtration ausgegangen werden. Nur 2,3 % der verabreichten Dosis werden bei normaler Nierenfunktion extrarenal ausgeschieden. Eliminationsvorgänge über die Galle können deswegen nicht in größerem Umfang erwartet werden.

Die pharmakokinetischen Parameter der Aminoglykoside lassen keine relevanten Unterschiede erkennen, was in zahlreichen Untersuchungen gezeigt werden konnte (8). Vergleichbare Serumkonzentrationsverläufe bei Erwachsenen nach jeweils 1,0 mg/kg Körpergewicht ergaben sowohl nach intramuskulärer als auch nach intravenöser Applikation im Mittel Spitzenspiegel zwischen 3,5 und 6,4 mg/l. 4 h später lagen die Spiegel im Mittel um 0,9 - 1,5 mg/l und fielen nach 8 h auf im Mittel 0,3 mg/l ab. Die Halbwertszeiten in der linearen Eliminationsphase konnten mit Werten zwischen 95 - 122 min (Tabelle 6) berechnet werden.

Die Pharmakokinetik des Amikacins unterscheidet sich nicht wesentlich von der der "Gentamicin-Aminoglykoside" und steht in Übereinstimmung zu dem kinetischen Verhalten des Kanamycins. Amikacin wird mit 5 - 7,5 mg/kg Körpergewicht als Einzelinjektion höher dosiert als die übrigen Aminoglykosid-Antibiotika. Nach konstanter intravenöser 60minütiger Infusion von Amikacin

Tabelle 6. Pharmakokinetische Parameter der Aminoglykosid-Antibiotika (Daten basierend auf DITTERT (1977), FOLATH u. a. (1978), LODE u. a. (1976), KIRBY u. a. (1976), RIFF und JACKSON (1977). Berechnungen berücksichtigen nur den Zeitraum bis 10 h nach einmaliger Applikation) (Aus 8)

Antibiotikum	rel. Vdss (% des KG)	Kel (h⁻¹)	El-HWZ (h)	Protein- bindung im Serum (%)	Renale Elimi- nation (% der Dosis/24 h)	Clearances (ml/min/1,73 m²) totale	renale
Gentamicin	18 – 24	0,33	1,6 – 2,1	0	70 – 90	100 – 120	90 – 110
Netilmicin	16 – 21	0,35	1,8 – 2,0	0	70 – 90	90 – 110	70 – 90
Sisomicin	17 – 22	0,35	1,8 – 2,0	0	70 – 90	90 – 110	75 – 100
Tobramycin	18 – 27	0,35	1,8 – 2,0	0	70 – 90	100 – 120	90 – 115
Amikacin	18 – 26	0,37	1,9 – 2,3	3 – 11	80 – 96	80 – 110	70 – 100

Tabelle 7. Anfangs- und tägliche Dosis der Aminoglykosid-
Antibiotika bei normaler Nierenfunktion (Nach JACKSON, 1977)

	Antibiotikum	Angestrebte Serumspitzenkonzentration (mg/l)	Anfangsdosierung (mg/kg)	Tägliche Dosis (mg/kg) 1/3 alle 8 h!
I	Gentamicin	4	1,3	4
	Netilmicin	6	1,7	5
	Sisomicin	8	2,0	6
	Tobramycin	10	2,2	6,6
II	Amikacin	25	7,5	15

in einer Dosierung von 7,5 mg/kg werden naturgemäß höhere Serumkonzentrationen als bei den übrigen Aminoglykosiden mit niedriger Dosis gemessen. 30 min nach Infusionsabschluß liegen die
Amikacinkonzentrationen im Mittel bei 25,5 $\pm$ 3,1 mg/l und fallen über im Mittel 5,5 mg/l nach 4 h auf im Mittel 1,3 mg/l
nach 8 h ab (8).

Bemerkenswert sind die eher niedrigen Urineliminationsraten innerhalb von 24 h nach der Applikation der Gentamicin-typischen
Aminoglykoside, die schon frühzeitig die Vermutung auf eine intrazelluläre Akkumulation ergaben. Grundsätzlich muß bei allen
Aminoglykosid-Antibiotika von einer Anreicherung in den kortika-
len Nierenanteilen ausgegangen werden. Die Anreicherung erfolgt
durch Bindung an Makromoleküle in den proximalen Tubulusepithe-
lien nach Aufnahme von der Lumenseite durch aktive Transportme-
chanismen; diese Elimination hat bekanntlich toxikologische Konsequenzen und muß insbesondere bei längerdauernder hochdosierter Therapie beachtet werden.

Auf die Kinetik bei Niereninsuffizienz wird an anderer Stelle
eingegangen (Siehe Beitrag HÖFFLER).

Die Dosierungsempfehlungen für Aminoglykoside sollten sich an
den mikrobiologischen, pharmakokinetischen und toxikologischen
Daten orientieren. Bei den Aminoglykosiden muß zusätzlich noch
eine Orientierung am Körpergewicht, an extrazellulären Vertei-
lungsvorgängen und an der Nierenfunktion erfolgen. Bei den meisten Empfehlungen wird von therapeutischen Serumspitzenkonzentrationen zwischen 4 - 8 mg/l für Gentamicin und Tobramycin,
4 - 6 mg/l für Sisomicin und 6 - 12 mg/l für Netilmicin ausgegangen. Die sogenannten Talspiegel am Ende des Dosierungsintervalls vor der nächsten Injektion sollten unterhalb von 2,0 mg/l
bei diesen Aminoglykosiden liegen (Tabelle 7). Für Amikacin lau-
ten die vergleichbaren Werte 15 - 30 mg/l (Spitzenkonzentra-
tion) und $\leq$ 5 mg/l (Talkonzentration).

Anzumerken ist, daß bei einer zeitgemäßen Aminoglykosidtherapie
auf Intensivstationen heute ein therapeutisches Drug-monitoring
zur optimalen Behandlung empfohlen werden muß. Dieses sollte
spätestens nach 48 h beginnen und sowohl die Spitzen- wie auch

Tabelle 8. Pharmakokinetik der Fluorochinolone nach oraler
Applikation

Substanz	Dosis (mg)	C_{max} (mg/l)	$t_{1/2}$ (h)	AUC (mg x h/l)	24-Stunden-Urin-recovery (%)
Norfloxacin	400	1,6	4,4	4,5	35
Ciprofloxacin	500	2,3	4,4	8,5	45
Enoxacin	400	3,2	4,6	20,5	69
Ofloxacin	400	4,4	6,0	31,5	80

Anmerkung: Direkte Vergleichsuntersuchungen zur Pharmakokinetik
der Fluorochinolone liegen nicht vor; die hier zusammengestell-
ten Daten geben nach den bisher vorliegenden Informationen die
typischen Verhältnisse wieder; es sind jeweils Mittelwerte, die
natürlich mit einer mehr oder weniger großen Streuung behaftet
sind.
Für Ciprofloxacin gibt es keine Daten nach einer 400-mg-Dosis;
500 mg sind bei diesem Derivat die übliche Einzeldosis.

die Talkonzentrationen erfassen. Darüber hinaus ist mit kleinen
Taschenrechnern auf der Basis von Analogprogrammen heute für jeden individuellen Patienten die Anfangsdosierung zu berechnen
und die weitere Therapie ebenfalls zu kalkulieren, die jedoch
mit Serumspiegelmessungen kontrolliert werden sollte.

4-Chinolone (Gyrasehemmer)

Unter den neueren Chinolonderivaten werden an dieser Stelle die
neu eingeführten Substanzen Norfloxacin, Ciprofloxacin, Enoxacin und Ofloxacin besprochen.

Die neueren Chinolone werden nach oraler Gabe rasch resorbiert.
Bei gesunden Probanden wurden innerhalb von 2 h nach der Einnahme von Einzeldosen zwischen 400 - 500 mg Spitzenkonzentrationen
von 1,6 - 4,4 mg/l im Plasma gemessen (Tabelle 8). Nach Norfloxacin und Ciprofloxacin liegen die Spiegel in einem eher niedrigen bis mäßig hohen Bereich. Diese Substanzen werden in einem
geringeren Ausmaß als alle anderen Derivate resorbiert. Enoxacin und Ofloxacin führen zu höheren Blutspiegeln, allerdings besteht bei Enoxacin eine höhere Variabilität in den Absorptions-
quoten als bei Ofloxacin. Es muß beachtet werden, daß die Daten
in Tabelle 8 durch verschiedene Arbeitsgruppen ermittelt wurden.

Direkte Vergleichsuntersuchungen zwischen allen Präparaten nach
einheitlicher Dosierung bei einem identischen Probandenkollek-
tiv liegen bisher nicht vor.

Im Hinblick auf die terminale Halbwertszeit verhalten sich Norfloxacin, Ciprofloxacin und Enoxacin ähnlich; in Untersuchungen
an gesunden Probanden wurden Werte von etwa 4 h gemessen. Ofloxacin besitzt eine längere Verweildauer im Organismus: Die Halbwertszeiten liegen bei 6 h und auch die AUC-Werte fallen deutlich höher aus als bei den anderen 4-Chinolonen (7).

Die Niere ist das Hauptausscheidungsorgan für diese Arzneimittel. Für unverändertes Norfloxacin ergibt sich eine 24-Stunden-Urinwiederfindungsquote von etwa 30 %, bei Ciprofloxacin wurden etwa 45 % ermittelt; der analoge Wert für die Derivate mit besseren Absorptionseigenschaften liegt erwartungsgemäß höher. Die Serumproteinbindungsraten sind relativ gering. Der niedrigste Wert wurde mit 10 % für Ofloxacin ermittelt, die höchste Bindungsrate ergibt sich mit Enoxacin (ca. 50 %).

Alle vier Chinolone besitzen typischerweise ein hohes Verteilungsvolumen, das um ein Mehrfaches größer ist als das Gesamt-Körperwasservolumen. Hieraus kann gefolgert werden, daß die Substanzen eine gute Gewebepenetration besitzen und sich in manchen Kompartimenten anreichern (9). Dies gilt insbesondere für Lunge, Knochen und Prostata.

Erwähnt werden muß, daß alle neueren Chinolone in unterschiedlichem Ausmaß metabolisiert werden. Zumeist werden primär Sulfo- und Oxometaboliten gebildet, die zum Teil jedoch ebenfalls antibakterielle Aktivität besitzen und zur therapeutischen Wirksamkeit beitragen können. Der Umfang der Metabolisierung reicht von 5 - 6 % bei Ofloxacin bis zu 14 - 20 % bei Enoxacin und Ciprofloxacin.

Für die Intensivtherapie ist von Bedeutung, daß Ciprofloxacin bisher als einziges neueres Chinolon in parenteraler Form vorliegt. Die Pharmakokinetik nach parenteraler Gabe von Ciprofloxacin ist nicht unterschiedlich gegenüber der oralen Applikation (6). Die Dosierung des Ciprofloxacins in parenteraler Form wird bei Schwerstinfektionen in der Anfangsphase mit zweimal 300 mg täglich empfohlen, wobei nach dem dritten bis fünften Tag auf eine übliche Tagesdosis von zweimal 200 mg in Kurzinfusionsform übergegangen werden kann.

Literatur

1. BROGARD, J. M.: Bewertung der Gallenausscheidung von Apalcillin beim Menschen: In: Lumota-Workshop, p. 103. Frankfurt, Zürich: 1982

2. DETTLI, L.: In: Gentamycin (eds. G. LINSENMEIER et al.), p. 32. München: Urban & Schwarzenberg 1976

3. EVANS, M. A. L., WILSON, P., et al.: Pharmacokinetics of piperacillin following intravenous administration. J. antimicrob. Chemother. 4, 255 (1978)

4. FOLATH, F., SPRING, P., et al.: In: Current chemotherapy (eds. W. SIEGENTHALER, R. LÜTHY), vol. II, p. 979. Washington: 1978

5. HALLERMANN, W., LODE, H., et al.: Vergleichende Pharmakokinetik von Carbenicillin und Ticarcillin bei chronischen Bronchitikern. Z. Atemwegs- und Lungenkrht. 4, 302 (1978)

6. HÖFFKEN, G., LODE, H., et al.: Pharmacokinetics of cipro-floxacin after oral and parenteral administration. Anti-microb. Agents Chemother. 27, 375 (1985)

7. HOOPER, C. C., WOLFSON, J. S.: The fluoroquinolones: Pharma-cology, clinical uses and toxicities in humans. Antimicrob. Agents Chemother. 28, 716 (1985)

8. LODE, H.: Aminoglykosid-Antibiotika im aktuellen Vergleich, p. 31. Stuttgart: Schattauer 1979

9. STAHLMANN, R., LODE, H.: Neue Penicilline: antibakterielle, pharmakokinetische und therapeutische Eigenschaften. Klinik-arzt 12, 694 (1983)

10. STAHLMANN, R., LODE, H.: Neue Cephalosporine, Carbapenem und Monobactam. Arzneimitteltherapie 4, 112 (1986)

11. STAHLMANN, R., LODE, H.: Neuere Chinolonderivate zur Behand-lung bakterieller Infektionen. Deutsche Apothekerzeitung 127, 541 (1987)

12. WHELTON, A., CARTER, G. G., CRAIG, T. J., BRYANT, H. H., HERBST, D. V., WALKER, W. G.: Comparison of the intrarenal disposition of tobramycin and gentamicin: therapeutic and toxicologic answers. J. antimicrob. Chemother. 4 (Suppl. A), 13 (1978)

Pharmakodynamik von Antibiotika

Von A. Dalhoff

Einleitung

Die klinische Effektivität eines antimikrobiellen Chemotherapeutikums wird oftmals durch die direkte Korrelation der in-vitro-Wirksamkeit des Chemotherapeutikums zu seiner Pharmakokinetik ermittelt; unterschiedliche Modellvorstellungen, die verschiedene pharmakokinetische Parameter und auch die Serumeiweißbindung mit berücksichtigen, wurden zur Wertbemessung eines Chemotherapeutikums entwickelt (Zusammenfassung bei [16]). Eine direkte Extrapolation von der in-vitro-Wirksamkeit eines Chemotherapeutikums auf dessen therapeutische Effektivität setzt unter anderem - trotz der Berücksichtigung der Pharmakokinetik des prüfenden Präparates im Makroorganismus - voraus, daß keine Interaktionen zwischen dem die Infektion verursachenden Mikroorganismus, der Infektabwehr und der Chemotherapie bestehen. Auf die Bedeutung des Immunsystems bei der Infektabwehr einerseits und die Beeinträchtigung der körpereigenen Infektionsabwehr durch Bakterien und deren Produkte andererseits wurde bereits vielfach hingewiesen ([12]). Weiterhin setzt die oben angesprochene direkte Extrapolation von in-vitro- und in-vivo-Charakteristika voraus, daß unter anderem die Physiologie, Virulenz und Pathogenität der Mikroorganismen unter in-vitro- und in-vivo-Testbedingungen identisch sind (Zusammenfassung bei [3]). Jedoch wurde ausgehend von den ersten Beobachtungen von VAN DE VELDE im Jahre 1894 ([15]) wiederholt beschrieben, daß die Virulenz von Bakterien durch wiederholte in-vivo-Passagen signifikant gesteigert werden kann und vice versa im Verlauf der in-vitro-Kultivation deutlich abnimmt. So beschrieben z. B. BEINING und KENNEDY ([1]), daß in vivo gezüchtete Staph. aureus wesentlich mehr Desoxyribonuklease, Alphahämolysin, Leukozidin und Hyaluronidase produzierten als in vitro kultivierte Bakterien. Auch die von GLADSTONE und GLENCROSS ([10]) publizierten Daten demonstrieren, daß ausschließlich in vivo gezüchtete Staph. aureus Leukozidin und Alphahämolysin bilden, wohingegen diese Exoprodukte unter in-vitro-Bedingungen nicht synthetisiert wurden. Diese zwei pars pro toto zitierten Publikationen zeigen, daß Komponenten von Körperflüssigkeiten wahrscheinlich die Synthese dieser Pathogenitätsfaktoren induzieren.

Die wesentlichen Unterschiede in der Morphologie, Physiologie und Pathogenität von in vitro und in vivo wachsenden Bakterien beeinflussen die therapeutische Wirksamkeit wie auch die molekularbiologische Wirkungsweise von Chemotherapeutika, wie in den folgenden Kapiteln an drei Beispielen illustriert werden soll.

28

Tabelle 1 a. Mittlere Generationszeiten (g) von Bakterien in vitro und in vivo (Modifiziert nach 17)

Spezies	Medium	in vitro g (h)	Gewebehomogenat	g (h)	in vivo Modell	g (h)
E. coli	DST Oxoid	0,37	Blut (Maus)	0,5	Sepsis (Maus)	0,8 – 1,0
E. coli	MH Difco	0,35	Niere (Ratte)	0,6	Pyelonephritis (Ratte)	2,9 – 3,5
Staph. aureus	Isosensitest	0,40	Blut (Maus)	0,6	Sepsis (Maus)	0,77 – 1,5
Staph. aureus	DST Oxoid	0,40	–	–	Osteomyelitis (Ratte)	8 – 24

Tabelle 1 b. Abhängigkeit der in-vitro-Aktivität der Betalaktam-Antibiotika (ausgedrückt als minimale Hemmkonzentration,
MHK) von der Generationszeit (g)

Spezies	g (min)	Präparat	MHK (mg/l)
E. coli	40	Cefadroxil	8
	96		32
E. coli	22	Ampicillin	2
	45		16
Prot. mirabilis	19	Ampicillin	19
	52		32

Betalaktam-Antibiotika

Wie in Tabelle 1 a zusammenfassend dargestellt, beeinflußt das
Wachstumsmilieu wesentlich die Vermehrungsgeschwindigkeit von
Bakterien. Unter optimalen in-vitro-Testbedingungen vermehrt
sich in den handelsüblichen Wachstumsmedien z. B. E. coli mit
einer mittleren Generationszeit von ca. 20 min. Die Verwendung
eines Gewebehomogenats anstelle artifizieller Medien verlängert
die Generationszeit deutlich, jedoch sind die wesentlichsten Unterschiede in der Generationszeit zwischen in vitro und in vivo
wachsenden Bakterien zu verzeichnen. So teilt sich z. B. Staph.
aureus in vivo im Osteomyelitismodell an der Ratte nur alle 8 -
24 h, wohingegen die in-vitro-Generationszeit 0,4 h beträgt. Direkt mit der Verlangsamung der Wachstumsgeschwindigkeit ist ein
deutlicher Anstieg der minimalen Hemmkonzentrationen der untersuchten Betalaktam-Antibiotika verbunden (Tabelle 1 b). Da Betalaktam-Antibiotika in die Biosynthese der wachsenden Zellwand
eingreifen, reduziert eine Verlangsamung der Teilungsrate der
Bakterien die Wirksamkeit der Penicilline und Cephalosporine.
Diese Beobachtungen konnten im Infektionsmodell bestätigt werden. In systematischen experimentellen und in-vivo-Untersuchungen zum Problem der Therapieversager mit Penicillin G beschrieb
EAGLE im Jahre 1952 (8) eine direkte Korrelation zwischen dem
Zeitintervall zwischen Infektions- und Therapiebeginn sowie der
therapeutischen Effektivität von Penicillin G. Eine kurz nach
Infektion, d. h. während der Wachstumsphase der zu untersuchenden Bakterien applizierte Penicillin-G-Dosis war therapeutisch
hoch effektiv, wohingegen eine später, d. h. während der Phase
verlangsamten Bakterienwachstums, verabreichte Dosis wesentlich
weniger effektiv bis zu ineffektiv war. Dieser Umstand kann zum
Teil auch auf eine Abszeßbildung und damit reduzierte Penetration des Penicillin G an den Ort des Infektionsgeschehens erklärt werden. Ein wesentlicher Einfluß auf die therapeutische
Effektivität von Penicillin G ist jedoch auch der Wachstumsrate
der Bakterien zuzumessen, wie dies von SMITH und WOOD im Verlauf von Pneumokokkeninfektionen bestätigt wurde. Penicillin
schädigte die Pneumokokken nur in jenen Arealen bakterizid, in
denen die Bakterien sich schnell vermehrten, wohingegen in den
Arealen mit vermindertem Wachstum der antibiotische Effekt wesentlich vermindert war (14).

Dem Einfluß der Wachstumsgeschwindigkeit der Bakterien auf die
klinische Wirksamkeit der Betalaktam-Antibiotika wird - wie
durch die klinische Erfahrung belegt - durch geeignete Dosie-
rungs- und Applikationsschemata sowie einer angemessenen Thera-
piedauer Rechnung getragen.

Aminoglykoside

Aminoglykoside schädigen die Bakterien bakterizid, indem sie
mit der prokaryontischen Proteinbiosynthese interferieren. Aminoglykoside erreichen ihren Wirkort, das Ribosom, durch einen
aktiven sauerstoffabhängigen Transportprozeß. Jedoch muß davon
ausgegangen werden, daß der Sauerstoffpartialdruck an vielen Infektlokalisationen sehr stark vermindert ist, so daß die Aminoglykoside von den Bakterien nicht aufgenommen werden und somit
ihre antibakterielle Wirkung nicht entfalten können. Jedoch
lehrt die klinische Erfahrung, daß Aminoglykoside auch in der
Behandlung von Infektlokalisationen mit reduzierter Sauerstoff-
spannung mit klinischem Erfolg zum Einsatz kommen. Darüber hinaus wurde kürzlich beschrieben, daß der bakterizide Effekt von
Streptomycin nicht auf eine Interferenz mit der Proteinbiosynthese zurückzuführen ist (9). Somit kann vermutet werden, daß
Aminoglykoside einen weiteren, von der Proteinbiosynthese und
dem Sauerstoffpartialdruck unabhängigen Wirkmechanismus besitzen.

Mittels physiologischer, physikalischer sowie morphologischer
Versuche an E. coli und P. aeruginosa wurde demonstriert, daß
Aminoglykoside sowohl in vitro als auch in vivo die bakteriellen Membranen desintegrieren. Membrandesintegrierende Substanzen, wie z. B. Detergenzien oder Polymyxine, entfalten ihre Wirkung in einer spezifischen Konzentrationsabhängigkeit: Eine optimale Substanzkonzentration verursacht eine maximale Freisetzung periplasmatischer und/oder intrazellulärer Marker, wohingegen höhere Substanzkonzentrationen die Markerfreisetzung
reduzieren. Exakt dieser Befund wurde auch für die untersuchten
Aminoglykoside erhalten (Abb. 1). Die zytoplasmatische Bakterienmembran wird durch niedrigere Aminoglykosidkonzentrationen
geschädigt als die äußere Bakterienmembran; von den neun untersuchten, zur klinischen Anwendung kommenden Aminoglykosiden be-
trugen die die innere Bakterienmembran maximal schädigenden Prä-
paratkonzentrationen 0,5 - 1 mg/l, wohingegen maximale Schädi-
gungen der äußeren Bakterienmembran durch Präparatkonzentratio-
nen zwischen 1,0 - 5,0 (- 10,0) mg/l bewirkt wurden. Die in
Abb. 2 dargestellten elektronenoptischen Aufnahmen illustrieren
die membrandesintegrierende Wirkung der Aminoglykoside. Die mem-
branaktive, vom Transport und der Proteinbiosynthese unabhängige Wirkkomponente der Aminoglykoside ist bei den untersuchten
Substanzen unterschiedlich stark ausgeprägt: Aus der klinischen
Literatur als weniger toxisch bekannte Substanzen rufen eine ge-
ringgradigere Membranschädigung hervor als solche, die als stärker toxisch eingestuft werden.

Somit erscheint die Annahme erlaubt, daß die auch unter klinisch relevanten Bedingungen bakterizide Wirkung der Aminogly-

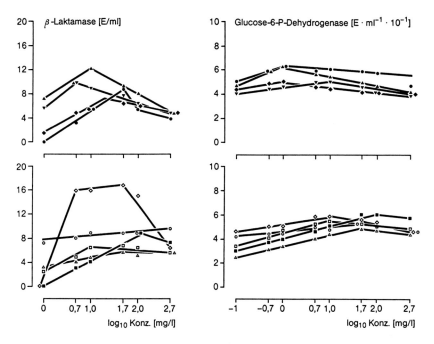

Abb. 1. Effekt der Aminoglykoside auf die Integrität der äuße-
ren bakteriellen Membran (E. coli), gemessen am Efflux der Be-
talaktamase, und der inneren bakteriellen Membran, gemessen am
Efflux der Glucose-6-Phosphat-Dehydrogenase
Gentamicin   (●)
Kanamycin   (▲)
Neomycin   (■)
Streptomycin (▼)
Amikacin   (◆)
Netilmicin   (△)
Tobramycin   (□)
Dibekacin   (◇)
Sisomicin   (○)

koside weniger auf eine Hemmung der Proteinsynthese, als vielmehr auf eine Desintegration der bakteriellen Membranen zurückzuführen ist. Dieser Befund ist auch zu den toxikologischen Daten korreliert, da einer der Toxizitätsmechanismen der Aminoglykoside in einer Interferenz mit eukaryontischen zytoplasmatischen Membranen besteht (2).

Chinolone

Die Wirkungsweise der Chinolone wird durch eine Interferenz mit
der DNS-Synthese aufgrund einer Hemmung der DNS-Gyrase definiert. Jedoch wird die bakterizide Aktion der Chinolone durch
einige spezifische Attribute charakterisiert, die darauf hinweisen, daß Chinolone die Bakterien in mehrschichtiger Weise schädigen. So wirkt z. B. Ciprofloxacin nicht nur gegenüber exponentiell wachsenden (21) ("Mueller-Hinton-Broth" in Abb. 3 a),

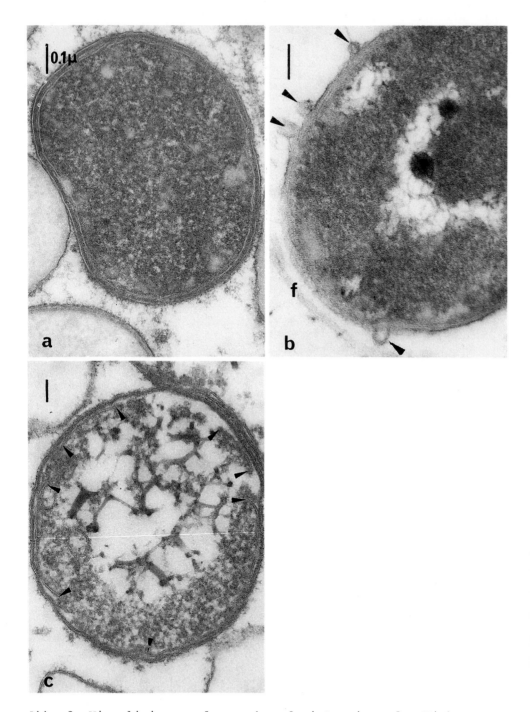

Abb. 2. Visualisierung der membrandesintegrierenden Wirkung von
Aminoglykosiden, dargestellt am Beispiel von Sisomicin.
Die Aufnahme von Sisomicin war unter diesen Experimentalbedin-
gungen inhibiert, so daß Sisomicin seine primäre Wirkung auf

die Proteinbiosynthese nicht entfalten konnte und ausschließlich mit den bakteriellen Membranen in Kontakt war.
a) Präparatefreie Wachstumskontrolle; Vergrößerung 82 800fach.
   Die äußere und innere Membran sind deutlich als zwei di-
   stinkte Strukturen erkennbar.
b) Sisomicineinwirkung auf E. coli. Die Pfeile kennzeichnen die
   Ausstülpungen der äußeren Membran; f = Fimbrium; Vergrößerung 96 600fach.
c) Sisomicineinwirkung auf E. coli. Die Pfeile kennzeichnen die
   Brüche der inneren zytoplasmatischen Membran; Vergrößerung
   60 000fach.
   Die Effekte auf die innere Membran wurden durch 10fach niedrigere Sisomicinkonzentrationen hervorgerufen als die Desintegration der äußeren Membran

———————

sondern auch gegenüber immobilisierten ("Alginate" in Abb. 3 a)
und langsam wachsenden Bakterien ("NaCl 37 °C" in Abb. 3 b) wie
auch stationären (13, 18, 19, 20) und stoffwechselinhibierten
Zellen (11) ("Tris-HCl + Methylglucoside + Na-Azide" in Abb. 3 b).
Außerdem entfaltet Ciprofloxacin seinen bakteriziden Effekt
sehr schnell und vermag in therapeutisch relevanten Konzentrationen eine initiale Zellzahl von 10^7 Bakterien pro ml innerhalb von 60 min zu eliminieren. Aufgrund der inhibierten Pro-
tein- und DNS-Synthese von im Stoffwechsel inhibierten Bakterien kann hypothetisch ein anderer Angriffsort, der unabhängig
von der Protein- und DNS-Biosynthese und damit auch unabhängig
von der Gyrasehemmung ist, zum bakteriziden Effekt der Chinolone beitragen.

Es wurde kürzlich beschrieben, daß Ciprofloxacin in Analogie zu
den Aminoglykosiden mit bakteriellen Membranen interferiert
(6). Unmittelbar nach Exposition der Bakterien gegenüber subin-
hibitorischen Ciprofloxacinkonzentrationen (0,5 MHK) wurden pe-
riplasmatische Marker (Betalaktamase, Abb. 4, sowie alkalische
Phosphatase, nicht dargestellt) als Indikator für die Integrität der äußeren Bakterienmembran freigesetzt. Analoge Ergebnisse wurden mit ATP als Indikator für die Integrität der inneren
Membran erhalten (nicht dargestellt). Auch für Ciprofloxacin
wurde die besondere Konzentrationsabhängigkeit der Markerfreisetzung beobachtet, in einem Konzentrationsbereich von 0,01 -
0,5 - 1,0 mg/l wurde kein Effekt von Ciprofloxacin auf die innere Membran verzeichnet. Substanzkonzentrationen von 5 -
10 mg/l verursachten eine maximale ATP-Freisetzung, und weiter
steigende Ciprofloxacinkonzentrationen desintegrierten die innere Bakterienmembran immer geringgradiger. Diese spezifische
und für alle membranaktiven Substanzen charakteristische Konzentrationsabhängigkeit weist in Analogie zu den Aminoglykosiden auf eine Interaktion von Ciprofloxacin mit bakteriellen
Membranen hin. Im Gegensatz zu den Aminoglykosiden ist jedoch
die Wirkung von Ciprofloxacin auf die äußere Bakterienmembran
wesentlich stärker ausgeprägt (Faktor 10) als auf die innere zytoplasmatische Membran. Die Wirkung von Ciprofloxacin auf bakterielle Membranen ist vom physiologischen Zustand der Bakterien unabhängig.

34

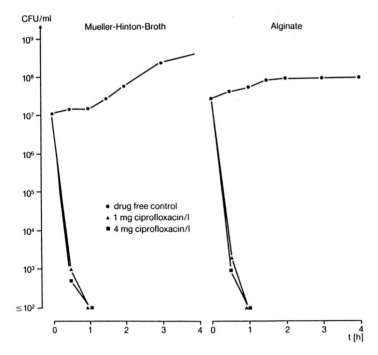

Abb. 3 a. Antibakterielle Aktivität von Ciprofloxacin gegenüber
P. aeruginosa während der exponentiellen Wachstumsphase (Mueller-Hinton-Broth) oder der Phase verlangsamten Wachstums aufgrund der Immobilisierung in Alginat

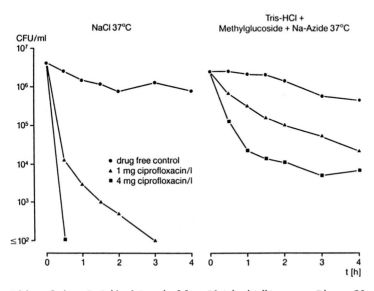

Abb. 3 b. Antibakterielle Aktivität von Ciprofloxacin gegenüber
P. aeruginosa während der stationären Wachstumsphase (NaCl)
oder in stoffwechselinhibierten Bakterien

35

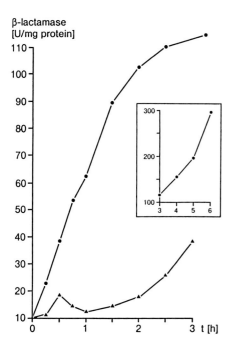

Abb. 4. Effekt von Ciprofloxacin (0,5 x MHK) auf die Freisetzung periplasmatischer Enzyme als Indikator für eine Interaktion mit der äußeren Bakterienmembran. Unter diesen Experimen-
talbedingungen war das exponentielle Wachstum des P.-aerugino-
sa-Teststammes nicht inhibiert
● Ciprofloxacin
▲ Kontrolle

Da die Interaktion von Ciprofloxacin mit bakteriellen Membranen
vom Stoffwechselzustand und der Wachstumsgeschwindigkeit der
Bakterien unabhängig ist, kommt diesem zusätzlichen Wirkmechanismus eine wesentliche klinische Relevanz zu.

Allgemeine Schlußbetrachtung

Die wesentlichen Unterschiede in der Physiologie in-vitro- und
in-vivo-wachsender Bakterien beeinflussen sowohl die klinische
Wirksamkeit als auch molekularbiologische Wirkungsweise der Betalaktam-Antibiotika, Aminoglykoside und Chinolone. Daher kann
von den in-vitro-Daten nicht notwendigerweise auf eine therapeutische Wirksamkeit oder Ineffektivität geschlossen werden.
Auch kann nicht unbedingt die Beschreibung der molekularbiolo-
gischen Wirkungsweise die therapeutische Effektivität erklären.
Somit erscheint es notwendig, die Wirkungsweise und Wirksamkeit
von Chemotherapeutika sowohl unter exakt definierbaren in-vitro-Bedingungen als auch den wesentlich komplexeren, in ihren
Zusammenhängen nicht immer wohl definierbaren in-vivo-Bedingungen zu untersuchen (3).

Zusätzlich zu den oben beschriebenen Primärwirkungen der untersuchten Chemotherapeutika auf die Bakterien bewirken viele antibakterielle Substanzen unter in-vivo-Bedingungen Sekundäreffek-
te, die auch von klinischer Relevanz sein können. So stimulie-
ren z. B. viele Betalaktame die Phagozytose von Bakterien oder
unterbinden die Expression von Adhäsinen und verhindern bzw. reduzieren somit die Kolonisation entsprechender Zielorgane durch
die Bakterien (Zusammenfassung z. B. bei 5). Ebenso vermögen
Chemotherapeutika die in-vivo-induzierte Synthese von Pathogenitätsfaktoren zu inhibieren (6). Diese Effekte, auf die an dieser Stelle nicht näher eingegangen werden kann, müssen zu einer
vollständigen Würdigung der in-vivo-Effektivität von Chemotherapeutika mit herangezogen werden, ebenso wie die eingangs erwähnten Interaktionen mit dem Immunsystem.

Literatur

1. BEINING, P. R., KENNEDY, E. R.: Characteristics of a strain
of Staphylococcus aureus grown in vitro and in vivo. J.
Bact. 85, 732 (1963)

2. CARLIER, M. B., BRASSEUT, R., LAURENT, G., MINGEOT-LECLERCQ,
M. P., RUYSSCHAERT, J. M., TULKENS, P. M.: Use of an in
vitro model to assess aminoglycoside-phospholipid
interactions in relation to their nephrotoxicity. Fd. Chem.
Toxic. 24, 815 (1986)

3. DALHOFF, A.: Differences between bacteria grown in vitro and
in vivo. J. antimicrob. Chemother. 15 (Suppl. A), 175 (1985)

4. DALHOFF, A.: Interaction of aminoglycosides and ciprofloxacin with bacterial membranes. In: Host parasite relationship
II (eds. D. Adam, H. HAHN, W. OPFERKUCH), p. 16. Berlin, Heidelberg, New York, London, Paris, Tokyo: Springer 1985

5. DALHOFF, A.: Interaction of ß-lactam antibiotics with the
bactericidal activity of leukocytes against Escherichia coli. Med. Microbiol. Immunol. 175, 341 (1986)

6. DALHOFF, A., DÖRING, G.: Action of quinolones on gene expression and bacterial membranes. Antibiot. Chemother. 39, 205
(1987)

7. DALHOFF, A.: The pleiotropic actions of aminoglycosides. Antibiot. Chemother. 39, (1987) (Im Druck)

8. EAGLE, H.: Experimental approach to the problem of treatment
with penicillin. Amer. J. Med. 13, 389 (1952)

9. FAST, R., EBERHARD, T. W., RUUSALA, T., KURLAND, C. G.: Does
streptomycin cause an error catastrophe? Biochimie 69, 131
(1987)

10. GLADSTONE, G. P., GLENCROSS, E. J. G.: Growth and toxin production of staphylococci in cellophane sacs in vitro. Brit. J. exp. Path. 41, 313 (1960)

11. KONRAD-DALHOFF, I., DALHOFF, A.: Antibacterial activity of ciprofloxacin against immobilized Pseudomonas aeruginosa. 5th Med. Congr. Chemother., Cairo, abstr. 020 (1986)

12. KRASEMANN, C., BRUNNER, H.: Infektiologisches Kolloquium. 2. Der abwehrgeschwächte Patient. Berlin, New York: de Gruyter 1984

13. ROSENDAAL, R., BAKKER-WOUNDENBERG, I. A. J. M., BERGHE-VAN RAFFE, M., VINK-VAN DEN BERG, J., MICHEL, M. F.: Comparative activities of ciprofloxacin and ceftazidime against Klebsiella pneumoniae in vitro and in vivo in experimental pneumonia in leucopenic rats (In Press)

14. SMITH, M. R., WOOD, W. B.: An experimental analysis of the curative action of penicillin in acute bacterial infections. J. exp. Med. 103, 509 (1956)

15. VAN DE VELDE, H.: Etude sur le méchanisme de la virulence du Staphylocoque pyogine. Cellule 10, 401 (1894)

16. WIEDEMANN, B.: Der Informationsgehalt der Empfindlichkeitsprüfung im Routinelabor. In: Infektiologisches Kolloquium (ed. C. KRASEMANN). Berlin, New York: de Gruyter (Im Druck)

17. ZAK, O., SANDE, M. A.: Correlation of in vitro antimicrobial activity of antibiotics with results of treatment in experimental animal models and human infection. In: Action of antibiotics in patients (ed. C. D. SABETH), p. 55. Bern, Stuttgart, Vienna: Huber 1982

18. ZEILER, H. J.: Evaluation of the in vitro bacterial action of ciprofloxacin on cells of Escherichia coli in the logarithmic and stationary phase of growth. Antimicrob. Agents Chemother. 28, 524 (1985)

19. ZEILER, H. J., ENDERMANN, R.: Effect of ciprofloxacin on stationary bacteria studied in vivo in a murine granuloma pouch model infected with Escherichia coli. Chemotherapy 32, 486 (1968)

20. ZEILER, H. J., GROHE, K.: The in vitro and in vivo activity of ciprofloxacin. Europ. J. clin. Microbiol. 3, 339 (1984)

21. ZEILER, H. J., GROHE, K., MÜLLER, H. J., HULLMANN, R., SCHACHT, P.: The antibacterial activity of ciprofloxacin in vitro. In: Ciprofloxacin Product Monography, p. 33. Adis. Auckland/New Zealand (1986)

Interaktionen und Inkompatibilität von Antibiotika

Von H.-J. Meyer

Zwischen Wechselwirkungen von Arzneistoffen und Unverträglichkeitsreaktionen bei der parenteralen Therapie wird oft nicht
klar unterschieden. In der Literatur finden sich Begriffe wie
pharmazeutische Interaktionen, galenische Unverträglichkeiten
und andere.

Interaktionen erfolgen immer in vivo. So verdrängt z. B. ein
Arzneistoff den anderen aus der Serumeiweißbindung, oder er bewirkt eine Enzyminduktion, die zu einer schnelleren Metabolisierung eines anderen Arzneistoffes führt. Interaktionen können
pharmakokinetischer oder pharmakodynamischer Natur sein.

Inkompatibilitäten treten in vitro auf. Sie sind physikalischer
oder physikalisch-chemischer Natur und werden von der Konzentration und der Säuren-Basen-Stärke des Arzneistoffes, vom pH-Wert
der Lösung, von der Temperatur und auch vom Lösungsmittelsystem
beeinflußt.

Es kann sich um Oxydations- und Reduktionsreaktionen, Photolyse, Epimerisation oder Hydrolyse handeln. Komplex wird das Gebiet dadurch, daß stabile parenterale Arzneiformen mit einer
großen Zahl von Hilfsstoffen formuliert werden müssen, wodurch
die Möglichkeiten auftretender Inkompatibilitätsreaktionen nahezu unüberschaubar werden.

Der erste Teil dieser Ausführungen befaßt sich mit Inkompatibilitäten bei parenteraler Antibiotikagabe, also den sogenannten
Mischinfusionen. Infusionsmischungen, Mischlösungen und Misch-
spritzen entfallen bei dieser Thematik.

Eine Mischinfusion ist eine Arzneikombination, die entweder
durch Zumischen eines Arzneimittels zum gesamten Volumen der
Trägerlösung oder durch Zuspritzen in das Schlauchsystem einer
laufenden Infusion entsteht.

Die Gründe für die Herstellung einer Mischinfusion können sein:
- Der erwünschte pharmakologische Effekt verlangt die Kombination der Arzneimittel, die mit der Trägerlösung kontinuier-
  lich zugeführt werden.
- Anwendungstechnische und hygienische Ursachen machen es erforderlich, die venösen Zugänge zu begrenzen.

Die Praxis zeigt, daß das Zumischen und Zuspritzen von Arzneimitteln viel häufiger ist, als üblicherweise angenommen wird.

Nach einer Erhebung aus dem Jahre 1976 enthalten 44 % der verabreichten Infusionslösungen ein zugesetztes Arzneimittel, 17 -
24 % mehrere Zusätze. Je größer die Anzahl der Zumischungen

ist, desto größer ist die Wahrscheinlichkeit von Inkompatibilitätsreaktionen. Wie eigene Untersuchungen gezeigt haben (2), waren von 34 üblichen Zumischungen 17 inkompatibel, davon 11 sogenannte larvierte Inkompatibilitäten, die nicht durch Ausfällun-
gen erkennbar wurden.

Deswegen sind vor dem Zumischen nicht nur pharmakokinetische
Fragen zu klären, sondern auch pharmazeutisch-technologische,
z. B. ob die parenterale Arzneiform mit der Infusionslösung kom-
patibel ist und ob die Mischinfusion über den gesamten Infu-
sionszeitraum ausreichend stabil bleibt.

Ein Arzneimittel ist stabil, wenn es die gleichen Eigenschaften, die es zum Zeitpunkt der Herstellung besaß, während einer
angemessenen Zeit beibehält.

Veränderungen in einem zulässigen Ausmaß gestatten die Monogra-
phien der Arzneibücher oder die entsprechenden Prüfvorschrif-
ten. Vorausgesetzt wird, daß die vorgeschriebenen oder geeigneten Aufbewahrungsbedingungen, wie Schutz vor Temperatur, Feuch-
tigkeit und Licht, eingehalten werden.

Allgemein wird anerkannt, daß ein Arzneimittel dann stabil ist,
wenn vom Zeitpunkt der Herstellung die chemische oder biologisch bestimmte Aktivität des Wirkstoffes nicht unter 90 % des
deklarierten Gehaltes abgefallen ist und die physikalisch-chemi-
schen Eigenschaften der Arzneiform sich nicht so weit geändert
haben, daß es sich negativ auf den therapeutischen Effekt auswirkt.

Sehr exakt definiert die USP XXI den Begriff Stabilität (Tabelle 1). Danach ist Instabilität jede Abweichung von den angegebenen Stabilitätskriterien. Die Frage der Stabilität muß für jeden Mischungspartner in Gegenwart des anderen geklärt werden.
Im Interesse des Patienten müssen unverträgliche Mischungen vermieden werden. Er benötigt die volle therapeutische Wirkung der
verordneten Arzneistoffe. Toxische Zersetzungsprodukte als Ergebnis von Inkompatibilitätsreaktionen verbieten sich von
selbst. Auch die Eigenschaften der Infusionslösungen können
durch das zugemischte Arzneimittel verändert werden.

Bei der Diskussion über das zulässige Ausmaß der Zersetzung bei
Zumischungen wird man sich der eingangs erwähnten Auffassung
über die Haltbarkeit und Stabilität von Fertigarzneimitteln an-
passen, wonach ein 10%iger Wirkstoffabfall zu tolerieren ist.

Aus klinischer Sicht wird häufig argumentiert, daß auch mehr
als 10 % Zersetzung zu akzeptieren seien. Wenn jedoch die Möglichkeit besteht, eine Zumischung in einer Lösung herzustellen,
die stabil bleibt, dann besteht kein Grund dafür, eine solche
zu verwenden, in der eine Zersetzung von größer als 10 % entsteht. Hinzu kommt die Geschwindigkeit der Zersetzung. Man muß
fordern, daß die Zeit t_{10}, d. h. die Zeit, die bis zur Zersetzung von 10 % vergeht, nicht überschritten wird. t_{10} beschreibt
den Zeitraum zwischen dem Zumischen und dem Ende der Anwendung
der Mischinfusion beim Patienten.

Tabelle 1. Definition des Begriffs Stabilität

Art der Stabilität	Gleichbleibende Eigenschaften des Arznei-mittels während der Verwendungsdauer
Chemische	Jeder aktive Bestandteil wird innerhalb angegebener Grenzen chemisch nicht verändert und behält den deklarierten Gehalt bei
Physikalische	Die ursprünglichen physikalischen Eigenschaften wie Aussehen, Geschmack, Einheitlichkeit, Löslichkeit und Suspendierbarkeit bleiben erhalten
Mikrobiologische	Sterilität oder die Widerstandsfähigkeit gegen mikrobielles Wachstum bleiben gemäß den spezifizierten Anforderungen erhalten. Vorhandene Konservierungsmittel behalten ihre Wirksamkeit innerhalb angegebener Grenzen
Therapeutische	Die therapeutische Wirksamkeit bleibt unverändert
Toxikologische	Es erfolgt keine signifikante Steigerung der Toxizität

Eigene Untersuchungen zeigten jedoch, daß nur 40 % der Mischinfusionen sofort nach Herstellung angelegt wurden:
nach 2 - 4 h = 15 %,
nach 4 - 6 h = 14 %,
nach 6 - 8 h = 9 %,
nach 8 - 10 h = 10 %,
nach 10 - 12 h = 7 %,
nach   12 h = 5 %.

Diese Daten lassen sich gut mit einer Erhebung des Arbeitsausschusses Klinische Pharmazie der Arbeitsgemeinschaft Deutscher Krankenhausapotheker korrelieren.

Der Ausschuß hatte in zehn Krankenhäusern der Bundesrepublik Deutschland auf 24 Stationen eine Erhebung zur Praxis bei der Herstellung von Mischinfusionen durchgeführt.

Es wurde unter anderem gefunden:
70 % der zubereiteten Lösungen werden 1 - 4 h aufbewahrt;
30 % der zubereiteten Lösungen werden 6 - 24 h aufbewahrt;
die Aufbewahrung erfolgt nur zu 28 % im Kühlschrank, d. h. 72 % der Lösungen bleiben außerhalb des Kühlschrankes.

Demnach erscheint der Hinweis dringend notwendig, den Zeitraum zwischen dem Zumischen und der Anwendung so kurz wie möglich zu halten.

An dieser Stelle soll nach der grundsätzlichen Erläuterung der Problematik (2) auf die Möglichkeit zur Inkompatibilität bei

der Anwendung von Antibiotika eingegangen und Empfehlungen zur
Anwendung gegeben werden (4).

Die Angaben beziehen sich immer auf Raumtemperatur; 10 % Aktivi-
tätsverlust werden als zulässige Grenze für die Haltbarkeit angenommen. Die Daten sind Herstellerangaben oder wurden der Literatur entnommen.

Ganz allgemein muß bemerkt werden, daß Informationen der einzelnen pharmazeutischen Hersteller zu Inkompatibilitäten und auch
Angaben in der Literatur noch sehr gering und verständlicherweise bei Mehrfachzumischungen selten vorhanden sind. Das muß
nicht überraschen, wenn man an die große Zahl der möglichen Mischungen denkt. Die Literatur- und auch Firmenangaben enthalten
Auslassungen, Anomalien, widersprechen sich und sind häufig un-
präzis.

Penicilline hydrolisieren in wäßriger Lösung zu nicht mehr aktiven Penicilloylsäurederivaten. Das Ausmaß und die Geschwindigkeit sind pH- und temperaturabhängig. Das Stabilitätsoptimum
liegt bei einem pH zwischen 5,5 und 7,5. In Lösungen, die außerhalb des Bereiches liegen, ist die Stabilität deutlich ver-
schlechtert. Hinzu kommt, daß durch die Hydrolyseprodukte ein
pH-Abfall hervorgerufen wird, der im Laufe der Zeit die Zersetzung beschleunigt. Wie Tabelle 2 zeigt, sind die Penicilline in
geeigneten Infusionslösungen stabil, wobei jedoch Unterschiede
in der Zersetzungsgeschwindigkeit bestehen. Diese Unterschiede
lassen sich pharmazeutisch-chemisch erklären.

Ampicillin oder Amoxicillin können chemisch als Aminosäuren angesehen werden, die eine eigene Pufferkapazität besitzen. In
Kohlenhydratlösungen führt die Zumischung von beiden zu einer
Pufferung des pH-Wertes in den Bereichen von 8 bis 9, was zu einer beschleunigten Hydrolyse des Betalaktamringes und zum
schnellen Wirkungsverlust führt.

Zieht man die eingangs angegebenen Zeiten zwischen Zumischen
und Infusionsbeginn mit in die Überlegungen ein, so scheiden
Glukoselösungen als Träger für Penicillin-G-Natrium, Ampicil-
lin-Natrium, Amoxicillin-Natrium aus. Bei den beiden Aminopenicillinen muß auch bei physiologischer Kochsalzlösung sorgfältig
darauf geachtet werden, die Zumischung erst unmittelbar vor der
Anwendung vorzunehmen und die Infusionsdauer nicht länger als
therapeutisch notwendig anzusetzen.

Die Acylureidopenicilline, Azlocillin, Mezlocillin und Piperacillin, sind wesentlich stabiler und bieten keine Probleme.
Kürzlich wurden umfassende Untersuchungen (5) zur Sensibilisierung veröffentlicht, die von Reaktionsprodukten ausgelöst wird,
welche aus in vitro entstandenen Penicillinzersetzungsprodukten
und einem körpereigenen Protein entstanden sind. Sie lassen Zumischungen von Penicillinen zu Infusionslösungen noch in einem
anderen Licht erscheinen. Die Sensibilisierung kann danach weitgehend vermieden werden, wenn die Penicillinzersetzung durch sofortige Applikation nach der Auflösung vermieden wird. Gleichzeitig ging das Ausmaß der Nebenwirkungen drastisch zurück.

Tabelle 2. Angaben zur Stabilität von Penicillinen in Infusionslösungen bei Raumtemperatur. In den angegebenen Zeiten treten
10 % oder weniger Penicillin-Aktivitätsverluste auf

	Konzentration	Glukose-lösung 5 %	NaCl-Lö-sung 0,9 %
Penicillin-G-Natrium	20 Mio E/l	12 h	24 h
Ampicillin-Natrium	2 g und 4 g/l	4 h	24 h
Amoxicillin-Natrium	keine Angaben	1 h	6 h
Azlocillin-Natrium	10 mg und 50 mg/ml	24 h	24 h
Mezlocillin-Natrium	10 mg und 100 mg/ml	48 h	48 h
Piperacillin-Natrium	keine Angaben	24 h	24 h

Bei schweren Infektionen, die durch gramnegative Erreger, insbesondere Pseudomonas aeruginosa, hervorgerufen werden, ist es
manchmal nötig, Penicilline oder Cephalosporine mit Aminoglykosiden zu kombinieren. Hierbei ist zu beachten, daß in-vitro-
und in-vivo-Untersuchungen vorliegen, die belegen, daß eine
nukleophile Ringöffnung des Betalaktamringes durch die Amino-
gruppe eintritt, wodurch das mikrobiologisch unwirksame Amid
entsteht. Es tritt also eine Aktivitätsverminderung beider Komponenten ein. Der Wirkungsverlust des Aminoglykosids ist von
größerer praktischer Bedeutung, da mengenmäßig Penicilline und
Cephalosporine gegenüber dem Aminoglykosid im Überschuß vorliegen.

Das reaktive Verhalten der Kombinationspartner ist unterschiedlich als Folge der verschiedenen chemischen Strukturmerkmale.
Bei einigen Kombinationen kommt es sofort nach dem Zumischen
zur Ausfällung, bei anderen erst nach längerem Stehen. Wiederum
andere gehören in die Reihe der larvierten Inkompatibilitäten
und sind nur analytisch-chemisch nachweisbar. Daraus folgt der
generelle Hinweis, daß Zumischungen von Aminoglykosiden und
Betalaktam-Antibiotika zur gleichen Infusionslösung zu vermeiden sind.

Für die anderen großen Antibiotikagruppen läßt sich folgendes
feststellen:

Cephalosporine haben in physiologischer Kochsalzlösung, 5%iger
Glukoselösung und Wasser zur Injektion eine gute Stabilität.
24 h Haltbarkeit werden angegeben. Das gleiche gilt für die Aminoglykoside.

Tetrazykline zersetzen sich durch Photolyse, deswegen die Hinweise auf Lichtschutz. Sie reagieren mit Kalziumionen unter Bildung von Kalziumchelaten, die je nach Lösungsmittel ausfallen
können oder wiederum larvierte Inkompatibilitätsreaktionen ergeben.

Die Kombination Imipenem/Cilastatin-Natrium ist in 100 ml physiologischer Kochsalzlösung bei Raumtemperatur 10 h haltbar, in
Zuckerlösungen reduziert sich die Stabilität aus den oben aufgeführten Gründen (Betalaktamstruktur) auf 4 h. Inkompatibilitätsreaktionen treten mit laktathaltigen Lösungsmitteln auf.

Aztreonam ist mit Natriumbikarbonatlösung inkompatibel.

Ciprofloxacin ist in Lösung mit Milchsäure bzw. Milchsäure und
Salzsäure auf einen für die Stabilität optimalen pH-Wert von
3,9 bis 4,5 bzw. 3,3 bis 3,9 für das Infusionskonzentrat einge-
stellt. Inkompatibilitätsreaktionen sind bei allen pH-Werten
außerhalb dieses Bereiches zu erwarten.

Über Inkompatibilitätsreaktionen anderer Antibiotika erscheinen
in den pharmazeutischen Fachzeitschriften in unregelmäßigen Abständen Veröffentlichungen. Sie im einzelnen hier zu beschreiben, würde den Rahmen dieser Publikation sprengen.

Dieser Teil kann wie folgt zusammengefaßt werden: Ziel dieser
Ausführungen ist, beim Kliniker das Bewußtsein für die Problematik der möglichen Inkompatibilitätsreaktionen bei der Gabe
von Antibiotika zu wecken. Es sollte ihm genauso geläufig werden, Überlegungen zur Vermeidung von Inkompatibilitäten anzu-
stellen, wie über das geeignete Antibiotikum selbst nachzuden-
ken.

Hilfreich können dabei die nachfolgenden Empfehlungen sein:

1. Packungsbeilage lesen! Dort finden sich Hinweise zur Kompatibilität bzw. Inkompatibilität.
2. Infusionsmischungen nur direkt vor der Anwendung herstellen.
   Kurzinfusionen bevorzugen.
3. Nur ein Arzneimittel zumischen.
4. Grundsätzlich keine Zumischung von Arzneimitteln zu
   - Aminosäurenlösungen,
   - Blut und Blutbestandteilen,
   - Konzentratlösungen zur Osmotherapie, wie z. B. Mannitol-
     lösungen, und zur Korrektur des Säuren-Basen-Haushalts,
     wie z. B. Natriumbikarbonatlösungen,
   - Fettemulsionen.
5. Bestehen dennoch Zweifel, kann vor der Zubereitung der Infu-
   sionsmischung der Krankenhausapotheker befragt werden.

Im Vergleich zu Inkompatibilitätsreaktionen ist das Auftreten
von Interaktionen dem Kliniker im allgemeinen gut geläufig. Ge-
brauchsinformationen für Fachkreise, die Rote Liste und Lehrbü-
cher der Arzneimitteltherapie enthalten Hinweise über Wechselwirkungen.

Das gilt auch für das Gebiet der Antibiotika (1, 3). Häufig jedoch differenzieren die Autoren nicht zwischen klinisch relevanten Interaktionen und solchen von akademischem Interesse. In
der Tabelle 3 wurde in Anlehnung an das Handbuch von AMMON (1)
der Versuch unternommen, klinisch relevante Wechselwirkungen
von Antibiotika mit anderen Arzneistoffen aufzulisten. Aus der
Tabelle wird deutlich, daß völlig verschiedene Antibiotika mit
Muskelrelaxanzien Wechselwirkungen eingehen. Aminoglykoside,
Lincomycine und Polymyxin können die relaxierende Wirkung von
Tubocurarinchlorid verstärken bzw. die von Suxamethoniumchlorid
und Hexacarbacholinbromid verlängern. Das gleiche gilt für Pan-
curoniumbromid.

Tabelle 3. Wechselwirkungen von Antibiotika (A) mit anderen Arzneistoffen (B)

Arzneistoff A	Arzneistoff B	Änderung der Wirkung	Geänderte Wirkung	Mechanismus der Interaktion	Gegenmaßnahmen
Amino-glykoside	Cephalo-sporine	A↑ B↑	Nephrotoxische Wirkung	Pharmakodynamische Wirkung ↑	Kombination nur bei zwingender Indikation Funktionskontrollen
	Schleifen-diuretika	A↑ B↑	Nephrotoxische Wirkung Ototoxische Wirkung	Pharmakodynamische Wirkung ↑	Kombination vermeiden Funktionskontrolle
	Methoxy-fluran	A↑ B↑	Nephrotoxische Wirkung	Pharmakodynamische Wirkung ↑	Dosisanpassung
	Muskelre-laxanzien Narkotika	A↑ B↑	Muskelrelaxation	Pharmakodynamische Wirkung ↑	Dosisanpassung
Neomycin bei p.o.-Gabe	Digoxin	B↓	Kardiotonische Wirkung	Resorption ↓	Dosisanpassung
Cephalo-sporine	Amino-glykoside	A↑ B↑	Nephrotoxische Wirkung	Pharmakodynamische Wirkung ↑	Kombination nur bei zwingender Indikation Funktionskontrolle
	Schleifen-diuretika	A↑ B↑	Nephrotoxische Wirkung Ototoxische Wirkung	Pharmakodynamische Wirkung ↑	Kombination vermeiden Funktionskontrolle

Arzneistoff A	Arzneistoff B	Änderung der Wirkung	Geänderte Wirkung	Mechanismus der Interaktion	Gegenmaßnahmen
Cefamandol Cefoperazon Latamoxol	Alkohol	B ↑	Alkoholunverträglichkeit	Metabolismus ↓	Alkoholgenuß vermeiden
	Antikoagulanzien Heparin	B ↑	Gerinnungshemmung	Pharmakodynamische Wirkung ↑	Kombination vermeiden oder Dosisanpassung Vitamin K geben
	Thrombozytenaggregationshemmer	B ↑	Verzögerung der Blutstillung	Pharmakodynamische Wirkung ↑	Kombination vermeiden oder Dosisanpassung Vitamin K geben
Chloramphenicol	Cumarinderivate	B ↑	Gerinnungshemmung	Metabolismus ↓	Dosisanpassung
	Methotrexat	B ↑	Toxizität	Metabolismus →	Kombination vermeiden
	Phenobarbital	A →	Antibakterielle Wirkung	Metabolismus ↑	Dosisanpassung
	Phenytoin	B ↑	Antikonvulsive Wirkung Nebenwirkungen	Metabolismus →	Dosisanpassung
Lincomycine	Muskelrelaxanzien	B ↑	Muskelrelaxation		Dosisanpassung

Arzneistoff A	Arzneistoff B	Änderung der Wirkung	Geänderte Wirkung	Mechanismus der Interaktion	Gegenmaßnahmen
Polymyxine (systemische Gabe)	Methoxy-fluran	A ↑ B ↑	Nephrotoxische Wirkung Muskelrelaxation	Pharmakodynamische Wirkung ↑	Kombination vermeiden
	Muskelrelaxanzien Narkotika	A ↑ B ↑	Muskelrelaxation	Pharmakodynamische Wirkung ↑	Kombination vermeiden
Tetrazykline	Antazida	A →	Antibakterielle Wirkung	Resorption →	Getrennte Einnahme im Abstand von mehreren Stunden
	Colestyramin	A →	Antibakterielle Wirkung	Resorption →	Getrennte Einnahme im Abstand von mehreren Stunden
	Eisen	A → B →	Antibakterielle Wirkung Antianämische Wirkung	Resorption →	Getrennte Einnahme im Abstand von mehreren Stunden
	Sucralfat	A →	Alle Wirkungen	Resorption →	Dosisanpassung
Tetrazykline außer Doxycyclin und Minocyclin	Aluminium Kalzium Magnesium Bismut und andere mehrwertige Kationen (oral)	A → B →	Antibakterielle Wirkung	Resorption →	Getrennte Einnahme im Abstand von mehreren Stunden

Arzneistoff A	Arzneistoff B	Änderung der Wirkung	Geänderte Wirkung	Mechanismus der Interaktion	Gegenmaßnahmen
Magnesiumhaltige Injektionspräparate	Herzglykoside	B ↑	Kardiotoxische Wirkung	Pharmakodynamische Wirkung ↑	Kombination vermeiden
Gyrasehemmer Enoxacin Ciprofloxacin	Antazida	A →	Antibakterielle Wirkung	Resorption ↓	Getrennte Einnahme im Abstand von mehreren Stunden
Enoxacin	Theophyllin	B ↑	Alle Wirkungen	Elimination ↓	Dosisreduktion auf 1/4 der regulären Dosis
	Koffein	B ↑	Alle Wirkungen	Elimination ↓	Kombination vermeiden
Ciprofloxacin (> 1 500 mg/d)	Theophyllin	B ↑	Alle Wirkungen	Elimination ↓	Serumspiegel bestimmen von B

Die Wechselwirkung ist unabhängig von der Dosis und der Verab-
reichungsart der Antibiotika. Es wird vermutet, daß die Antibiotika die Azetylcholinfreisetzung hemmen und die Azetylcholin-
empfindlichkeit der postsynaptischen Membran vermindern. Die
Aminoglykoside hemmen die Azetylcholinfreisetzung durch Kompe-
tition mit Kalzium. Bei den Polypeptidantibiotika ist der Wirkungsmechanismus unbekannt.

Cephalosporine mit einem Tetrazolring als Substituent (Cefamandol, Cefoperazon, Latamoxef) hemmen den Alkoholabbau und verursachen eine Alkoholunverträglichkeit ("Antabus-Effekt"). Einige
Cephalosporine wie Cefamandol, Cefoperazon und Latamoxef stören
die Blutgerinnung und die Thrombozytenfunktion und wirken so sy-
nergistisch mit Antikoagulanzien, Thrombozytenaggregationshem-
mern (Azetylsalizylsäure).

Chloramphenicol hemmt den Abbau von Cumarinderivaten, Methotre-
xat, Phenytoin und verstärkt die Wirkung bzw. Toxizität dieser
Arzneistoffe. Umgekehrt hemmt Phenobarbital den Chloramphenicol-
abbau.

Eines der ältesten Beispiele für eine Interaktion zwischen Antibiotika und anderen Substanzen ist die der Komplexbildung zwischen mehrwertigen Kationen, z. B. in Antazida (Mg^{2+}, Ca^{2+},
Al^{3+}) sowie Eisen und Tetrazyklinen.

Kritische Situationen hat es gegeben, wenn nicht bedacht wurde,
daß Tetrazykline in parenteralen Formen als Magnesiumchelate in
Lösungen gebracht wurden. Digitalisierte Patienten erlitten
Herzrhythmusstörungen.

Beachtenswert ist die Wechselwirkung der 4-Chinolone und besonders die des Enoxacins mit Theophyllin. Der bronchodilatierende
Effekt kann mit der Plasmakonzentration korreliert werden. Das
Wirkungsoptimum liegt zwischen 10 und 20 mg/l. Die therapeutische Breite ist gering und jede Veränderung der Theophyllinclearance hat therapeutische Konsequenzen.

Als Beispiel einer fruchtbaren Zusammenarbeit zwischen Klinikern und klinischen Pharmazeuten untersuchten WIJNANDS und VREE
(6) den Einfluß des Enoxacins auf die Theophyllinclearance bei
Patienten mit chronisch obstruktiven Lungenerkrankungen, die
gleichzeitig an einer Infektion der Atemwege litten. Als Ergebnis der Untersuchung kam es zu den empfohlenen Dosisreduktionen
und den Wechselwirkungshinweisen durch die Hersteller.

Als Zusammenfassung des zweiten Teiles ergeben sich folgende
Empfehlungen:

1. Bei Verordnung von Antibiotika gleichzeitig mit anderen Arzneimitteln an mögliche Wechselwirkungen denken.

2. Im Gegensatz zu Unverträglichkeitsreaktionen sind Interaktionen gut dokumentiert, z. B. in der Gebrauchsinformation für
   Fachkreise oder in der Roten Liste an entsprechender Stelle.

3. Bestehen dennoch Zweifel, kann vor der Verordnung mehrerer
   Arzneimittel der Krankenhausapotheker befragt werden.

Literatur

1. AMMON, H. P. T.: Arzneimittelneben- und Wechselwirkungen.
   Stuttgart: Wissenschaftliche Verlagsgesellschaft mbH 1986

2. BANNERT, Ch., HEHENBERGER, H.: Kompatibilität von Mischungen
   und Zuspritzungen. Taschenbuch der Krankenhauspharmazie, p.
   179. Stuttgart: Deutscher Apotheker-Verlag 1985

3. DASCHNER, F.: Antibiotika am Krankenbett. Berlin, Heidelberg, New York, London, Paris, Tokyo: Springer 1986

4. LYNN, B.: Pharmaceutical interactions involving parenteral
   antibiotics. In: Combination antibiotic therapy in the com-
   promised host (eds. J. M. J. KLASTERSKY, STAQUET), p. 65.
   New York: Raven Press 1982

5. NEFTEL, K.: Verträglichkeit der hochdosierten Therapie mit
   Betalactam-Antibiotika, Pathogenese der Nebenwirkungen, insbesondere der Neutropenie. In: Therapie von Infektionen bei
   immunsupprimierten Patienten (eds. W. STILLE, C. SIMON, D.
   ADAM). FAC 3-1, 71 (1984)

6. WIJNANDS, W. J. A., VREE, T. B., VAN HERWAARDEN, C. L. A.:
   The effect of the 4-quinolone enoxacin on plasma theophylli-
   ne concentrations. Pharm. Weekbl. Sci. 8, 42 (1986)

Zusammenfassung der Diskussion zum Thema: „Pharmakokinetik, Pharmakodynamik, Pilzinfektionen"

FRAGE:
Welchen Einfluß hat die Proteinbindung eines Antibiotikums auf die Wirksamkeit?

ANTWORT:
Eine Beeinflussung der Pharmakokinetik ist nur von solchen Antibiotika zu erwarten, deren Proteinbindung über 80 % liegt. Die "Gewebegängigkeit", d. h. das Ausmaß der Diffusion eines Antibiotikums vom Intra- in den Extravasalraum, wird unter anderem von der Proteinbindung bestimmt. Die im interstitiellen Gewebe erreichbare Gesamtkonzentration korreliert direkt mit dem Ausmaß der Serumeiweißbindung sowie mit dem antibakteriell effektiven freien Anteil des Antibiotikums; je höher die Serumeiweißbindung, um so niedriger ist der im "Gewebe" frei verfügbare Anteil. Zusätzlich zur Serumeiweißbindung sind viele Chemotherapeutika auch an Zellbestandteile gebunden, so daß die alleinige Bestimmung der Serumeiweißbindung nicht den gesamtgebundenen Anteil wiedergibt.

In experimentellen Studien wurde eine Reduktion der antibakteriellen Effektivität verschiedener Betalaktam-Antibiotika entsprechend ihrer hohen Proteinbindung nachgewiesen, die klinische Wirksamkeit auch hoch proteingebundener Antibiotika ist jedoch eindeutig.

Eine Hypoalbuminämie braucht bei der Dosierung in der Regel nicht berücksichtigt zu werden.

FRAGE:
Welche klinische Relevanz hat die Tatsache, daß nur das ungebundene Antibiotikum wirkt? Die klinische Wirksamkeit von Ceftriaxon ist durchaus vergleichbar mit der von Cefotaxim, obwohl Ceftriaxon viel stärker an Protein gebunden ist und eigentlich schlechter wirken müßte.

ANTWORT:
Die Pharmakokinetik kann prinzipiell durch Bindungsphänomene beeinflußt werden; für den antibakteriellen, d. h. klinischen Effekt ist der freie Anteil des Antibiotikums entscheidend. Gerade beim Ceftriaxon ist der freie Anteil ausreichend, um eine gute antibakterielle Wirkung zu zeigen. Hätte diese Substanz nicht eine so starke Proteinbindung, so müßte man sie wesentlich niedriger dosieren.

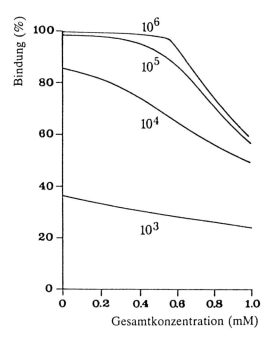

Abb. 1. Bindung in Abhängigkeit von der Gesamtkonzentration des Antibiotikums und der Affinitätskonstanten im Bereich von 10^3 – 10^6 l/mol (Aus: G. A. DETTE: Aspekte zur Eiweißbindung der Antibiotika, unter besonderer Berücksichtigung der Cephalosporine. Z. antimikrob. antineopl. Chemother. 4, 95 (1986))

Es besteht eine Abhängigkeit der prozentualen Proteinbindung von der Affinitätskonstante. Die Abhängigkeit der Bindung (in Prozent) von der Totalkonzentration des Antibiotikums nimmt mit Zunahme der Affinitätskonstante in homologen Reihen zu. Bei einer Verminderung der Gesamtkonzentration in der Eliminationsphase nimmt bei hochaffin gebundenen Antibiotika der freie Anteil ab. Theoretisch kann man daraus folgern, daß die antimikrobielle Effektivität abnimmt (Abb. 1).

FRAGE:
Ist eine Dosierung nach Wirkspiegel anzustreben? Hilft die Serumspiegelbestimmung eines Antibiotikums therapeutisch weiter?

ANTWORT:
Die routinemäßige Bestimmung der Aminoglykosidkonzentrationen hat z. B. dazu geführt, daß die Dosierung erhöht wurde, da bei der früher üblichen Dosierung häufig die gewünschten Serumspiegel nicht erreicht wurden. Ansonsten wird auch heute noch der therapeutische Bereich empirisch ermittelt. Serumspiegelbestimmungen sind vor allem bei Antibiotika geringer therapeutischer Breite wichtig, um nicht in den toxischen Bereich zu gelangen. Dies gilt z. B. für Aminoglykoside besonders dann, wenn diese mit Substanzen kombiniert werden, die die Toxizität verstärken

können. Eine Spiegelbestimmung aller Antibiotika ist in der Klinik sicher nicht durchführbar; wünschenswert wäre jedoch ferner eine Bestimmung der Konzentration von Vancomycin und Amphotericin B.

FRAGE:
Hat die Art der Applikation (oral, intravenös, endobronchial) einen Einfluß auf die Wirksamkeit oder auf die Häufigkeit und Schwere von Nebenwirkungen?

ANTWORT:
Es gibt keine Beziehung zwischen Applikationsart und Nebenwirkungen. Abgesehen von allergischen Reaktionen gibt es bei allen Antibiotika dosisabhängige toxische Nebenwirkungen. Allerdings läßt sich diese Dosisabhängigkeit je nach Substanz in klinisch üblicher Dosierung nicht immer nachweisen.

FRAGE:
Was ist bei beatmeten Patienten von einer endotrachealen Antibiotikaapplikation zu halten?

ANTWORT:
Man muß hier klar zwischen Prophylaxe und Therapie trennen. Bei der prophylaktischen intratrachealen Aminoglykosidgabe, wie sie z. B. VOGEL empfiehlt (8), soll die Kolonisation der Trachea verhindert werden und dadurch die Infektionsrate gesenkt werden. Die Effektivität dieser endotrachealen Antibiotikaprophylaxe zur Pneumoniereduzierung wurde bisher jedoch noch in keiner prospektiven randomisierten Studie abschließend bestätigt. Bis zum Vorliegen solcher Studien kann eine derartige Prophylaxe derzeit nicht empfohlen werden.

STOUTENBEEK berichtet über gute klinische Erfahrungen in der Behandlung schwerer gramnegativer Pneumonien mit einer systemischen Therapie in Kombination mit einer zusätzlichen Antibiotikainhalation. In einer offenen, nicht randomisierten Studie war die klinische Heilungsrate höher als bei alleiniger intravenöser Applikation; innerhalb von fünf Tagen wurden alle Keime eliminiert.

DASCHNER wünscht zur Bestätigung dieser Befunde eine kontrollierte prospektive Studie. Erst dann könne er diese Therapie empfehlen. Er bezweifelt die Aussagekraft der gewonnenen Kulturen, da nicht das Tracheobronchialsystem der Ort der Pneumonie sei. Ein bakteriologisch negatives Trachealsekret sagt bekanntlich nichts über die tatsächlichen Verhältnisse im pneumonischen Infiltrat aus.

FRAGE:
Soll bei einer Mischinfektion mit Anaerobierbeteiligung ein Antibiotikum gewählt werden, das sowohl Anaerobier als auch aero-

be Erreger abdeckt (z. B. Imipenem-Cilastatin) oder empfiehlt
sich eine Kombinationstherapie z. B. mit Metronidazol?

ANTWORT:
RUCKDESCHEL empfiehlt in diesen Fällen überwiegend Substanzen,
die beides abdecken. Bei der Therapie einer Peritonitis ist sowohl eine Monotherapie mit Imipenem-Cilastatin als auch eine
Kombinationstherapie möglich. In der Frage der lokalen Antibiotikatherapie waren sich HORN und WACHA einig, daß eine chirurgische Sanierung und die systemische Antibiotikatherapie wesentlich sinnvoller seien. Auch das Spülen mit Desinfektionslösungen (z. B. Taurolin) bringt keine Vorteile.

FRAGE:
In der Diagnostik von Infektionen haben wir uns auf bakterielle
Infektionen beschränkt. Ist eine klinische Abgrenzung gegenüber
Viren und Pilzen möglich und notwendig?

ANTWORT:
Bei chirurgischen Patienten sind Virusinfektionen nur passagere
Phänomene und spielen eigentlich nur nach Organtransplantatio-
nen oder anderweitig immunsupprimierten Patienten eine Rolle.
Von den Pilzen sind gemäß ihrer Häufigkeit nur die Sproßpilze
wichtig. Aspergillus und Kryptokokken sind extrem selten. Die
systemische Candidamykose ist zwar selten, kommt jedoch immer
wieder vor. Klinisch ist die Diagnose sehr schwierig. Häufig
kommt es nach einer längerfristigen Antibiotikatherapie zu einer Kolonisierung, aus einer Kolonisation kann sich eine
Schleimhautmykose mit anschließender Sepsis entwickeln.

FRAGE:
Wie kann man bei Nachweis von Candida zwischen einer Kolonisation und einer Infektion unterscheiden?

ANTWORT:
Der Nachweis von Candidaantigen ist eine akzeptierte und wichtige Methode, um zusätzlichen Anhalt für das Vorliegen einer
systemischen Mykose zu bekommen. Zu berücksichtigen sind dabei
zwei Dinge:

1. Da dieser Antigentest ein Latextest ist, können "Kreuzreak-
   tionen" mit dem Rheumafaktor auftreten. Deshalb muß grundsätzlich der Rheumafaktor quantitativ mitbestimmt werden.
   Ist der Rheumafaktor negativ bzw. im Titer mindestens vier
   Stufen niedriger als der Candidaantigentiter, kann das Ergebnis als candidaspezifisch bewertet werden. In allen anderen
   Fällen ist das Ergebnis nicht verwertbar (2, 3).

2. Da Zellinhaltsantigene von Candida erfaßt werden, ist der
   Test spezifisch. Aus den bisher vorliegenden Erfahrungen ergibt sich jedoch, daß er auch bei gesicherter systemischer

Mykose nicht positiv sein muß. Etwa die Hälfte der gesicherten Mykosen können so erfaßt werden. Die andere Interpretationsschwierigkeit liegt darin, daß auch Schleimhautmykosen Titer von 1 : 2, 1 : 4, manchmal sogar bis 1 : 8 hervorrufen können.

Aus diesen beiden Einschränkungen ergibt sich, daß der Candidaantigennachweis ein zusätzliches Mittel ist, um eine systemische Mykose zu sichern, nicht jedoch der beweisende Test schlechthin sein kann.

Nach Meinung von RUCKDESCHEL ist der Candidaantigennachweis keine zuverlässige Hilfe für den Kliniker, da Titer von 1 : 16 nur sehr selten auftreten.

FRAGE:
Welcher Wert kommt der Urindiagnostik bei einer Candidainfektion zu?

ANTWORT:
In der Literatur wird dem Nachweis hoher Candidakonzentrationen im frisch gelassenen Urin höherer Stellenwert beigemessen als der Serologie oder dem Pilznachweis an einem bestimmten Ort. Wichtig ist jedoch, daß der Urin sofort untersucht wird.

Bei immunsupprimierten Patienten wurde gezeigt, daß der kombinierte Einsatz von Ultraschall und Computertomogramm zusammen mit der Klinik eine Verbesserung der Trefferquote bezüglich einer systemischen Candidamykose liefern kann.

FRAGE:
Sollen Patienten, die voraussichtlich längerfristig einer Antibiotikatherapie bedürfen, prophylaktisch mit Antimykotika behandelt werden? Kann damit der Gefahr einer Kolonisierung und Infektion mit Candida vorgebeugt werden?

ANTWORT:
PETERS fordert, daß außer bei immunsupprimierten oder knochenmarktransplantierten Patienten vor einer antimykotischen Therapie immer die Diagnose einer systemischen Mykose gesichert sein sollte. VANEK bestimmt bei gefährdeten Patienten die Serumantikörper zweimal wöchentlich und wertet einen Titeranstieg als ein diagnostisches Kriterium. DASCHNER sieht das Problem der Pilzprophylaxe noch als ungelöst an. In den bisherigen klinischen Studien wurde nur die Kolonisationsrate vermindert. Bisher gibt es keine randomisierte, prospektive Studie, in der die Infektionsrate durch prophylaktische Applikation von Antimykotika, wie z. B. Nystatin oder Amphotericin B, gesenkt werden konnte.

FRAGE:
Welche Bedeutung hat die durch Betalaktam-Antibiotika verursachte Knochenmarkdepression?

ANTWORT:
Die meisten Betalaktam-Antibiotika wirken nach den Untersuchungen von NEFTEL myelodepressiv auf die Knochenmarkstammzelle. In
der Praxis hat die betalaktaminduzierte Leukopenie bei chirurgischen Patienten jedoch keine Bedeutung. Eine Leukopenie tritt
erst nach extrem hohen Dosen auf und ist nach Absetzen des Antibiotikums wieder voll reversibel.

Bei Septikämien mit Staphylokokken oder Enterokokken und einer
gleichzeitigen Granulozytopenie von weit unter 1 000/mm^3 kann
ein bakterizid wirkendes Antibiotikum die Bakterien supprimie-
ren, ohne daß sie durch die Leukozyten phagozytiert werden können. Die Gefahr eines Rezidivs ist bei Absetzen des Antibiotikums in diesen Fällen sehr hoch.

Antibiotikakombinationen, Absetzen einer Antibiotikatherapie,
Resistenzprofilliste

FRAGE:
Nach welchen Kriterien soll eine Antibiotikatherapie bei klinischem Verdacht auf eine lebensbedrohliche Infektion bei unbe-
kanntem Erreger durchgeführt werden? Ist primär eine Kombinationstherapie angezeigt?

ANTWORT:
Bei der Frage "Monotherapie oder Kombinationstherapie" empfiehlt PETERS ein differenziertes Vorgehen. Bei einer akut vi-
tal bedrohlichen Infektionskrankheit gilt heute immer noch die
Empfehlung, eine Kombinationstherapie mit einem Betalaktam-Antibiotikum und einem Aminoglykosid durchzuführen. Bei einer
wahrscheinlichen Mitbeteiligung von Anaerobiern, wie z. B. bei
einer Peritonitis mit Sepsis, müssen auch die Anaerobier abge-
deckt werden. Man sollte auch berücksichtigen, daß jede zweite
bis dritte Sepsis durch Staph. aureus verursacht wird und daß
die Resistenzquote von Staph. aureus gegenüber allen instabilen
Penicillinen zwischen 60 und 70 % liegt. Solange in diesen Situationen also Staph. aureus nicht ausgeschlossen werden kann,
muß eine Substanz oder Substanzkombination gewählt werden, die
gegen Staph. aureus wirkt. In noch nicht so kritischen Situationen mit einem Handlungsspielraum ist durchaus eine Monotherapie
mit einem Betalaktam-Antibiotikum zu erwägen. Handelt es sich
hierbei um eine Staphylokokkeninfektion, dann ist bei den nicht
penicillinasebildenden Stämmen Mittel der Wahl Penicillin G,
bei den penicillinasebildenden Erregern müssen Isoxazolyl-Penicilline angewendet werden. Ausnahmen wären die Osteomyelitis
oder die Staph.-aureus-Pneumonie, bei denen als Alternative

Clindamycin in Frage kommt. Bei methicillinresistenten Staphylokokken gilt der Grundsatz, daß alle Betalaktam-Antibiotika und Analoga, also auch das Imipenem-Cilastatin, klinisch nicht wirksam sind.

Es gibt in der Klinik akzeptierte Situationen, bei denen nur eine bestimmte Substanz in Frage kommt. So ist z. B. beim toxischen Schocksyndrom auch bei einem clindamycinresistenten Stamm von Staphylokokken Clindamycin das Mittel der Wahl, weil es die Toxinproduktion sofort stoppt.

Ein Patentrezept kann auch Frau KRASEMANN nicht liefern. Es gibt jedoch rationale Ansätze: Z. B. wird man bei Verdacht einer Pseudomonasinfektion Substanzen nehmen, von denen man weiß, daß sie besonders pseudomonaswirksam sind. Ob man jedoch bei einer Klebsielleninfektion Cefotaxim oder Ceftriaxon bzw. ein anderes wirksames Cephalosporin einsetzt, bleibt mehr oder weniger eine Ermessensfrage. Aus diesem Grunde ist eine Negativliste angebrachter und auch aussagekräftiger. Aus ihr kann man entnehmen, welches Antibiotikum bei welchem Erreger nicht empfehlenswert ist (4).

FRAGE:
Welche Bedeutung hat die immer wieder geforderte Resistenzprofilliste? Wer soll sie erstellen?

ANTWORT:
Ohne Zweifel hilft bei der Antibiotikaauswahl eine Resistenzprofilliste. Jede Intensivstation sollte in ca. halbjährlichem Abstand über die vier bis sechs häufigsten Erreger der wichtigsten Infektionen informiert werden und deren Resistenzprofil kennen. Bekommt ein Patient eine lebensbedrohliche Infektion, so müssen die wahrscheinlichsten Erreger entweder mit einem Antibiotikum oder einer Kombinationstherapie erfaßt werden. Je nach dem Ergebnis der Kultur erfolgt sekundär eine Modifikation.

GRIMM zeigte auf, daß das Problem dieser Resistenzprofillisten in der regelmäßigen Dateneingabe liegt. In seinem Institut wird die gesamte mikrobiologische Diagnostik sofort mit der Befunderstellung über den Computer eingegeben und ausgewertet. Eine nachträgliche Dateneingabe führt oft durch Personalprobleme zu fehlerhaften und verspäteten Statistiken. Er empfiehlt für mittelgroße Krankenhäuser eine halbjährliche Auswertung, da bei kürzeren Abständen die Fallzahlen für eine sinnvolle Interpretation zu klein sind.

Die Bemühungen verschiedener Stationen, über Strichlisten zu relevanten Aussagen zu kommen, müssen als ungenügend bezeichnet werden. An der Notwendigkeit einer Resistenzprofilliste für "gefährdete" Stationen besteht kein Zweifel. Aus der Sicht der Klinik ist es jedoch erforderlich, daß zu den Befunden des mikrobiologischen Labors auch Interpretationen geliefert werden. Hier ist eine Verarbeitung von Daten im Sinne der Optimierung einer Therapie notwendig. Selbstverständlich ist eine entsprechende materielle und personelle Ausstattung der Labors hierfür Voraussetzung.

FRAGE:
Trotz antibiotischer Behandlung kommt es zu keiner klinischen Besserung. Wann soll das Antibiotikum abgesetzt oder umgesetzt werden?

ANTWORT:
HÖFFLER empfiehlt, bei kritisch Kranken unter Antibiotikatherapie täglich ein Differentialblutbild und eine CRP-Bestimmung durchzuführen. Kommt es innerhalb von drei Tagen zu einer Zunahme der Leukozytose mit Linksverschiebung und Anstieg des CRP oder sind diese Parameter nicht deutlich rückläufig, dann werden die Antibiotika umgesetzt. DASCHNER schränkt die Wertigkeit des CRP-Verlaufs insofern ein, als dies zwar gut bei Meningitiden dokumentiert, bei Sepsis oder Pneumonien jedoch nicht so zuverlässig zu interpretieren ist.

Abgesehen von Typhus und ähnlichen Erkrankungen sollte unter der Antibiotikatherapie innerhalb von drei Tagen eine klinische Besserung eintreten, sonst muß damit gerechnet werden, daß die Erreger nicht genügend erfaßt worden sind. In diesen Fällen empfiehlt es sich, das Antibiotikum umzusetzen; außerdem liegt nach dieser Zeit meist eine Resistenzbestimmung vor, so daß dann gezielt therapiert werden kann.

Weiterhin sollte man sich fragen, ob dem Patienten allein mit einem Antibiotikum überhaupt geholfen werden kann. In Zweifelsfällen sollten auch andere Ursachen für das klinische Bild einer Sepsis ausgeschlossen werden (z. B. Abszeßbildung).

FRAGE:
Bei einem Patienten mit der klinischen Diagnose einer Pneumonie (Fieber, Leukozytose, Infiltrate im Röntgenbild, positiver klinischer Untersuchungsbefund) hat eine dreitägige Antibiotikabehandlung am Zustand nichts geändert; im Trachealsekret sind keine Erreger zu finden. Ist es sinnvoll, in diesem Fall das Antibiotikum zu wechseln oder abzusetzen oder sollte man unter der Verdachtsdiagnose einer Legionellenpneumonie Erythromycin geben?

ANTWORT:
DASCHNER empfiehlt bei lebensbedrohlichen Infektionen für drei Tage eine Kombinationstherapie durchzuführen; kommt es darunter zu keiner Besserung, wird die Therapie mit anderen Antibiotika für weitere drei Tage fortgesetzt, dann wird abgesetzt. Man sollte in diesen Fällen natürlich immer an eine mögliche Pilzinfektion, eine Legionellose oder an ein Arzneimittelfieber denken. Der erneute Einsatz einer weiteren Antibiotikakombination erscheint nur dann gerechtfertigt, wenn weiterhin dringender Infektionsverdacht besteht.

RUCKDESCHEL bestätigt, daß man bei allen Pneumonien, die nicht auf eine antibiotische Therapie ansprechen, an Legionellen denken sollte. Als Mittel der Wahl für eine Legionellose gilt nach wie vor das Erythromycin, eventuell kombiniert mit Rifampicin.

FRAGE:
Ein zentrales Problem auf der Intensivstation ist immer wieder die Frage, wann ein Antibiotikum abgesetzt werden soll. Schadet man einem Patienten, der trotz einer gezielten Antibiotikatherapie weiterhin Fieber hat, wenn man in dieser Situation die Antibiotika absetzt, um Material für eine erneute bakteriologische Untersuchung ohne Antibiotikaspiegel zu gewinnen?

ANTWORT:
Zwei Situationen sind zu unterscheiden. Kommt man aufgrund klinischer und adjuvanter Verfahren zu der Überzeugung, daß es sich höchstwahrscheinlich um eine bakterielle Infektion handelt und bessert sich der Zustand des Patienten unter der kalkulierten Antibiotikatherapie nicht, so ist das Antibiotikum umzusetzen, weil es die entsprechenden Erreger nicht abdeckt, oder aber andere Maßnahmen, wie z. B. die Eröffnung eines Abszesses, sind notwendig. Schwierig wird es, wenn in unklaren Situationen die Diagnose einer Infektion nicht sicher zu stellen ist. So kommt es z. B. vor, daß ein septischer Patient zunächst gut auf eine Antibiotikatherapie anspricht, im weiteren Verlauf jedoch wieder septisch wird. In diesen Fällen kann es durchaus passieren, daß Erreger nicht mehr nachweisbar sind. Hier ist der Nutzen einer antibiotischen Therapie natürlich sehr fraglich. Es empfiehlt sich eine Unterbrechung der Therapie und die Suche nach anderen Ursachen.

Aus der Sicht des Klinikers plädiert HORN dafür, eine kalkulierte Therapie durchzuführen, wenn man überzeugt ist, daß der Patient eine bakterielle Infektion hat, auch wenn man die Quelle nicht genau lokalisieren kann. Greift die Therapie nach drei Tagen nicht und ist man von der bakteriellen Infektion immer noch überzeugt, so sollte man die Therapie erweitern (z. B. Metronidazol bei Anaerobierverdacht). Andernfalls sollte man das Antibiotikum absetzen und erneut Material für die mikrobiologische Untersuchung gewinnen.

Antibiotikaprophylaxe

FRAGE:
HORN hat in seinem Beitrag die Indikationen für eine Antibiotikaprophylaxe im Fachgebiet der Chirurgie genannt. Welche Anforderungen sind an ein Antibiotikum zu stellen, um für eine Prophylaxe geeignet zu sein?

ANTWORT:
Jedes prophylaktisch eingesetzte Antibiotikum soll die potentiell zu erwartenden Keime treffen, die je nach chirurgischem Eingriff verschieden sein können (5). So sind z. B. bei einem gefäßchirurgischen Eingriff immer Staphylokokken zu berücksichtigen, bei einem Koloneingriff Keime der gastrointestinalen Flora. Ansonsten gelten die fünf im Beitrag von HORN genannten Modalitätskriterien.

Eine Antibiotikaprophylaxe muß immer keimorientiert erfolgen. Ferner sollte ein möglichst einfaches und billiges Antibiotikum ausgewählt werden.

Nach Ansicht von WACHA wirkt eine Antibiotikaprophylaxe nicht nur, wenn das Antibiotikum vor der Operation appliziert wurde, sondern nach den Untersuchungen von BURKE (1) auch dann noch, wenn es während der Operation bis zum Verschließen der Bauchwunde appliziert wird. Der Chirurg darf sich also gegebenenfalls auch intraoperativ noch zu einer Prophylaxe entschließen. Eine Antibiotikagabe erst nach der Operation ist jedoch ineffektiv und unwirksam. WACHA bevorzugt die intraoperative Gabe in Abhängigkeit vom Operationsbefund, da dadurch der Indikationsbereich wesentlich eingeschränkt werden kann. Dieser Auffassung wurde von HORN und DASCHNER widersprochen. Das Prinzip jeder Antibiotikaprophylaxe sei es, einen optimalen Spiegel zum Zeitpunkt der Kontamination zu erzielen. Dies kann man am besten erreichen, wenn man das Antibiotikum nicht erst intraoperativ appliziert. Die Arbeiten von STONE haben ergeben, daß es günstig ist, das Antibiotikum schon präoperativ zu geben, weil dann die Adhäsion von Bakterien an Oberflächen vermindert wird (6, 7). Man sollte also vor der Verabreichung eines Antibiotikums nicht erst die Kontamination abwarten. Es gibt lediglich zwei Ausnahmen: Einmal die Gallenwegchirurgie, wo nur bei nachgewiesener bakterieller Besiedlung eine Prophylaxe notwendig ist, zum anderen die Notfallsectio, wo das Antibiotikum erst nach Abklemmen der Nabelschnur verabreicht wird.

FRAGE:
Sind für eine Antibiotikaprophylaxe Substanzen mit längerer Halbwertszeit gegenüber Substanzen mit kurzer Halbwertszeit vorzuziehen?

ANTWORT:
Entscheidend ist, daß zum Zeitpunkt der potentiellen Kontamination ein ausreichend hoher Antibiotikaspiegel gewährleistet ist. Die Halbwertszeit eines Antibiotikums ist bei der zeitlichen Kalkulation der angestrebten Prophylaxe somit zu berücksichtigen. Eine einmalige Prophylaxe ist nur bei längerzeitig wirksamen Substanzen möglich (4 - 8 h). Bei kurzen Halbwertszeiten ist die Applikation nach entsprechender Zeit zu wiederholen, mehr als zwei Applikationen sind in der Regel jedoch nicht erforderlich.

FRAGE:
Wie lange kann man von einer Antibiotikaprophylaxe sprechen,
wann geht diese Prophylaxe in eine Therapie über?

ANTWORT:
Eine Prophylaxe dauert nach heutiger Auffassung nie länger als
24 h. Die einzige Ausnahme sehen wir im Bereich der Gefäßchirurgie bei einem Patienten mit einer AVK im Stadium IV; dieser
Patient sollte drei bis fünf Tage Antibiotika erhalten. Streng
genommen sollte hierbei jedoch bereits von Therapie gesprochen
werden, da von einer potentiellen Infektionsquelle ausgegangen
werden muß, auf welche antibiotisch Einfluß genommen werden
soll.

Auch bei Patienten mit Herzklappenersatz genügt eine 24-Stun-
den-Prophylaxe. Jede längerdauernde Antibiotikaapplikation ist
bereits Therapie und bedarf einer Indikation (intraoperativer
Befund, Infektionszeichen).

Hygiene, Routineabstriche

FRAGE:
Welche Einwegartikel sind aus hygienischer Sicht sinnvoll?

ANTWORT:
Jeder Einwegartikel sollte aus hygienischer und ökonomischer
Sicht überprüft werden, ob er überhaupt sinnvoll ist. Manche
Einwegartikel, z. B. Spritzen und Nadeln, sind nicht zu ersetzen. Es gibt allerdings viele Einwegartikel, die ökonomischer und genauso hygienisch durch wiederverwendbare Materialien ersetzt werden können. Es würde dadurch weniger Müll produ-
ziert und zusätzlich kann Geld gespart werden. Dazu zu zählen
sind Pleuradrainagen, Einwegabsaugsysteme, Einwegschläuche, Ein-
wegredonflaschen.

Zu diskutieren ist auch eine Wiederaufbereitung von geeignetem
Einwegmaterial. Probleme ergeben sich allerdings dann, wenn Ar-
tikel vom Hersteller aus technischen Gründen zum Einmalartikel
erklärt werden. Aus ökonomischen Gründen werden diese in der
Klinik häufig wiederverwendet. Dies gilt z. B. für die teuren
Herzkatheter, die nach genau festgelegter Resterilisation erneut eingesetzt werden. Die Hersteller haben diesen Katheter jedoch als Einmalartikel deklariert und übernehmen bei der weiteren Verwendung keine Garantie. Die Ärzte müssen sich darüber im
klaren sein, daß sie sich damit über Richtlinien des Bundesgesundheitsamtes hinwegsetzen und Hinweise der Hersteller nicht
beachten. Eventuelle Komplikationen, die sich aus der Wieder-
verwendung ergeben, gehen dann zu Lasten der diese Instrumente
einsetzenden Ärzte.

FRAGE:
Wie oft muß ein Operationsinstrumentarium verpackt sein?

ANTWORT:
Aus hygienischer Sicht reicht es nach DASCHNER völlig aus, wenn
das Instrumentarium einmal verpackt ist, z. B. in Papier/Folie.
Müssen die Instrumente transportiert werden, sind jedoch weitere Verpackungen notwendig.

FRAGE:
Wie oft sollen Routineabstriche durchgeführt werden?

ANTWORT:
Ein Wundabstrich ist nur sinnvoll bei klinisch begründetem Verdacht auf eine Infektion. Eine Untersuchung des Trachealsekre-
tes bei polytraumatisierten und langzeitbeatmeten Patienten empfiehlt sich unmittelbar nach Intubation und sollte anschließend
routinemäßig zwei- bis dreimal wöchentlich erfolgen. Kommt es
zu einer Infektion, liegt in diesen Fällen bereits ein Resi-
·stenzprofil für den vermuteten Erreger vor, die Therapie kann
gezielt eingeleitet werden. Häufig ist ein Pneumonieerreger
schon einige Tage vor der klinischen Manifestation der Atemweg-
infektion im Trachealsekret nachweisbar.

Beim Legen eines Blasenkatheters empfiehlt sich die sofortige
Urinuntersuchung, im weiteren Verlauf sollte der Urin jedoch
nur bei entsprechendem klinischen Verdacht untersucht werden.

Literatur

1. BURKE, J. F.: The physiology of preventing infection, preventive antibiotics. In: Surgical physiology (ed. J. F. BURKE),
   p. 270. Philadelphia: Saunders 1983

2. BURNIE, J. P., WILLIAMS, J. D.: Evaluation of the ramco latex agglutination test in the early diagnosis of systemic
   candidiasis. Europ. J. clin. Microbiol. 4, 98 (1985)

3. FUNG, J. C., DONTA, S. T., TILTON, R. C.: Candida detection
   system (CAND-TEC) to differentiate between candida albicans
   colonization and disease. J. clin. Microbiol. 24, 542 (1986)

4. KRASEMANN, Ch.: Strategie der Antibiotikatherapie im Krankenhaus. Med. Welt 38, 100 (1987)

5. PETERS, G.: Perioperative Antibiotikaprophylaxe in der Chirurgie. Dtsch. med. Wschr. 112, 644 (1987)

6. STONE, H. H., HOOPER, C. A., KOLB, L. D., GEHEBER, C. E.,
   DAWKINS, E. J.: Antibiotic prophylaxis in gastric, biliary
   and colonic surgery. Ann. Surg. 184, 443 (1976)

7. STONE, H. H., HANEY, B. B., KOLB, L. D., GEHEBER, C. E., HOO-
   PER, C. A.: Prophylactic and preventive antibiotic therapy:
   Timing, duration and economics. Ann. Surg. 189, 691 (1979)

8. VOGEL, F., WERNER, H., EXNER, M., MARX, M.: Prophylaxe und
   Therapie von Atemwegsinfektionen bei beatmeten Patienten
   durch intratracheale Aminoglykosidgabe. Dtsch. med. Wschr.
   106, 898 (1981)

Keimspektrum chirurgischer Infektionen

Von Ch. Krasemann

Bei Patienten, die sich einem chirurgischen Eingriff unterziehen müssen, kommen sehr unterschiedlich zu charakterisierende Infektionen vor.

Infektionen, die Anlaß zu einer chirurgischen Intervention sind, wie z. B.
Appendizitis,
bakteriell bedingte Cholezystitis,
Perforationen,
Weichteilinfektionen,
drittgradig offene Frakturen,
Osteomyelitis,
Abszesse in den unterschiedlichsten Körperregionen.

Infektionen, die als postoperative Komplikation am Ort des Eingriffs auftreten, gegebenenfalls mit gleichzeitiger oder nachfolgender Sepsis (dazu gehören z. B. alle Wundinfektionen oder eine Peritonitis als Komplikation nach Abdominaleingriffen).

Infektionen, die als Komplikation an anderer Stelle als dem chirurgischen Eingriff auftreten, wie z. B.
Pneumonie als Komplikation einer Beatmung,
Harnweginfektionen bei Blasenverweilkatheter,
Sepsis bei Venenkatheter.

In die dritte Kategorie fallen die häufigsten, die nosokomialen Infektionen.

Es bedarf keiner Frage, daß bei den genannten Infektionstypen jeweils andere Erreger vorherrschen, wobei die Unterschiede in den typischen Sammelstatistiken eher verwischt als deutlich herausgearbeitet werden. Die Aussagefähigkeit von Tabellen über Erregerhäufigkeiten wird dabei nicht nur in Frage gestellt, wenn sehr heterogene Kollektive zusammengefaßt werden. Folgende weitere Faktoren sind in diesem Zusammenhang ebenso wichtig:

1. Es ist unmöglich oder es wird versäumt, adäquates Untersuchungsmaterial zu gewinnen.

   Besonders kritisch ist dabei die Situation bei Lungeninfektionen und bei gynäkologischen Infektionen, wo erfahrungsgemäß invasive Entnahmetechniken zurückhaltend eingesetzt werden. Aber auch bei der Entnahme von Material aus Drainageschläuchen ist nicht auszuschließen, daß am distalen Ende aszendierende Kontaminationskeime nachgewiesen werden, die nichts mit denen zu tun haben, die in der Tiefe eine Infektion unterhalten.

2. Besonders bei Mischinfektionen ergeben sich durch das Absterben der umweltempfindlichen Keime und die gleichzeitige Vermehrung robusterer Keime auch im Transportmedium während längerer Transportzeiten gravierende Verschiebungen bzw. sogar Verfälschungen des bakteriologischen Befunds (siehe Tabelle 1).

3. In Abhängigkeit vom mikrobiologisch-diagnostischen Aufwand werden unterschiedlich schwierig nachweisbare Erreger erfaßt oder übersehen.

Entscheidende Parameter sind dabei die notwendigen Nährböden, die das Wachstum der zu erwartenden Erreger auch zulassen (Optimal- und Selektivmedien), sowie die Einhaltung der erforderlichen Anzuchtbedingungen (erhöhte CO_2-Spannung, Anaerobiose, Luftfeuchtigkeit, Bebrütungsdauer).

Fehleinschätzungen betreffen dabei entweder besonders anspruchsvolle Erreger, wie z. B. Haemophilus-Arten, Bacteroidesarten und andere mehr, die bei dem bakteriologischen Minimalprogramm nicht oder in zu geringer Anzahl erfaßt werden. Andererseits werden solche Erreger zu wenig nachgewiesen, deren Anzucht (Legionellen und andere mehr) oder exakte Identifizierung (andere Pseudomonasarten als P. aeruginosa, Micrococcus spp., Corynebacterium spp. und andere mehr) noch nicht routinemäßig durchgeführt wird.

Hält man sich diese Schwierigkeiten vor Augen, so wird klar, daß Vergleiche über die Häufigkeit bestimmter Erreger nur sehr bedingt möglich sind, speziell dann, wenn es sich um unterschiedliche Zeiträume oder verschiedene Kliniken handelt. Am ehesten sind sie noch für solche Erreger durchführbar, die sich ohne große Schwierigkeiten anzüchten lassen und deren Identifizierung keine ungewöhnlichen Schwierigkeiten bietet.

I Infektionen, die Anlaß zu chirurgischen Eingriffen sind

Die weitaus meisten Infektionen, die durch eine chirurgische Intervention, häufig in Kombination mit einer Antibiotikatherapie, angegangen werden, entstehen dadurch, daß sich Bakterien oder Bakterienassoziationen von der Haut oder den Schleimhäuten des Menschen an primär sterilen Stellen absiedeln. Die Ursachen, die dazu führen, können verschiedenster Natur sein und sind in vieler Hinsicht auch noch nicht geklärt. So können z. B. Traumen oder mangelnde Durchblutung (z. B. Diabetes mellitus) die Integrität der Haut zerstören und damit zu Furunkel, Karbunkel, Ulzera, Gangrän oder Osteomyelitis führen.

Bei einer infizierten Gallenblase kann man davon ausgehen, daß die zunächst mechanische Störung des Gallenflusses zu einer Aszension von Keimen aus der Darmflora geführt hat.

Welche Faktoren jedoch das Entstehen z. B. eines Hirnabszesses ohne vorangehendes Trauma begünstigen, ist unklar. Vermutlich handelt es sich hier, wie auch in anderen Situationen, um ein

Tabelle 1 a. Überlebensfähigkeit anspruchsvoller Bakterien in handelsüblichen Transportmedien; Überlebensrate von Reinkulturen an Wattetupfern

Keimart und Lagerungsdauer	Mit Transportmedien	Ohne Transportmedien
a) Streptococcus pneumoniae		
24 h	Nicht vermindert	Deutlich vermindert
48 h	Deutlich vermindert	Völlig abgestorben
b) Bacteroides fragilis		
12 h	Etwas vermindert	Deutlich vermindert
24 h	Deutlich vermindert	Sehr stark vermindert
c) Bacteroides bivius		
6 h	Deutlich vermindert	Vollständig abgestorben
12 h	Vollständig abgestorben	Vollständig abgestorben

Tabelle 1 b. Verschiebung des mikrobiologischen Befunds durch Transportwege bei Verwendung eines für Anaerobier empfohlenen Transportmediums am Beispiel eines Eiters bei Peritonitis

Zeitverzögerung bis zur Verarbeitung	Eiter in Transportmedium	Abstrich ohne Schutzmaßnahmen
Ca. 1 h	Reichlich Bacteroides thetaiotaomicron	Mäßig viel Bacteroides thetaiotaomicron
	Reichlich Enterococcus faecalis	Mäßig viel Enterococcus faecalis
	Mäßig viel Pseudomonas aeruginosa	
24 h	Mäßig viel Bacteroides thetaiotaomicron	Reichlich Enterococcus faecalis
	Sehr reichlich Pseudomonas aeruginosa	
72 h	Sehr reichlich Pseudomonas aeruginosa	Mäßig viel Enterococcus faecalis

Tabelle 2. Bakterienarten, die auf der Haut, dem Auge und dem Ohr vorkommen können (Modifiziert nach 6)

Acinetobacter calcoaceticus	Neisseria spp.
Chlamydia trachomatis	Peptococcus spp.
Corynebacterium spp.	Peptostreptococcus spp.
Haemophilus influenzae (Auge)	Propionibacterium acnes
Micrococcus spp.	Sarcina spp.
Moraxella spp. (Auge)	Staphylococcus aureus
Mycobacterium spp.	Staphylococcus epidermidis
	Streptococcus spp.
Candida spp.	

Tabelle 3. Bakterienarten des Respirationstrakts (Modifiziert nach 6)

Acinetobacter spp.	Moraxella spp.
Actinomyces spp.	Mycoplasma spp.
Arachnia propionica	Neisseria spp.
Bacterionema matruchotii	Peptococcus spp.
Bacteroides spp.	Propionibacterium acnes
Bifidobacterium spp.	Rothia dentocariosa
Branhamella catarrhalis	Selenomonas sputigena
Campylobacter sputorum	Staphylococcus aureus
Corynebacterium spp.	Staphylococcus epidermidis
Enterococcus	Streptococcus pneumoniae
Eubacterium spp.	Streptococcus spp.
Fusobacterium spp.	Treponema spp.
Haemophilus spp.	Veillonella spp.
Lactobacillus spp.	Vibrio sputorum
Leptotrichia buccalis	
Micrococcus spp.	Candida spp.

komplexes Zusammenspiel von Virulenzfaktoren seitens der Erreger sowie mangelnder (lokaler?) Immunabwehr seitens des Makroorganismus.

Wenngleich die Pathomechanismen im einzelnen nicht oder nur teilweise verstanden werden, läßt sich aber eine bestimmte Logik zwischen dem Ort der Infektion und der Herkunft der Erreger und damit ihrer Identität feststellen, solange die Flora nicht durch den Einfluß von Antibiotika verändert wurde. Die Tabellen 2 bis 5 geben an, welche Bakterienarten auf der Haut bzw. Schleimhaut des Menschen relativ regelmäßig nachgewiesen werden können. Einige Vertreter der genannten Arten sind dabei obligat pathogen (z. B. Mycobacterium tuberculosis), während andere nur bei extrem abwehrgeschwächten Personen zur Infektion führen (z. B. Lactobacillus sp.).

Bei Infektionen, die von der Haut ihren Ausgang nehmen, spielt Staphylococcus aureus nach wie vor eine überragende Rolle (16). In diesem Zusammenhang sind zu nennen: Karbunkel, Furunkel, Mastitis, Schweißdrüsenabszeß (der aber auch durch anaerobe Kokken verursacht sein kann), Panaritium oder Osteomyelitis nach Trauma.

Tabelle 4. Bakterienarten des Urogenitaltrakts (Modifiziert nach 6)

Acinetobacter spp.
Bacteroides spp.
Bifidobacterium spp.
Chlamydia spp.
Clostridium spp.
Corynebacterium spp.
Enterobacteriaceae
Enterococcus
Fusobacterium spp.
Gardnerella vaginalis
Lactobacillus spp.
Moraxella spp.
Mycobacterium spp.
Mycoplasma spp.
Neisseria spp.
Peptococcus spp.
Peptostreptococcus spp.
Sarcina spp.
Staphylococcus aureus
Staphylococcus spp. koagulasenegativ
Streptococcus agalactiae
Streptococcus spp.

Candida spp.

Tabelle 5. Bakterienarten des Gastrointestinaltrakts (Modifiziert nach 6)

Achromobacter spp.
Acidaminococcus fermentans
Acinetobacter calcoaceticus
Aeromonas spp.
Alcaligenes faecalis
Bacillus spp.
Bacteroides spp.
Bifidobacterium spp.
Butyriovibrio fibrosolvens
Camphylobacter spp.
Clostridium spp.
Corynebacterium spp.
Enterobacteriaceae
Enterococcus
Eubacterium spp.
Flavobacterium spp.

Fusobacterium spp.
Lactobacillus spp.
Mycobacteria spp.
Mycoplasma spp.
Peptococcus spp.
Peptostreptococcus spp.
Propionibacterium spp.
Pseudomonas aeruginosa
Ruminococcus bromii
Sarcina spp.
Staphylococcus aureus
Streptococcus spp.
Veillonella spp.
Vibrio spp.

Candida spp.

Eine besondere Konstellation liegt bei Bißwunden durch Tiere oder Menschen vor. Hier handelt es sich in aller Regel um eine synergistische Mischinfektion, verursacht durch die Flora des beißenden Individuums.

Tabelle 6 a. Durch Staphylococcus aureus verursachte Infektionen

---

Wunden nach Hautverletzungen
Karbunkel, Furunkel
Mastitis (zum Teil auch aerob-anaerobe Mischinfektionen)
Osteomyelitis
Panaritium
Schweißdrüsenabszeß (zum Teil auch anaerob-aerobe Mischinfektion)
Kieferinfektionen nach Unfällen

Frühinfektionen in der Herz- und Gefäßchirurgie
Frühinfektionen von Endoprothesen oder nach Schrittmacherimplantationen

---

Tabelle 6 b. Infektionen, die vom Respirationstrakt ausgehen

Aerob-anaerobe Mischinfektionen
Mikroaerophile Streptokokken
Staphylokokken
Corynebakterien
(Enterobacteriaceae)
Anaerobe Kokken
Anaerobe gramnegative Stäbchen

Hirnabszeß

Kieferhöhlenempyem
Retropharyngealer/parapharyngealer Abszeß
Lungenabszeß, -gangrän

Tabelle 6 c. Nieren- und Harnweginfektionen

Escherichia coli
Andere Enterobacteriaceae (je nach Antibiotikavorgeschichte)
Pseudomonas aeruginosa
Andere nicht-fermentierende gramnegative Erreger (nach vorhergehender Antibiotikatherapie)
Enterokokken

Die Bakterien des Respirationstrakts sind üblicherweise verantwortlich für Infektionen im Bereich der Kieferchirurgie sowie Hirnabszeß, Lungenabszeß, Infektionen in den Nasennebenhöhlen oder im Innenohr. Mischinfektionen sind bei diesen Lokalisationen häufig oder sogar charakteristisch. Die verschiedenen Keimarten zeigen dabei - wie bei den Bißwunden - als Assoziation einen Synergismus hinsichtlich ihrer Pathogenitätsfaktoren. Es ist daher nicht möglich, den einen oder anderen Erreger als pathogen bzw. apathogen einzustufen und die Antibiotikatherapie nur auf einen Erreger abzustellen.

Tabelle 6 d. Infektionen, die von der Darmflora ausgehen

Häufig anaerobe-aerobe Mischinfektionen
Escherichia coli
Andere Enterobacteriaceae
Enterococcus spp.
Andere Streptokokken

Anaerobe Kokken
Bacteroides-fragilis-Gruppe
Clostridien

Cholezystitis

Intraabdominale Abszesse

Peritonitis nach Verletzungen des Darmes

Tabelle 6 e. Infektionen des inneren Genitale, ausgehend von der Vaginalflora

---

Charakteristischerweise aerob-anaerobe Mischinfektionen
Mikroaerophile Streptokokken
Streptococcus agalactiae
Enterococcus spp.
Staphylococcus spp.
Corynebacterium spp.

Escherichia coli
Andere Enterobacteriaceae

Chlamydien?
Mykoplasmen?

Anaerobe Kokken
Bacteroides bivius/disiens
Fusobacterium spp.

Das gleiche gilt für andere Infektionslokalisationen, wie z. B. Adenexitis (9), bakteriell bedingte Cholezystitis oder Peritonitis, wo sich Bakterien aus der Vagina bzw. dem Darm abgesiedelt haben. Darüber hinaus erklärt die Vielzahl der Bakterienarten der jeweiligen Flora, daß sich bei derartigen endogen entstehenden Infektionen im Einzelfall verschiedene Erregerkombinationen finden lassen. Die jeweils am häufigsten nachweisbaren Arten sind in den Tabellen 6 a bis e für einige Infektionslokalisationen als Beispiel zusammengestellt.

Bei exogen bedingten Infektionen, die einen chirurgischen Eingriff notwendig machen, sind noch andere Erreger in Betracht zu ziehen, wie z. B.:
Mycobacterium tuberculosis (Knochentuberkulose, Nierentuberkulose),
Aspergillus fumigatus (Aspergillom),

Nocardia asteroides (Madura-Fuß)
und anderes mehr.

Bei dem in der Chirurgie gefürchteten Gasbrand (Myositis, vor
allem durch Clostridium perfringens), nicht Gasphlegmone, ist
dabei interessanterweise davon auszugehen, daß der Erreger wesentlich häufiger aus der Darmflora des Erkrankten (ca. 10^4 KBE
von C. perfringens pro g Fäzes), als aus dem Erdboden stammt.

Andere Erreger sind auch zu erwarten, wenn eine chronische Infektion Ursache eines chirurgischen Eingriffs ist. So spielen
z. B. bei der chronischen Osteomyelitis Pseudomonas aeruginosa
oder Keime aus der Bacteroides-fragilis-Gruppe sowie verschiedene Arten aus dem Bereich der Enterobacteriaceae (z. B. Enterobacter sp., Citrobacter sp., Proteus sp. und anderes mehr)
eine große Rolle. Der Selektionsdruck der vorausgegangenen
Antibiotikatherapie(n) ist hier Ursache für den Erregerwechsel.

II Infektionen, die als Komplikation am Ort des chirurgischen Eingriffs auftreten

Seit den Untersuchungen von CRUSE (3) steht zweifelsfrei fest,
daß die weitaus meisten postoperativen Wundinfektionen endoge-
ner Herkunft sind. Exogene Keimreservoire können im Einzelfall
zwar auch schwerwiegende Komplikationen verursachen, durch sorgfältige Desinfektions- und Sterilisationsmaßnahmen sind sie jedoch in den entwickelten Ländern die seltene Ausnahme.

Wenn man sich vergegenwärtigt, daß postoperative Wundinfektionen dadurch entstehen, daß Keime aus der Flora des Patienten
durch die chirurgischen Instrumente in sterile Areale transpo-
niert werden, so läßt sich leicht das Vorherrschen bestimmter
Erreger bei den verschiedenen Eingriffen erklären. Im wesentlichen sind das die bereits in Abschnitt I genannten Erreger (2,
5, 7, 12).

Die Bedeutung der perioperativen Antibiotikaprophylaxe ist bei
bestimmten Eingriffen zur Vermeidung von Komplikationen durch
Infektionen nicht mehr strittig.

Besondere Beachtung kommt den beiden Erregern Staphylococcus
aureus und Escherichia coli insofern zu, als sie die häufigsten
Ursachen von Septikämien sind (13). Auf sie lassen sich jeweils
ca. 20 % der nachgewiesenen Sepsisfälle zurückführen. Selbst
wenn man in Rechnung stellt, daß zahlreiche Erreger weniger gut
anzüchtbar und damit unterrepräsentiert sind, so ist trotz allem das wesentlich geringere Vorkommen anderer Enterobacteriaceae (wie z. B. Klebsiella spp., Proteus spp., Enterobacter
spp. und andere mehr) im Vergleich mit E. coli auffällig. Offensichtlich besitzen diese beiden Erreger Eigenschaften, die sie
besonders gut dazu befähigen, sich aus einem Infektionsherd in
die Blutbahn abzusiedeln.

Spätinfektionen an implantiertem Plastikmaterial stellen ein be-
sonderes Problem in der operativen Medizin dar. Derartige Infek-

tionen lassen sich durch die perioperative Prophylaxe nicht vermeiden. Vielmehr kommen sie dadurch zustande, daß sich an dem
Plastikmaterial Bakterien ansiedeln, die sich vorübergehend immer wieder in der Blutbahn befinden, aber keine Sepsis verursachen. Durch die Ansiedlung auf dem Implantat entziehen sie sich
jedoch der Immunabwehr. Besonders häufig lassen sich in diesem
Zusammenhang bei Ventrikelshunts koagulasenegative Staphylokokken nachweisen (16), während bei Gelenkimplantaten und Schritt-
machertaschen Staphylococcus aureus vorherrscht. Aber auch Corynebakterien, Streptokokken oder anaerobe Kokken können Ursache
derartiger Spätkomplikationen sein. Generell gilt, daß in derartigen Situationen die Infektion nur durch die Entfernung des Im-
plantates, nicht aber durch Antibiotikatherapie beherrscht werden kann.

III Postoperative Komplikationen an anderer Stelle als dem chirurgischen Eingriff; intensivmedizinische Komplikationen

Die wichtigsten postoperativen Komplikationen, abgesehen von
Wundinfektionen bzw. Peritonitis bei Abdominaleingriffen, sind
vorwiegend assoziiert mit invasiven therapeutischen (oder diagnostischen) Maßnahmen. Das sind vor allem:
periphere Zugänge zur Pharmakotherapie und/oder Ernährung,
zentralvenöse Zugänge zu dem gleichen Zweck,
intraarterielle Blutdruckmessung,
mechanische Beatmung,
Blasenverweilkatheter.

Dementsprechend sind als häufigste Komplikationen die Harnweginfektion, die Pneumonie und die Sepsis zu nennen. Aber auch
auf die Gefahr einer Endokarditis als Folge eines Pulmonalis-
katheters wird zunehmend hingewiesen.

Die Häufigkeit nosokomialer Infektionen nimmt dabei mit der
Dauer derartiger invasiver Maßnahmen zu. Es ist daher besonders
wichtig, daß die Notwendigkeit und Indikation sehr sorgfältig
gegenüber dem Risiko nosokomialer Infektionen abgewogen wird.
Es steht außer Zweifel, daß Schwerstverletzte nur bei Einsatz
dieser modernen Techniken überleben können; das gleiche gilt
auch für die heutigen operativen Eingriffe. Insofern ist in aller Regel die Aussage unzutreffend, daß Patienten an nosokomialen Infektionen sterben; vielmehr sind diese ein nicht abtrenn-
barer Teilaspekt einer Gesamterkrankung.

Das Erregerspektrum bei derartigen Infektionen wird bestimmt
a) durch die Lokalisation der Eintrittspforte und
b) durch den Selektionsdruck der eingesetzten Antibiotika beim
   Patienten selbst und gegebenenfalls auf der Station (z. B.
   1, 4, 8, 15).

Bei Infektionen der Harnwege (2) und bei Pneumonien unter Beatmung (14) herrschen gramnegative Erreger vor, wie z. B. Enterobacter cloacae, Morganella morganii, Providencia stuartii und
andere Enterobacteriaceae mit hoher Resistenz. Bei den Pseudomonaden ist in letzter Zeit nicht mehr allein Pseudomonas aeru-

Tabelle 7. Selektionsdruck wichtiger Antibiotikagruppen

Breitspektrumpenicilline:
Klebsiella-Serratia-Gruppe
Staphylococcus aureus, penicillinasebildend

Cephalosporine:
Enterokokken
Pseudomonas aeruginosa (je nach Derivat)
Bacteroides-fragilis-Gruppe (außer Cephamycine)
Staphylococcus aureus bei den Substanzen der dritten Generation

Monobaktame:
Grampositive Arten
Strikt anaerobe Arten

Aminoglykoside:
Alle Streptokokken
Alle strikt anaeroben Bakterien

Nitroimidazole:
Alle mikroaerophil, aerob und fakultativ anaeroben Arten

Chinolone:
Streptokokken

---

ginosa von Interesse; andere Spezies, wie z. B. P. maltophilia
(10), P. cepacia und andere, treten zunehmend in den Vordergrund. Diese Pseudomonasarten zeichnen sich durch Resistenz gegenüber den Betalaktam-Antibiotika aus, die gegenüber P. aeruginosa wirksam sind. All diesen gramnegativen Erregern ist
darüber hinaus gemeinsam, daß sie leicht in Feuchtarealen, wie
z. B. Luftbefeuchtungssystemen, überleben.

Bei Pneumonien kommt nach neuen Erkenntnissen als weiterer bah-
nender Faktor die Streßulkusprophylaxe mit H_2-Rezeptorenblockern
hinzu (14). Durch die Anhebung des pH-Wertes im Magensaft können gramnegative Arten (Enterobacteriaceae, Pseudomonaden) hohe
Keimzahlen erreichen (> 10^5 KBE/ml). Die unvermeidbaren Aspira-
tionen geringer Magensaftmengen erhöhen die Pneumonierate.

Bei katheterbedingter Sepsis gewinnen zunehmend koagulasenegative Staphylokokken an Bedeutung (11). Aber auch Corynebakterien, wie z. B. Corynebacterium JK und andere, scheinen gehäuft
bei katheterbedingter Sepsis aufzutreten. Die Staphylokokken
zeichnen sich vor allem dadurch aus, daß sie sich an dem Plastikmaterial gewissermaßen einmauern und dann jeder Chemotherapie unzugänglich sind. Beide Bakteriengruppen zeigen darüber
hinaus eine hohe Resistenz gegenüber Betalaktam-Antibiotika.

Bei nosokomialen Wundinfektionen spielen neben Staphylococcus
aureus ebenfalls gramnegative Arten (Enterobacteriaceae, Pseudomonaden) eine wichtige Rolle.

Eine weitere Eingrenzung des Keimspektrums bei Infektionen unter intensivmedizinischen Bedingungen ist für die einzelne chirurgische Station irreführend, auch wenn es in der Literatur zahlreiche globale Statistiken gibt. Die Selektion resistenter Keime auf einer Station steht in enger Beziehung zu der dort üblichen Antibiotikatherapie. In Abhängigkeit von der Dauer des Einsatzes und der konsequenten Hygiene bei der Patientenversorgung treten unvermeidlich resistente Spezies auf. In dieser Situation ist es jedoch entscheidend, daß die Station ihre eigene Keimverteilung und deren Resistenzverhalten kennt. Dies läßt sich jedoch nicht aus der statistischen Verteilung eines Großraumes ableiten. Eine gewisse Orientierung ermöglicht allenfalls die Kenntnis des Selektionsdrucks der Antibiotikagruppen (Tabelle 7).

Anzustreben ist eine computergestützte Auswertung der mikrobiologischen Daten, und zwar sofort bei der Erstellung. Erfahrungsgemäß ist eine nachträgliche Eingabe der Daten nur unter größten Schwierigkeiten möglich, und sporadische epidemiologische Analysen können rasch überholt sein.

Literatur

1. AMBROSE, N. S., JOHNSON, M., BURDON, D. W., KEIGHLEY, M. R. B.: The influence of single dose intravenous antibiotics on fecal flora and emergence of Clostridium difficile. J. antimicrob. Chemother. 15, 319 (1985)

2. CHILDS, S. J.: Upper and lower urinary tract infections: amikacin's role in managing surgical complications. Amer. J. Med. 80/6B, 210 (1986)

3. CRUSE, P. J. E.: The epidemiology of wound infection in general surgery. In: Antibiotikaprophylaxe in der allgemeinen Chirurgie (eds. C. HERFARTH, J. HORN, F. DASCHNER). Bern, Stuttgart, Wien: Huber 1981

4. BARRIERE, S. L.: Prevention and management of enterococcal infection: cost implications. Drug Intell. Clin. Pharm. 20, 573 (1986)

5. Deutsche Gesellschaft für Chirurgie: Grundlagen der Chirurgie, bakterielle Allgemeininfektionen. Mitteilungen der Deutschen Gesellschaft für Chirurgie, Heft 3, 1985

6. ISENBERG, H. D., d'AMATO, R. F.: Indigenous and pathogenic microorganisms of humans. In: Manual of clinical microbiology (eds. LENETTE, BALOWS, HAUSLER, SHADOMY). Washington D. C.: American Society for Microbiology 1985

7. LEVIN, S., GOODMAN, L. J.: Selected overview of nongynecological surgical intra-abdominal infections, prophylaxis and their therapy. Amer. J. Med. 79/5B, 146 (1985)

8. MAYER, K. H., ZINNER, S. H.: Bacterial pathogens of increasing significance in hospital-acquired infections. Rev. Infect. Diseases 7 (Suppl. 3), S371 (1985)

9. MENDLING, W., KRASEMANN, C.: Bakteriologische Befunde und therapeutische Konsequenzen bei Adnexitis. Geburtsh. u. Frauenheilk. 46, 462 (1986)

10. MORRISON, A. J. jr., HOFFMANN, K. K., WENZEL, R. P.: Associated mortality and clinical characteristics of nosocomial Pseudomonas maltophilia in a university hospital. J. clin. Microbiol. 24, 52 (1986)

11. PETERS, G.: "Plastikinfektionen" durch koagulasenegative Staphylokokken. FAC 5-8, 1341 (1986)

12. RAETZEL, G., HARNOSS, B. M., GOERTZ, G., HAERING, R., RODLOFF, A.: Systemische Antibiotikaprophylaxe mit Metronidazol in der elektiven Kolon- und Rektumchirurgie. Ergebnisse einer klinisch-kontrollierten Studie und kritische Literaturübersicht. Arzneimittel-Forsch. 36, 976 (1986)

13. ROSENTHAL, E. J.: Septikämie-Erreger 1983 - 1985. Ergebnisse einer multizentrischen Studie. Dtsch. med. Wschr. 111, 1874 (1986)

14. TRYBA, M.: Pulmonale Komplikationen unter medikamentöser Streßblutungsprophylaxe. Anästh. Intensivmed. 28, 275 (1987)

15. VOGEL, F., KNOTHE, H.: Changes of aerobic faecal bacterial flora of severely ill patients during antibiotic treatment. Klin. Wschr. 63, 1174 (1985)

16. WITTMANN, D. H.: Staphylokokken, ein Infektionsproblem in der Chirurgie? FAC 5-8, 1333 (1986)

Anaerobierinfektionen in der operativen Medizin

Von G. Ruckdeschel

Infektionen durch anaerobe Bakterien, allein oder gemeinsam mit aeroben Bakterien, sind eine Domäne der operativen Medizin. Die Ergebnisse aus unserem Laboratorium von zwei zufällig ausgewählten Quartalen in Tabelle 1 zeigen, daß die operativen Fächer mehr als 90 % der Proben mit positiven Befunden geliefert haben; die Kliniken der Inneren Medizin sind lediglich mit 7 % vertreten. Tatsächlich ist die Differenz noch größer, denn in der Anaerobierdiagnostik werden meist alle die Proben nicht speziell untersucht, die bei der Gewinnung zwangsläufig mit der Normalflora kontaminiert werden, was in der Zahnmedizin, der Hals-Nasen-Ohren-Heilkunde und auch in der Gynäkologie sehr oft nicht zu umgehen ist. Die Entnahme des Untersuchungsmaterials intraoperativ, durch Punktion oder Biopsie läßt dagegen vorwiegend schwere Infektionen annehmen. Demzufolge führt die klassische Chirurgie mit annähernd der Hälfte der Anaerobierbefunde die Liste an; operative Disziplinen wie die Herz- oder Neurochirurgie und die Orthopädie sind dagegen nur selten vertreten.

Die enge Beziehung zwischen operativer Medizin und anaeroben Infektionen hat im wesentlichen zwei Gründe:
- Die Infektionen durch Anaerobier zeigen sich fast immer als Empyem, Phlegmone oder Abszeß und bilden so eine Indikation für den operativen Eingriff.
- Traumen und operative Eingriffe schaffen oft die Voraussetzungen für eine anaerobe Infektion.

Die pyogene Infektion ist eines der wesentlichen Kennzeichen der pathogenen Anaerobier, ein anderes ist die Herkunft aus der physiologischen Flora der betroffenen Patienten. Wundstarrkrampf und Gasbrand, der Botulismus und die durch Clostridium difficile ausgelöste antibiotikaassoziierte Kolitis sind Ausnahmen, für die das nicht gelten muß. Der Intestinaltrakt, der Oropharynx, die äußeren Genitalien und die Haut sind dicht mit Mikroorganismen besiedelt.

Die Tabelle 2 gibt ein Bild von der Menge und der groben Zusammensetzung der Flora des Dickdarms. Die anaeroben Bakterien überwiegen gegenüber den Aerobiern im Verhältnis von 100 : 1 und mehr. Über die Hälfte davon sind gramnegative Stäbchen der Bacteroidesgruppe; daneben finden sich auch Kokken, sporenlose grampositive Stäbchen und Clostridien in großer Zahl. Die Bacteroidesarten der Fragilisgruppe (voran B. fragilis), mit gewissem Abstand auch B. thetaiotaomicron, stellen die wichtigsten pyogenen Erreger, obwohl sie im Darm durchaus nicht vorherrschen. Die intestinale Flora bietet mit 300 bis 500 Spezies einen außergewöhnlichen Artenreichtum, die vom Darm ausgehende Infektion startet deshalb in vielen Fällen als Invasion verschiedener pathogener und nichtpathogener Bakterien in den betroffe-

Tabelle 1. Häufigkeit der Proben mit Nachweis von Anaerobiern
(I. Quartal 1982 + II. Quartal 1985)

	n	%
Chirurgie	122	44,9
Gynäkologie	33	12,1
Anästhesiologie	53	19,5
HNO	14	5,1
Urologie	10	3,7
Andere	21	7,7
Innere Medizin	19	7,0
	272	

Tabelle 2. Flora des Dickdarms

$10^{10} - 10^{12}$ Mikroorganismen/g

Bacteroides spp.	$10^{10} - 10^{12}$
Anaerobe grampositive Stäbchen (Bifidobacterium, Eubacterium)	$10^{10} - 10^{12}$
Anaerobe Kokken	$10^{7} - 10^{10}$
Clostridium spp.	$10^{5} - 10^{10}$
Escherichia coli	$10^{7} - 10^{8}$
Streptococcus faecalis	$10^{5} - 10^{6}$

nen Bereich. Der bakteriologische Befund zeigt später in der
Regel nur noch wenige der bekannten Erreger einschließlich der
aeroben Bakterien wie Escherichia coli, die deutlich machen,
wie viele potentielle Erreger die Darmflora birgt.

Die Schleimhaut des Oropharynx bildet einen anderen wichtigen
Standort anaerober Erreger, über dessen Besiedlung aber abwei-
chende Angaben vorliegen. Auch hier sollen die Anaerobier die
aeroben Bakterien um das Mehrfache überwiegen, doch ergeben die
Untersuchungen mit Standardmethoden eher eine Zusammensetzung,
wie sie in der Tabelle 3 wiedergegeben ist. Die Oropharyngealflora zeigt größere Variabilität unter äußeren Einflüssen, beispielsweise der Mundhygiene, als die individuell relativ stabile Darmflora. Jedenfalls überwiegen im allgemeinen die Aerobier, davon die Streptokokken der Mitis-Salivarius-Gruppe, dann
folgen die Neisserien, Corynebakterien und Staphylokokken. Auch
unter den Anaerobiern rangieren mit den Peptostreptokokken und
Peptokokken die grampositiven Kokken an vorderer Stelle, erst
dann kommen gramnegative Diplokokken wie die Veillonellen und
die gramnegativen Stäbchen aus den Gattungen Bacteroides und
Fusobacterium. Doch die Bacteroidesflora des Mundes zeigt ein
deutlich anderes Bild als die des Darms; B. melaninogenicus,

Tabelle 3. Flora des Mund-Rachen-Bereichs

Keimzahl im Speichel: $10^5 - 10^9$/ml

Anteile in %:
Streptokokken	40 – 60 %
S. salivarius	5 – 20 %
Anaerobe grampositive Kokken	10 – 15 %
Staphylokokken	– 10 %
Neisseria spp.	1 – 30 %
Veillonella spp.	1 – 15 %
Grampositive Stäbchen	10 – 20 %
Anaerobe gramnegative Stäbchen	– 5 %

Häufige Anaerobier der Mundflora

Peptococcus spp. - Peptostreptococcus spp.

Actinomyces israelii und verwandte Arten
Eubacterium spp.
Lactobacillus spp.
Bifidobacterium spp.

Veillonella spp.

Bacteroides melaninogenicus, asaccharolyticus, oralis
Fusobacterium spp.
Leptotrichia buccalis

B. asaccharolyticus, B. oralis und Fusobacterium nucleatum sind neben vielen anderen Arten am häufigsten zu finden. B. fragilis kommt dagegen nur selten vor.

Die Vaginalflora enthält, gemessen am Dickdarm und Oropharynx, nur verhältnismäßig wenige Arten von Anaerobiern; der Menge nach stehen die Laktobazillen, auch als Döderleinsche Stäbchen bekannt, im Vordergrund. Daneben gibt es anaerobe Kokken und auch einige Vertreter der Gattung Bacteroides, die eine besondere Affinität zur Genitalschleimhaut besitzen, nämlich Arten wie B. oralis, B. bivius und B. disiens, die oft geschlossen als Oralis-Bivius-Disiens-Gruppe bezeichnet werden. Sie sind pathogen, es fällt aber auf, daß sie verhältnismäßig selten in Proben aus dem intraperitonealen Raum vorkommen, im Gegensatz zu B. fragilis, B. thetaiotaomicron und Pepto- sowie Peptostreptokokken.

Auch in der Hautflora übersteigen Anaerobier wie Propionibacterium acnes und einige Verwandte die Zahl der aeroben Staphylokokken.

Die pathogenen Arten der Bacteroidesbakterien können gemäß ihrem Vorkommen in der Normalflora und bei Infektionen sowie im Hinblick auf ihre Antibiotikaempfindlichkeit in vier Gruppen gegliedert werden:

Tabelle 4. Erregerspektrum von Infektionen in der Chirurgie und Gynäkologie (III. Quartal 1983)

	Chirurgie n	Chirurgie %	Gynäkologie n	Gynäkologie %
Anaerobe Kokken	6	7,7	2	5,6
Clostridium spp.	2		–	
Gramnegative Stäbchen	35	44,8	17	47,2
Fragilis-Gruppe	21	26,9	8	22,2
Bacteroides fragilis	10	12,8	4	11,1
Bacteroides oralis, bivius, disiens	1	1,3	3	3,6
Andere Arten	3		1	
Fusobacterium spp.	–		1	
Anaerobe Infektionen	29	36	16	40
Aerobe Infektionen	26	32	12	30
Anaerob-aerobe Mischinfektionen	26	32	12	30

- Bacteroides fragilis und die Arten der Fragilis-Gruppe (B. vulgatus, thetaiotaomicron, distasonis, ovatus, uniformis),
- Bacteroides oralis, bivius, disiens,
- Bacteroides melaninogenicus, asaccharolyticus, variabilis und andere seltenere Arten,
- Fusobacterium nucleatum und andere Fusobakterien.

Die Beziehung zwischen den Standorten dieser Bakterien und den Infektionen, die sie hervorrufen können, beschreibt am besten ein schon lange gebrauchtes Schlagwort: Die Erreger der Infektionen oberhalb des Zwerchfells stammen aus dem Oropharynx, die darunter aus dem Darm. Die anaeroben Infektionen der Haut sowie der Weichteile und Knochen werden dabei übergangen; sie haben aber auch keine festen Relationen zu bestimmten endogenen Erregerreservoiren. Gelegentlich werden die Grenzen auch durchbrochen, so bei der Sepsis, der septischen Thrombophlebitis, der Endokarditis oder der seltenen anaerob-septischen Arthritis. Die Tabelle 5 zeigt die Häufigkeit der wichtigen Anaerobier in 276 Proben; mit Abstand am häufigsten (57,3 %) wurden gramnegative Stäbchen nachgewiesen.

B. fragilis ist der Leitkeim für Infektionen des Abdomens, der Bauchdecke, des kleinen Beckens und der meist von da stammenden Sepsis. B. fragilis findet sich regelmäßig bei der Peritonitis und Appendizitis, bei intraabdominellen und retroperitonealen Abszessen, der Bauchwandphlegmone, bei perianalen und perirektalen Eiterungen, oft bei Leberabszessen und auch bei eitrigen Prozessen des kleinen Beckens, beim Douglasabszeß, der Pyometra und der eitrigen Adnexitis. Diese Infektionen sind fest an die pathogenen Elemente der Darmflora gekoppelt. Das Anaerobierspektrum entspricht, wie die Tabelle 4 zeigt, weitgehend dem in der Allgemeinchirurgie, das von abdominellen Infektionen bestimmt wird.

Tabelle 5. Nachweis von Anaerobiern aus Proben verschiedener
Herkunft (I. Quartal 1982 + II. Quartal 1985)

Zahl der Proben: 2 136, davon mit Nachweis von Anaerobiern: 276

	n	%
Anaerobe Kokken	56	17,1
Grampositive Nichtsporenbildner	43	13,1
Clostridium perfringens	23	7,0
Andere Arten	14	4,3
Gramnegative Stäbchen	188	57,3
Fragilis-Gruppe	116	35,4
Bacteroides fragilis	99	30,1
Bacteroides oralis, bivius, disiens	17	5,2
Bacteroides melaninogenicus	21	6,4
Andere Arten	20	6,1
Fusobacterium	14	4,3
	328	

Andere Prozesse an den Organen des kleinen Beckens wie die Entzündungen des Endometriums und der Cervix uteri haben dagegen
einen deutlichen Bezug zur typischen anaeroben Besiedelung der
Vaginalschleimhaut. Die Arten der Oralis-Bivius-Disiens-Gruppe
und anaerobe Kokken sind bei solchen Infektionen häufig anzu-
treffen und gelten deshalb als Leitkeime.

Die vorherrschenden Anaerobier der Mundflora, B. melaninogenicus, B. asaccharolyticus, auch B. oralis, und natürlich die Fusobakterien und anaeroben Kokken prägen das Erregerspektrum der
Infektionen, die ihren Ausgang vom Oropharynx nehmen. Dazu gehören die odontogenen Eiterungen, die bakteriellen Entzündungen
der Mund- und Rachenschleimhaut sowie im gesamten Hals-, Nasen-
und Ohrenbereich und die Infektionen des Mediastinums, die Aspi-
rationspneumonie und der Lungenabszeß und das Pleuraempyem mit
anaerober Beteiligung. Zwischen der Herkunft der endogenen Erreger und dem Ort und Typ der aeroben oder aerob-anaeroben Infektion besteht eine fast gesetzmäßige Beziehung.

Die Antibiotikatherapie von Infektionen, an denen Anaerobier erfahrungsgemäß häufig beteiligt sind, soll das standorttypische
Erregerspektrum auf jeden Fall berücksichtigen. Das ist besonders wichtig, weil die bakteriologische Diagnostik solcher Infektionen mehrere Tage dauert, da die Empfindlichkeitsprüfung
der nachgewiesenen Erreger einige technische Probleme birgt,
und weil man letztes Endes nicht ganz sicher sein kann, ob der
endgültige Befund tatsächlich alle an der Infektion beteiligten
Erreger nennt. Die Liste der gegen anaerobe Bakterien wirkenden
Stoffe ist ziemlich umfangreich. Die Tabelle 6 zeigt das Wirkungsspektrum der Substanzen.

Tabelle 6. Wirksamkeit von Chemotherapeutika gegen Anaerobier

	Bacteroides fragilis und Verwandte	Bacteroides oralis, bivius, disiens	Bacteroides spp. anderer Arten	Anaerobe Kokken	Clostridien	Actinomyceten
Penicillin G	–	+++ R	+++	++	+++	+++
Acylureido-penicilline[1]	++ R	++ R	+++	++	+++	++
Cephamycine[2]	+++ R	+++	+++	++	++	++
Imipenem	+++	+++	+++	++	++	++
Clindamycin	+++ (R)	+++	+++	++	++	++
Metronidazol	+++	+++	+++	++	++	–
Chloramphencicol	+++	+++	++	++	++	++
Erythromycin	+	+	+	+	+	–

1) Mezlocillin, Azlocillin, Piperacillin
2) Cefoxitin, Cefotetan

Penicillin G hat seine Schlüsselfunktion in der Therapie anaerober Infektionen heute verloren. Alle von der Oropharyngealflora ausgehenden Erkrankungen können wegen der guten Empfindlichkeit der dort ansässigen Anaerobier zwar mit Penicillin G behandelt werden; in der B.-oralis-Gruppe sind resistente Stämme aber nicht selten. Die intestinalen Bacteroidesarten bieten generell nur geringe Empfindlichkeit. Für Infektionen durch Clostridien und Actinomyceten gilt das Penicillin G noch immer als Mittel der Wahl.

Acylureidopenicilline und Cephamycine hemmen jeweils ungefähr 80 % der intestinalen und annähernd 100 % der oralen Bacteroidesstämme mit den bei der üblichen Dosierung erreichbaren Konzentrationen. Diese Medikamente können besonders dann sinnvoll angewandt werden, wenn ebenfalls empfindliche aerobe Bakterien nachgewiesen worden sind. Innerhalb der Fragilis-Gruppe gibt es jedoch artabhängige Unterschiede der Empfindlichkeit. B. thetaiotaomicron und B. distasonis verfügen großenteils über eine ausgeprägte Resistenz, vor allem gegen die Betalaktam-Antibiotika.

Sehr niedrige minimale Hemmkonzentrationen, also die beste Wirkung in vitro, für die anaeroben gramnegativen Stäbchen kennzeichnen Imipenem und Clindamycin. Imipenem besitzt zudem ein außerordentlich breites Wirkungsspektrum mit sehr hoher Aktivität gegen aerobe Erreger, vor allem gegen gramnegative Stäbchen. Clindamycin erfaßt neben den Anaerobiern auch aerobe Kokken, insbesondere Staphylokokken; in letzter Zeit werden aber wiederholt gegen Clindamycin resistente Bacteroidesstämme isoliert. Metronidazol schließlich ist ein Medikament, das ausschließlich auf Anaerobier wirkt und die gegen aerobe Bakterien gerichtete Therapie wirkungsvoll ergänzt. Die Therapie mit Chloramphenicol bleibt für spezielle klinische Situationen reserviert, in denen die gute Liquorgängigkeit einen Vorteil verspricht.

Anaerobe Infektionen können sich nur im anaeroben Milieu entwickeln. Sie werden durch Minderdurchblutung und Nekrosen, die das Redoxpotential des Gewebes senken, begünstigt; auch die Mischinfektion mit aeroben Bakterien kann die Voraussetzungen für anaerobe Prozesse fördern. Das wichtigste Ziel der Prophylaxe ist es deshalb, derartige Bedingungen zu vermeiden, vordringliche Aufgabe der Therapie, den Infektionsherd selbst und die ihn fördernden Verhältnisse auf operativem Wege, durch Spülung und Drainagen zu beseitigen.

Literatur

1. BALOWS, A.: Anaerobic bacteria. Role in disease. Springfield/Ill.: Thomas 1972

2. FINEGOLD, S. M.: Anaerobic bacteria in human disease. New
   York: Academic Press 1977

3. FINEGOLD, S. M., GEORGE, W. L., ROLFE, R. D.: International symposium on anaerobic bacteria and their role in disease. Rev. Infect. Dis. $\underline{6}$, Suppl. 1, 1 (1984)

4. KRASEMANN, Ch., WERNER, H.: Anaerobier-Infektionen - und es gibt sie doch. Infektiologisches Kolloquium. Berlin: de Gruyter 1984

5. WERNER, H.: Anaerobier-Infektionen. Pathogenese, Klinik, Therapie, Diagnostik. Stuttgart: Thieme 1985

Materialgewinnung, -entnahme und -transport

Von G. Mössner

Bakteriologische Voruntersuchung und Antibiogramm sind die anerkannten Grundlagen für eine rationelle antibakterielle Chemotherapie. Eine große Erschwernis der bakteriologischen Diagnostik stellt die physiologische Besiedlung des Menschen mit einer Vielzahl opportunistisch pathogener Bakterien dar. Die sachgerechte Gewinnung mikrobiologischen Untersuchungsmaterials von den besiedelten Bereichen oder aus ihrer Nachbarschaft ist daher eine unabdingbare Voraussetzung für eine aussagekräftige korrekte Diagnostik (3, 5) (Tabelle 1).

Hinzu kommt, daß besonders die an den menschlichen Organismus adaptierten Bakterien, die als Infektionserreger in Frage kommen, gegen eine Reihe von Umwelteinflüssen sehr empfindlich sein können: Autolysevorgänge der Bakterien, Phagozytose, Sauerstoffbedarf bzw. Sauerstoffempfindlichkeit, Empfindlichkeit gegen Austrocknung und Licht, Vorhandensein essentieller Nährstoffe im Milieu und Überwuchern von Begleitkeimen sind Faktoren, welche die Anzüchtbarkeit von Bakterien beeinflussen. Da die absolut optimale bakteriologische Diagnostik "am Krankenbett" (d. h. am Patienten) nur selten gegeben ist, stoßen Lagerungs- und Transportbedingungen von Untersuchungsmaterial häufig an die Grenzen des Vertretbaren. Während der Aufbewahrungszeit soll der Stoffwechsel der Bakterien möglichst ruhen. Kommt es z. B. durch Wärmeentwicklung zu einer Vermehrung der Bakterien durch Zellteilung, sterben die Bakterien nach kurzer Zeit ab, wenn ihnen keine Nährstoffe angeboten werden. Hol- und Bringdienste mit möglichst geringen Zeitverlusten, die Verwendung spezieller Transportmedien, gegebenenfalls temperierbare Transportbehälter können das Problem entschärfen (3). Die Weiterverarbeitung der Proben im Labor läuft nach den Regeln der Bakteriologie ab: mikroskopische Untersuchung, Anreicherung und Isolierung, eventuell Selektion anzüchtbarer Bakterien, ihre Identifizierung und Resistenzbestimmung.

Das richtige Vorgehen und die resultierende bakteriologische Diagnose schließen die Notwendigkeit einer grundlegenden Information ein: Herkunft des Materials, Art der Gewinnung, Verdachtsdiagnose, Angaben über Art und Umfang der gewünschten bakteriologischen Untersuchung und über eine bereits begonnene, laufende oder abgeschlossene antibiotische Therapie.

Die Aussagefähigkeit des bakteriologischen Befunds liegt also in der Hand des klinisch erfahrenen Untersuchers und des behandelnden Arztes. Natürlich ist von Laborseite her sowohl im personellen Bereich als auch in der technischen Ausstattung und den Methoden eine permanente Anpassung Voraussetzung für korrekte, verwertbare Befunde.

Tabelle 1. Mikrobiologische Diagnostik

---

1. Probenentnahme
2. Transport
3. Weiterbearbeitung im Labor
   - Anreicherung/Isolierung
   - Keimzahlbestimmung
   - Selektion
   - Identifikation
   - Resistenzbestimmung

Der Zeitbedarf für bakteriologische Untersuchungen kann unter
günstigsten Voraussetzungen und spezieller - außerhalb der Routine vorgenommener - Bearbeitung bei als eilig gekennzeichneten
Proben auf 12 - 18 h gerafft werden (z. B. "Direktresistenz"
aus dem Untersuchungsmaterial, wenn das mikroskopische Präparat
den Hinweis auf reichlichen Bakteriennachweis und Monoinfektion
ergibt). In der Routine liegt bei Variauntersuchungen (also
z. B. Abstriche, Eiter, Sekrete, Sputum) das Ergebnis nach 48 h
vor und kann dann übermittelt werden. Bei Anaerobierbeteiligung
kann sich der Endbefund auf bis zu vier Tage verzögern (vorläu-
fige Befundmitteilung der Untersuchung auf aerobe Keime). Aber
auch von Klinikseite können organisatorische Fehler (Material
bleibt zu lange liegen, kein Transportmedium), ungenaue Kenn-
zeichnung, Vergessen der Absenderangabe oder der Abteilung und
Station, Materialentnahme nach anstatt vor Therapiebeginn, zu
wenig, keimarmes Untersuchungsmaterial usw. zu Verzögerungen
führen. Es bleibt wohl keinem Laborleiter der oft aus solchen
Gründen resultierende Vorwurf erspart, daß es zu lange dauern
würde, bis seine Befunde vorliegen. Mit etwas Einsicht in die
Besonderheiten der bakteriologischen Diagnostik und die eigenen
Nachlässigkeiten lassen sich solche Vorwürfe entschärfen bzw.
vermeiden.

Moderne maschinelle (photometrische) Methoden der Resistenzbestimmung und Erregeridentifizierung werden den Untersuchungsgang und die Befunderstellung nur in wenigen günstigen Fällen
abkürzen können.

Die Grundregeln für die Gewinnung und Versendung von mikrobio-
logischem Untersuchungsmaterial lassen sich wie folgt zusammen-
fassen:

- Entnahme vor Therapiebeginn (oder zwei bis vier Tage nach Absetzen der Therapie zur Kontrolle),
- Hinweis auf eine Antibiotikatherapie,
- "lieber viel als wenig, lieber wenig als gar nichts",
- Kontaminationen durch Keime der physiologischen Flora vermeiden,
- Sekrete sind besser als Abstriche,
- lange Transportzeiten sollten vermieden werden,
- im Zweifelsfalle immer Transportmedien verwenden, eventuell
  temperierbare Transportbehälter,
- ausreichende Informationen des Mikrobiologen durch den behandelnden Arzt (3, 6).

Tabelle 2. Blutkulturen

Blutkulturen (venös) bei Fieber (z. B. BHJ, TBS)
Anlegen von mindestens zwei parallelen Kulturen
(aerobe und anaerobe Inkubation)
Anlegen von Subkulturen

Bei schweren Infektionen im Intensivbereich sollte die Entnahme
von Blutkulturen (Tabelle 2) stets in den Mittelpunkt der Erwä-
gungen gestellt werden. Nicht nur bei einem typischen septischen Krankheitsbild bietet eine positive Blutkultur den Ansatz-
punkt für eine gezielte antibakterielle Chemotherapie, auch bei
Meningitis, Pneumonie, Cholezystitiden, Cholangitiden, fieber-
haften Harnweginfektionen (Urosepsis) ist häufig eine Bakteriämie nachzuweisen.

Mindestens zwei Blutkulturen (aerob und anaerob) sollen im Fie-
beranstieg vor Therapiebeginn venös entnommen werden, bei erwar-
teter Fungämie ist die arterielle Entnahme vorzuziehen. Bei re-
zidivierendem Fieber (z. B. Endokarditis) erhöht die Abnahme
von drei Blutkulturpaaren zu verschiedenen Zeitpunkten die Er-
folgsaussichten.

Geschieht die Blutentnahme unter Chemotherapie, kann eine 24-
stündige Therapiepause - falls vertretbar - eingelegt werden
oder zumindest die Abnahme vor der nächsten Antibiotikadosis
vorgenommen werden. Ein geringeres Blutvolumen erhöht die Nach-
weischance (Verdünnung des Antibiotikagehaltes in subinhibitorische Konzentrationen). Die Möglichkeit der Absorption von Hemm-
stoffen oder ihre Inaktivierung sollte geprüft werden.

Von besonderer Bedeutung ist die sorgfältige Desinfektion der
Punktionsstelle (Verwendung von 70%igem Alkohol, dann ein jod-
haltiges Desinfektionsmittel, dieses schließlich wieder mit 70%-
igem Alkohol abspülen, Haut lufttrocknen lassen). Die Belüftung
der für die aerobe Kultur vorgesehenen Flasche muß steril erfolgen unter Verwendung der mit einem sterilen Filter versehenen
Schutzkappe der Punktionskanüle; bei offener Kanüle können Luft-
keime durch das Vakuum angesaugt werden. Ohne Einhalten dieser
Vorschriften ist der Nachweis von z. B. Staph. epidermidis eher
die Quittung für mangelnde Sterilität als der Nachweis eines opportunistisch pathogenen Erregers!

Vor der Blutentnahme ist zu beachten, daß die Blutkulturflaschen temperiert sind, schließlich sind sie zu kennzeichnen;
bei direktem Transport sollten sie bei 37 °C gehalten werden;
erfolgt zunächst eine mehrstündige Bebrütung bei 37 °C, können
sie ohne erhebliche Abkühlung (nicht unter 15 °C) transportiert
werden.

Von herausragender Bedeutung im Intensivbereich sind die Infektionen des unteren Respirationstrakts bei maschinell beatmeten
Patienten. Die mikrobielle Besiedlung des Tracheobronchialsy-
stems mit Hospitalkeimen kann als obligat angesehen werden. Ihr
Nachweis ist nicht gleichbedeutend mit einer Pneumonie; erst

Tabelle 3. Probengewinnung aus dem unteren Respirationstrakt
(Nach 6)

Auswurf morgens (Sputum, kein Speichel)
Bronchialflüssigkeit, Absaugsekret
(Anaerobiertransportgefäß)
Sekret durch Trachealpunktion
(Anaerobiertransportgefäß)
Generell Transportmedium, Kühlen der Proben

Tabelle 4. Beschaffenheit des Eiters (Nach 6)

Dickflüssig, rahmig :	Staphylokokken
Dünnflüssig:	Streptokokken
Blaugrün verfärbt:	Pseudomonas aeruginosa
Fötide riechend:	Beteiligung von Anaerobiern

Fieber und entsprechende klinische und röntgenologische Befunde, zusammen mit einem repräsentativen Erregernachweis in hohen
Keimzahlen belegen die Diagnose. Wenn auch schwer bestimmbar,
hat sich gezeigt, daß in der Mehrzahl der Fälle hohe Keimzahlen
bei entsprechenden sonstigen Befunden eine Pneumonie, niedere
Keimzahlen eher eine ausschließliche Besiedlung nahelegen, die
allenfalls einer sorgfältigen Bronchialtoilette bedarf (1, 2).

Die Trachealsekretentnahme (Tabelle 3) liefert in der Regel verwertbare bakteriologische Befunde. Sputumuntersuchungen sind dagegen stets durch Beimengung von Keimen der physiologischen Flora kontaminiert; die Befunde sind in ihrer Wertigkeit schlechter interpretierbar. Reichlicher Nachweis von Epithelzellen
spricht für Speichel. In Sonderfällen ist an eine gezielte bron-
choskopische Sekretentnahme oder an eine transtracheale Aspiration zu denken.

Falls Sputum oder Trachealsekret nicht innerhalb kurzer Zeit
zur Verarbeitung gelangt, sollte es gekühlt bei + 4 °C gehalten
werden. Eine Verarbeitung binnen 24 h vermag verwertbare Ergebnisse zu liefern. Bei durch transtracheale Aspiration oder Lun-
genpunktion gewonnenem Material oder bei Verdacht auf Anaerobier sollte ein Transportmedium eingesetzt werden.

Bei Untersuchung eitrigen Materials kann dessen Beschaffenheit
schon grobe Hinweise auf die Erregernatur liefern (Tabelle 4).

Falls eitriges Sekret nicht durch Punktion oder Aspiration gewonnen werden kann, sollten Abstriche nahe zum gesunden Gewebe
und möglichst aus der Tiefe der Läsion entnommen werden (Tabelle 5). Bei Verdacht auf Tetanus oder Gasbrand sind Abstriche un-
zureichend, es sollte exzidiertes Gewebe zur Untersuchung verwendet werden. Besonders bei Abstrichen muß die Kontamination
mit Hautkeimen vermieden werden.

Speziell bei Verdacht auf polymikrobielle Infektionen sind
Transportmedien zu bevorzugen.

Tabelle 5. Wundabstriche (Nach 6)

Entnahme nahe zum gesunden Gewebe
Entnahme aus der Tiefe (höchste Keimzahl)
Keine Abstriche!
Bei Verdacht auf Tetanus oder Gasbrand nur exzidiertes Gewebe!

Tabelle 6. Urogenitaltrakt (Nach 6)

Mittelstrahlurin
Katheterurin (Invaginationskatheter)
Blasenpunktionsurin
Generell: Proben sofort kühlen,
        eventuell Urinkultur mit Tauchobjektträger

Liquor-, Pleura- und Gelenkpunktate sollten - falls ein sofortiger Transport nicht möglich ist - in vorgewärmte Blutkulturflaschen eingebracht werden, wodurch ein Überleben auch empfindlicher Keime gewährleistet wird. Ein zweiter Teil der Probe verbleibt im sterilen Universalröhrchen bei Raumtemperatur. Daraus kann bei massivem Befall mit Bakterien im Labor eine orientierende Resistenzbestimmung angefertigt werden. Gleichzeitig stellt dieser Teil der Probe das Ausgangsmaterial für die mikroskopische Untersuchung dar.

Bei Urinuntersuchungen (Tabelle 6) ist zwar die Mittelstrahlgewinnung die gebräuchlichste Art; die Vorschriften für eine möglichst einwandfreie Mittelstrahlurin-Gewinnung werden aber vielfach nicht beachtet. Der Einsatz eines Eintauchnährbodens ist kein Ersatz dafür. Eintauchnährböden sind zwar ein geeignetes Transportmedium und liefern verwertbare semiquantitative Keimzahlangaben. Das Subkultivieren und Isolieren der Keime einer häufig vorgefundenen Mischflora ist aber mühsam, die Unterscheidung zwischen entscheidendem Erreger und Kontamination oft schwierig. Die Blasenpunktion ist die sicherste Grundlage eines aussagekräftigen Befunds. Wenn eine einwandfreie Mittelstrahlurin-Gewinnung nicht möglich und eine Blasenpunktion nicht in Betracht kommt, ist die Katheterisierung mittels Einmalkatheter (Invaginationskatheter) vorzuziehen.

Bei Dauerkatheterträgern oder bei suprapubischer Harnableitung soll Urin nicht aus dem Beutel entnommen werden; die Entnahme erfolgt aus dem proximalen Teil des Katheters durch Punktion.

Am besten wird Morgenurin gewonnen oder zumindest sollte die letzte Miktion 3 h zurückliegen. Kontrolluntersuchungen sollten frühestens drei bis vier Tage nach Therapie erfolgen.

Falls kein Eintauchnährboden eingesetzt wird und eine Untersuchung nach kurzer Zeit nicht möglich ist, sollte der Urin bei + 4 °C gekühlt aufbewahrt bzw. transportiert werden. Die Tauchnährböden sollten schließlich eine Mindestgröße aufweisen, um eine brauchbare semiquantitative Keimzahlangabe zu garantieren.

Tabelle 7. Transportzeit

Je kürzer, desto besser!
Sinn: Schutz vor Absterben
      Unterdrückung der Vermehrung
      (Keimzahlbestimmung!)

Tabelle 8. Transportmedien

Selektive Transportmedien
(z. B. zur Go-Kultur)
Selektive und nichtselektive Agarmedien
(z. B. Uricult, Urotube, Mycoslide)
Medien ohne Nährstoff- und Energiequellen
(z. B. Stuart-Medium, Amies-Medium, Culturette, Culture-Tube)
Anaerobier-Transportmedium

Tabelle 9. Probentransport

Thermosgefäße erwärmt auf 36 °C (z. B. Blutkultur),
                gekühlt (z. B. Urin)

Tabelle 10. Begleitschein

Patientenname und Krankenblattnummer
Behandelnder Arzt
Herkunft des Materials
Datum, Stunde der Probengewinnung
Vorbehandlung (z. B. Antibiotikatherapie)
Krankheitsbild

Folgende Grundregeln sind als Voraussetzung für korrekte bakteriologische Befunde, ihre Übermittlung und Nutzung zusammenzufassen:

- Möglichst kontaminationsfreie Gewinnung von Untersuchungsmaterial vor Therapiebeginn.
- Kurze Transportzeit (Tabelle 7).
- Andernfalls Transportmedien benutzen (Tabelle 8).
- Probenaufbewahrungs- oder -transportregeln beachten (Tabelle 9).
- Ausreichende Information des Mikrobiologen durch den behandelnden Arzt (Tabelle 10).
- Probenaufbereitung nach allgemein anerkanntem Standard.
- Befunderstellung mit Hervorheben vorherrschender Bakterien und Kennzeichnen vermutlicher Kontaminationskeime (Quantifizierung).
- Rasche Kommunikation unter Berücksichtigung moderner technischer Möglichkeiten; in Sonderfällen ist jedoch das persönliche Gespräch nicht zu ersetzen.
- Statistische Erhebung zur Erregerverteilung und Resistenzentwicklung als Steuerungshilfen für Krankenhaushygiene und Therapiekonzepte.

Vergessen wir nicht, daß unzutreffende bakteriologische Untersuchungsergebnisse überflüssige, unsinnige, Patienten, Arzt und Etat belastende Konsequenzen nach sich ziehen können.

Schließlich können keine noch so guten Untersuchungstechniken Fehler bei Entnahme, Transport und unzulänglicher Charakterisierung solcher Proben ausgleichen.

Literatur

1. HEBER, R.: Die Beurteilung bakteriologischer Befunde von Trachealsekreten bei intubierten Patienten einer Intensivstation. Dissertation, Freiburg 1979

2. HEINRICH, M.: Quantitative Keimzahlbestimmung im Trachealsekret. Dissertation, Freiburg 1982

3. KRÜPE, H.: Hinweise zur Entnahme und Transport mikrobiologischer Untersuchungsmaterialien. Krankenhaushygiene + Infektionsverhütung, Heft 2, 45 (1985)

4. NAUMANN, P.: Bakteriologische Untersuchungen während antibakterieller Chemotherapie. Dtsch. med. Wschr. 112, 37 (1987)

5. ULLMANN, U., BÖHLCK, J.: Empfehlungen zur mikrobiologischen Diagnostik und antiinfektiösen Therapie. Kiel: Schmidt und Klaunig 1984

6. ULLMANN, U.: Möglichkeiten der Erregerisolierung bei bakteriellen Erkrankungen. Der praktische Arzt 14, 1786 (1981)

Methoden zur Empfindlichkeitsbestimmung von Antibiotika

Von H. Grimm

1 Klinische und bakteriologische Voraussetzungen der Empfindlichkeitsprüfung

Die Empfindlichkeitsprüfung bakterieller Krankheitserreger beginnt und endet am Krankenbett. Erste Voraussetzung ist eine sorgfältige Probenentnahme für die bakteriologische Untersuchung durch eine qualifizierte Fachkraft mit Grundkenntnissen in Anatomie, Hygiene und Mikrobiologie. Eine ärztliche Interpretation des bakteriologischen Befunds und der Empfindlichkeitsprüfung ist nur möglich unter Berücksichtigung dieser frühen Phase der Untersuchung sowie bei genauer Kenntnis der klinischen Situation. Ein schneller Transport der Proben in das mikrobiologische Labor in adäquaten Gefäßen bzw. Transportmedien sowie eine fachkundige bakteriologische Technik sollten Selbstverständlichkeiten sein.

Dem Laboratorium stehen je nach Fragestellung und je nach fachlichen und personellen Voraussetzungen unterschiedliche Methoden der Empfindlichkeitsprüfung zur Verfügung (Tabelle 1).

2 Methoden

Allen diesen Methoden gemeinsam ist der Vorteil, daß sie vom Patienten unabhängige, jederzeit durchführbare und wiederholbare in-vitro-Untersuchungen darstellen, aber auch der Nachteil, daß sie z. B. die leukozytären und immunologischen Reaktionen des Patienten sowie die Infektlokalisation unberücksichtigt lassen.

Eine direkte Verarbeitung des Untersuchungsmaterials in der Empfindlichkeitsprüfung, also vor bzw. ohne Isolierung des Erregers, ist nicht vertretbar. Auf diese Weise kann die Inokulumdichte nicht standardisiert werden, bei Mischinfektionen können bakterielle Interaktionen auftreten. Außerdem kann die ätiologische Relevanz von Bakterien erst beurteilt werden, wenn die Gattung identifiziert ist. Die Primärkultur (Ergebnis 15 - 24 h nach Beginn der Untersuchung) ist also Voraussetzung einer qualifizierten Empfindlichkeitsprüfung, die parallel zur Erregeridentifizierung ausgeführt werden kann (Ergebnis nach weiteren 15 - 24 h). Um reproduzierbare Ergebnisse zu erhalten, müssen alle Arbeiten nach standardisierten Verfahren ausgeführt werden, deren Grundlage in Deutschland die DIN 58940 (Deutsches Institut für Normung e.V., Berlin) und in englischsprachigen Ländern meist die NCCLS-Empfehlung (National Committee for Clinical Laboratory Standards, Villanova, PA., USA) ist. Die Rich-

Tabelle 1. Methoden der Empfindlichkeitsprüfung bakterieller Infektionserreger

Methode	Aussage	Vor- und Nachteile	Mögliche Fehler	Hauptindikation
MHK-Makro-Bouillon-dilution	Bakteriostase quantitativ	Standard, flexibel, nicht mechanisierbar, Kontamination nicht erkennbar	Falsches Inokulum, Kontamination, "Skip tube"	Quantitativer Aktivitätsvergleich, Sepsis, Endokarditis (Meningitis)
MHK-Mikro-Bouillon-dilution	Bakteriostase quantitativ	Kommerziell erhältlich, mechanisierbar, Kontamination nicht erkennbar	Falsches Inokulum, Kontamination, "Skip tube"	Quantitativer Aktivitätsvergleich, Sepsis, Endokarditis (Meningitis)
MHK-Agar-Dilution	Bakteriostase quantitativ	Standard, mechanisierbar, sehr gut reproduzierbar, Kontamination erkennbar	Zu lange Lagerung der Platten (besonders Oxacillin)	Quantitativer Aktivitätsvergleich, Sepsis, Endokarditis (Meningitis)
Agar-diffusion (Disktest)	Bakteriostase halb-quantitativ	Standard, geringer Aufwand, flexibel, Ergebnis von vielen Faktoren abhängig	Undifferenzierte, unkritische Hemm-hofbeurteilung	Routine
MHK-Breakpoint-Methode	Bakteriostase bei Grenz-konzentration	Sauber ablesbar, preiswert, mechanisierbar, nur für größere Serien geeignet	Falsch gewählte Grenz-konzentrationen	Routine
Blättchen-Approxima-tions-Test	Bakteriostase Interaktion	Geringer Aufwand, sehr flexibel, schlecht reproduzierbar	Nicht optimaler Diskabstand	Routine
FIC-Bestim-mung (MHK von Kombinationen)	Bakteriostase Interaktion	Einfachste quantitative Information über Kombinationswirkung	Wie bei MHK-Bestimmung	Screening im Rahmen wissenschaftlicher Frage-stellungen

Methode	Aussage	Vor- und Nachteile	Mögliche Fehler	Hauptindikation
Checkerboard-Titration	Bakteriostase Interaktion	Information über alle Kombinationsrelationen, sehr großer Aufwand	Wie bei MHK-Bestimmung	Wissenschaftliche Fragestellungen
MBK-Bestimmung	Bakterizidie quantitativ (99,9 % Abtötung)	Doppelter Zeitaufwand, nicht standardisiert, schlecht reproduzierbar	Antibiotika-verschleppung in die Subkultur	Sepsis, Endokarditis (Meningitis), inbesondere bei Abwehrschwäche
Serum-bakterizidie-test	Bakterizidie quantitativ (99,9 % Abtötung)	Einbeziehung der Pharmakokinetik, sonst wie bei MBK-Bestimmung	Nicht optimale Kooperation zwischen Klinik und Labor	Sepsis, Endokarditis (Meningitis), insbesondere bei Abwehrschwäche

tigkeit der Ergebnise wird durch interne und externe Qualitäts-
kontrollen (in Deutschland durch Instand e.V., Düsseldorf, orga-
nisiert) gesichert.

2.1 MHK-Bestimmung

Grundlage jeder Empfindlichkeitsprüfung ist die Bestimmung der
minimalen Hemmkonzentration (MHK) der Antibiotika, d. h. derjenigen Konzentration, die in vitro eben ausreicht, um die Bakte-
rienvermehrung visuell sichtbar zu unterbinden. Hierfür werden
die Antibiotika in einer geometrischen Verdünnungsreihe mit dem
Faktor 2 dem Nährmedium zugegeben (z. B. in den Konzentrationen
0,25, 0,5, 1, 2, 4 usw. mg/l). Als Nährmedium dient Mueller-Hin-
ton- oder Iso-Sensitest-Bouillon in der Makro- (2 ml) oder Mikrodilution (0,1 ml) bzw. Mueller-Hinton-, DST- oder Iso-Sensitest-Agar in der Agardilution. Eine exakt standardisierte Keim-
einsaat, das Inokulum, ist besonders in Bouillonverdünnungen
ein das Ergebnis oft stark beeinflussender Faktor. Sie beträgt
für die Bouillondilution 5×10^5 KBE/ml und für die Agardilution ca. 10^4 KBE/Impfpunkt.

Bouillonverdünnungen ergeben in der Regel etwas höhere (resi-
stentere) MHK-Werte als Agarverdünnungen. Ursachen hierfür sind
eine verstärkte Betalaktamasebildung in flüssigen Nährmedien
(nur bei Betalaktam-Antibiotika von Bedeutung) sowie das Hoch-
wachsen von weniger empfindlichen Minoritäten der Bakterienpo-
pulation (auch Mutanten). Ersteres ist klinisch sicher bedeu-
tungsvoll, letzteres dagegen nicht, weil es die Hauptaufgabe
der Antibiotikatherapie ist, am Infektionsort die Erregerzahl
erheblich zu reduzieren. Der Vorteil der Mikrodilution ist die
Verfügbarkeit kommerzieller Systeme, Nachteile sind die Störan-
fälligkeit der Methode und die geringe Flexibilität bei der
Wahl der Antibiotika. Die Makrodilution ist weniger störanfällig, sehr flexibel, aber sehr aufwendig, und die Agardilution
ergibt die am besten reproduzierbaren Ergebnisse, sie eignet
sich jedoch nur für größere Untersuchungsserien.

Die im Labor ermittelten MHK-Werte geben zunächst Auskunft über
die antibakterielle Aktivität der untersuchten Antibiotika gegen einen individuellen Krankheitserreger. Für die vergleichende Wertung unterschiedlicher Antibiotika bei einer Vielzahl von
Erregern werden der MHK-Bereich (Minimal- und Maximalwert), der
geometrische Mittelwert (wenig aussagekräftig, weil durch Wahl
des Meßbereichs manipulierbar) sowie der MHK-50 %- und MHK-
90 %-Wert (d. h. die Konzentrationen, durch die kumulativ 50 %
bzw. 90 % der untersuchten Stämme gehemmt wurden) herangezogen.
Diese Werte allein geben noch keinen Hinweis auf den zu erwartenden klinischen Effekt der Therapie. Hierzu sind spezielle Interpretationskriterien der MHK erforderlich.

In der Regel trennen zwei MHK-Grenzwerte (Breakpoints) drei Empfindlichkeitskategorien. Nach DIN 58940 sind dies die Bereiche
Sensibilität (Konzentrationen, die in gut zugänglichen Infektlokalisationen bereits mit einer niedrigen Dosierung erreicht werden), mäßige Sensibilität (Konzentrationen, die nur durch hohe

Tabelle 2. Kriterien für die Wahl der MHK-Breakpoints

---

1. Vom Hersteller empfohlene und vom BGA registrierte Dosierung, Applikationsart und -intervall

2. Serumspitzenspiegel, besonders wichtig für schnell bakterizid wirkende Antibiotika

3. Eliminationshalbwertszeit

4. Serumspiegel in der Mitte des Applikationsintervalls (DIN 58940), besonders wichtig für langsam bakterizid und bakteriostatisch wirkende Antibiotika

5. Gewebespiegel

6. Populationsverteilung der Bakterien

7. Bewährte Breakpoints vergleichbarer Antibiotika

8. Korrelation zwischen MHK und Erregerelimination bzw. Therapieerfolg

---

Dosierungen erreichbar sind) und Resistenz (Konzentrationen, die nicht realisierbar sind). Die in DIN 58940 für die einzelnen Antibiotika angegebenen MHK-Grenzwerte resultieren in erster Linie aus den "durchschnittlichen Wirkstoffkonzentrationen im Serum in der Mitte eines Applikationsintervalls". Es werden also ausschließlich pharmakokinetische Parameter, nicht jedoch der Wirkungstyp (Bakteriostase, Bakterizidie), Bakterizidiekinetik, klinische Ergebnisse usw. berücksichtigt.

MHK-Grenzwerte für neuere Antibiotika werden auf der Grundlage einer Vielzahl von Voraussetzungen und Ergebnissen (Tabelle 2) zur Zeit von einer Arbeitsgruppe der Paul-Ehrlich-Gesellschaft für Chemotherapie (PEG) erarbeitet.

2.2 Agardiffusionstest

Im Routinelaboratorium wird häufig noch der einfach auszuführende, aber schwierig zu interpretierende Agardiffusionstest (Disktest) ausgeführt. Der zu untersuchende Bakterienstamm wird auf einer Agarplatte (Mueller-Hinton-, DST- oder Iso-Sensitest-Agar) gleichmäßig ausgestrichen. Anschließend werden antibiotikahaltige Filterpapierscheiben (Disks, 6 mm Durchmesser) aufgelegt. Das Antibiotikum diffundiert nun in das wäßrige Agarmedium, einen radiären Konzentrationsgradienten bildend. Nach 16- bis 20stündiger Bebrütung kommen die Bakterien überall dort zum Wachstum, wo sich keine wirksamen Antibiotikakonzentrationen befinden. Das Wachstum beginnt in der Entfernung vom Disk, in der der Konzentrationsgradient einen der MHK des Antibiotikums entsprechenden Wert erreicht hat. Der Hemmhofdurchmesser ist also umgekehrt proportional der MHK. Obwohl dieser Test sehr einfach erscheint, ist sein Ergebnis jedoch schwierig zu interpretie-

Tabelle 3. Faktoren, die den Hemmhofdurchmesser beeinflussen

1. Empfindlichkeit des Erregers
2. Beladung des Antibiotikum-Disks
3. Diffusionsfähigkeit des Antibiotikums im Agarmedium
4. Art des Nährmediums
5. Schichtdicke des Nährmediums
6. Prädiffusionszeit
7. Generationszeit der Bakterien
8. Latenzzeit (lag-Phase) des Bakterienwachstums

ren, da es keineswegs nur von der Empfindlichkeit des Erregers abhängt.

Da die Geschwindigkeit des Bakterienwachstums die Prädiffusionszeit des Antibiotikums und damit die Ausbildung des Hemmhofs bestimmt, können mit dieser Methode nur schnellwachsende Bakterien getestet werden. Anspruchsvolle und langsamer wachsende Erreger (z. B. bestimmte Neisserien und Anaerobier) bilden im Verhältnis zu große Hemmhöfe, so daß sie als falsch-sensibel interpretiert werden würden. Bei der Hemmhofausbildung ist weiterhin eine Fülle von methodischen Details ausschlaggebend (Tabelle 3), was eine absolut standardisierte Technik und eine sehr kritische, für jedes Antibiotikum spezifische, auf Regressionsanalysen beruhende Interpretation erfordert.

Regressionsanalysen zur Korrelation von MHK und Hemmhofdurchmesser sind für jedes neue Antibiotikum und für jede methodische Modifikation, besonders bei Wechsel des Nährmediums oder der Diskbeladung erforderlich. Aus der graphischen Darstellung der Regressionsanalyse in Form eines Scattergramms (Abb. 1) ist ersichtlich, welchem MHK-Bereich ein im Labor gemessener Hemmhof im statistischen Mittel zuzuordnen ist. Für jedes Antibiotikum lassen sich auf diese Weise den MHK-Grenzwerten entsprechende Hemmhofgrenzwerte ermitteln. Wenn aufgrund neuer wissenschaftlicher Erkenntnisse ein MHK-Grenzwert geändert wird, müssen auch die entsprechenden Hemmhofgrenzwerte aus der Regressionsgleichung neu errechnet werden.

Die Anwendung jedes empfohlenen Hemmhofgrenzwertes bindet bis ins Detail an die zugrundeliegende Methodik. Weiterhin wird aus dem Scattergramm deutlich, wie groß die Streuung der Einzelwerte auch bei optimaler Technik und damit die Möglichkeit einer Fehlinterpretation des Hemmhofs ist. Multizentrische Studien und auch laborinterne tägliche Kontrollen mit Referenzstämmen haben ergeben, daß Differenzen des Hemmhofdurchmessers um 5 - 10 mm keine Seltenheit sind. Für die therapeutische Praxis ist das Ergebnis des Agardiffusionstests daher nur eine kleine Hilfe bei der Wahl eines geeigneten Antibiotikums. Für wissenschaftliche Vergleiche ist dieser Test ungeeignet, er kann hier die MHK-Bestimmung nicht ersetzen.

Häufigste Fehler bei der Ausführung des Agardiffusionstests sind: Falsche Inokulumdichte und Anwendung von Interpretationskriterien, die nicht für die benutzte Methode bzw. die benutzte Diskbeladung erstellt waren.

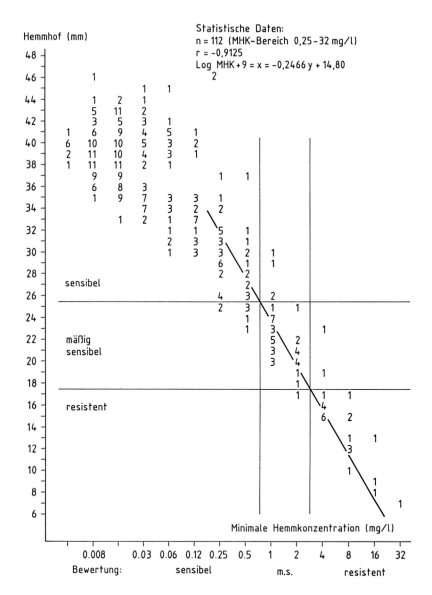

Abb. 1. Scattergramm der MHK-Werte und Hemmhofdurchmesser von Ciprofloxacin. 360 pathogene Keime auf Iso-Sensitest-Agar (Oxoid), 5-mcg-Disks in der Methode nach DIN 58940

Oft werden diese Fehler begangen aus Unkenntnis der Tatsache, daß es zwei unterschiedliche Standardmethoden mit unterschiedlicher Inokulumdichte, oft unterschiedlicher Diskbeladung und daraus resultierender unterschiedlicher Hemmhofinterpretation gibt.

Es handelt sich einerseits um die nahezu identischen ICS- und DIN-Methoden, die in europäischen Ländern dominieren, und andererseits um die ebenfalls nahezu identischen Kirby-Bauer- und NCCLS-Methoden, die in außereuropäischen Ländern dominieren. Der wesentliche Unterschied der Methoden ist die Inokulumdichte. Die DIN-Methode fordert ein dünnes Inokulum mit dichtstehenden, eben noch nicht konfluierenden Einzelkolonien, was zu relativ großen Hemmhöfen führt. Die NCCLS-Methode dagegen schreibt ein dichteres Inokulum mit konfluierendem Wachstum vor, was zu relativ kleinen Hemmhöfen führt. Die aus den unterschiedlichen Methoden resultierenden Hemmhöfe differieren bei gleicher Diskbeladung meist um 2 - 3 mm. Die kleineren Hemmhöfe werden in den USA häufig durch höhere Diskbeladungen kompensiert (z. B. für Acylureidopenicilline in Deutschland 30 mcg, in den USA 75 oder 100 mcg).

Wenn für ein bestimmtes Antibiotikum Hemmhofgrenzwerte empfohlen und angewandt werden, die in den USA erarbeitet wurden (für die meisten in den USA hergestellten Testblättchen), können in dem nach DIN 58940 ausgeführten Agardiffusionstest falsch-sensible Ergebnisse resultieren.

Wenn hochbeschickte Disks aus den USA, die für die NCCLS-Methode gedacht sind, in Deutschland mit der DIN-Methode benutzt werden, müssen spezielle Interpretationskriterien berücksichtigt werden.

Die Empfehlung, bei der Testung von Erregern von Harnweginfektionen höher beladene Disks zu verwenden, entbehrt jeder wissenschaftlichen Grundlage, sie dient ausschließlich kommerziellen Interessen der entsprechenden Antibiotika herstellenden Industrie, indem bewußt die Unwissenheit einiger Laboratorien ausgenutzt wird.

2.3 MHK-Breakpoint-Methode

Die Unzulänglichkeiten des Agardiffusionstests haben dazu geführt, daß einige größere Laboratorien diesen Test durch die deutlich besser reproduzierbare MHK-Breakpoint-Methode ersetzt haben. Hierbei werden ein bis drei klinisch relevante Konzentrationen getestet, in der Regel die in DIN 58940 oder in den NCCLS-Standards angegebenen Grenzkonzentrationen. Es handelt sich also um eine abgekürzte MHK-Bestimmung, die in größeren Serien mit einem geringeren materiellen und personellen Aufwand ausgeführt werden kann als der Agardiffusionstest.

2.4 MBK-Bestimmung und Serumbakterizidietest

Die Bestimmung der minimalen Bakterizidiekonzentration (MBK) kann nur im Anschluß an die MHK-Bestimmung erfolgen, indem aus den unbewachsenen Konzentrationsstufen Keimzahlbestimmungen ausgeführt werden. Sie erfordert deshalb einen Zeitaufwand von ca. 48 h. Als MBK wird (übereinkunftsgemäß, aber willkürlich) die Konzentration angegeben, die in der Lage ist, 99,9 % der Bakterieneinsaat abzutöten, d. h. das Inokulum muß von 5×10^5 auf 5×10^2 KBE/ml reduziert worden sein. Die Methode konnte bisher

nicht standardisiert werden. Sie ist sehr störanfällig und
schlecht reproduzierbar, z. B. durch an der Glas- bzw. Plastik-
wand haftende Bakterien (zum Teil in Kondenswasser), die sich
der Antibiotikawirkung entziehen, oder durch Antibiotika-"Carry
over" und damit Hemmung der Bakterizidiesubkultur.

Beim Serumbakterizidietest wird die bakterizide Aktivität des
Patientenserums 1 bzw. 8 h nach Antibiotikagabe gegen den ätio-
logisch relevanten Erreger getestet. Voraussetzung ist eine optimale Zusammenarbeit zwischen Klinik und Labor. Die Methodik
und die Fehlermöglichkeiten entsprechen denen der MHK- bzw.
MBK-Bestimmung. Als Ergebnis wird die wirksame Serumverdünnung
angegeben.

Serumbakterizidietiter (SBT) von 1 : 8 oder mehr werden für eine erfolgversprechende Therapie gefordert. Diese Methode eignet
sich gleichermaßen für die Beurteilung von Mono- und Kombina-
tionstherapien.

Wegen des großen Aufwands werden Bakterizidieuntersuchungen nur
für die Überwachung schwerstkranker Patienten, z. B. mit
Sepsis, Endokarditis oder hochgradiger Abwehrschwäche, empfohlen.

2.5 Methoden der Kombinationstestung

In der einfachsten Kombinationstestung läßt sich ein deutlicher
Synergismus (z. B. zwischen Trimethoprim und Sulfamethoxazol)
oder Antagonismus (z. B. zwischen Cefoxitin und Azlocillin)
nachweisen, indem im Agardiffusionstest die entsprechenden
Disks benachbart liegen und Hemmhofverformungen beobachtet werden. Das Ergebnis ist stark von der Wirksamkeit der Einzelsubstanzen und der Diskdistanz abhängig und deshalb sehr unzuver-
lässig. Kombinationen in fixer Mischungsrelation können durch
MHK-Bestimmungen im Vergleich zu ihren Kombinationspartnern getestet werden. Als Maß der Interaktion dient der FIC-Index
(Fractional inhibitory concentration), der die Summe der Quotienten aus der MHK der Antibiotika in der Kombination und allein darstellt. Da MHK-Verschiebungen um mindestens zwei Verdün-
nungsstufen als signifikante Interaktion zu betrachten sind,
müssen FIC-Indizes bis 0,5 als Synergismus, über 0,5 bis 1 als
Addition und über 1 als Antagonismus bewertet werden. Auch
diese Methode ist nur für die Überwachung schwerstkranker Patienten indiziert. Eine sehr informative, aber sehr aufwendige,
nur für wissenschaftliche Fragestellungen anwendbare Methode
ist die Schachbrett-(Checkerboard-)Titration der MHK bzw. MBK,
bei der kreuzweise jede Konzentration des einen Antibiotikums
mit jeder Konzentration des anderen kombiniert wird.

3 Datenverarbeitung für die Auswertung von Antibiogrammen

Eine gut funktionierende Datenverarbeitung im Labor zeigt als
Soforteffekt eine erhebliche Zeitersparnis bei der schriftli-
chen Befunderstellung und der Befundübermittlung, die dem Patienten direkt zugute kommt. Freigesetzte qualifizierte Arbeits-
kraft sollte nicht abgebaut, sondern in Qualitätsverbesserungen
der mikrobiologischen Diagnostik investiert werden. Darüber hinaus ist es z. B. möglich, jeden einzelnen Befund einer EDV-ge-
steuerten Plausibilitätskontrolle zu unterziehen, Informationen
über die prozentuale Häufigkeit von Parallelresistenzen zu gewinnen sowie aktuelle Resistenzprofile und Resistenztrends zu
erstellen.

3.1 Plausibilitätskontrolle des bakteriologischen Befunds

Eine möglichst große Zahl von mikrobiologischen Gesetzmäßigkei-
ten mit hoher differenzierender Aussagekraft wird in der Erre-
gerdatei gespeichert. Diese Datei muß sehr flexibel sein, ständig gepflegt und den neuesten wissenschaftlichen Erkenntnissen
angepaßt werden.

Alle bakteriologischen Befunde und Antibiogramme, die mittels
EDV bearbeitet, gespeichert und ausgedruckt werden, werden mit
diesen Befundmustern verglichen. Jede nicht plausible Befund-
konstellation wird von der EDV markiert und einer speziellen
Kontrolle zugeführt. Auf diese Weise können auch seltene Befunde, z. B. bestimmte Resistenzen bzw. Resistenzmuster, aus einer
Vielzahl von Untersuchungen gezielt aufgespürt und für weitere
wissenschaftliche Untersuchungen sichergestellt werden.

Nutzbar für diesen Zweck sind alle zulässigen und unzulässigen
Befundkonstellationen, besonders Verknüpfungen von mikroskopi-
schem und kulturellem Befund, Untersuchungsmaterialien und Erregern, Erregern und Befundkommentaren sowie von Erregern und
Resistenzen bzw. Resistenzmustern (natürliche Resistenzen, Parallelresistenzen).

3.2 Aussagekraft von Resistenzprofilen und Resistenztrends

Regelmäßige statistische Auswertungen bakteriologischer Befunde
geben Aufschluß über Erregerhäufigkeit und deren Resistenzverhalten und damit Informationen für eine kalkulierte Notfallthe-
rapie vor dem Eintreffen des bakteriologischen Befunds.

Ein Problem ist die Beurteilung von Resistenzen beim Vergleich
verschiedener Antibiotika und bei der Trendanalyse. Wie Tabelle 4 zeigt, wird bei Serratia marcescens im Vergleich zu Netilmicin eine höhere Gentamicinsensibilität, aber auch eine höhere
Gentamicinresistenz beobachtet. Die Ursache dieser paradoxen
Aussage ist die Häufung von Stämmen im mäßig sensiblen bzw. in-
termediären Bereich beim Netilmicin. Je nachdem, ob der Prozentsatz sensibler oder resistenter Kulturen angegeben wird, ist

Tabelle 4. Vergleich der Aminoglykosidwirkung (%) gegen Klinik-
isolate der Jahre 1985/86 aus dem Labor Dr. Gärtner, Weingarten

Bakterienspezies		Gentamicin	Netilmicin	Amikacin
Escherichia	n	8 519	5 305	8 489
coli	sens.	95,1	97,3	96,9
	interm.	4,5	2,5	3,0
	res.	0,4	0,2	0,1
Klebsiella	n	1 035	779	1 034
pneumoniae	sens.	95,2	98,6	98,9
	interm.	1,5	0,8	0,9
	res.	3,3	0,6	0,2
Enterobacter	n	981	681	978
spp.	sens.	92,0	97,2	97,9
	interm.	3,5	1,5	1,7
	res.	4,5	1,3	0,4
Serratia	n	184	124	184
marcescens	sens.	47,3	35,5	69,6
	interm.	6,5	29,0	23,9
	res.	46,2	35,5	6,5
Staphylococcus	n	6 657	4 299	6 644
aureus	sens.	85,7	93,8	94,3
	interm.	4,6	4,7	4,7
	res.	9,7	1,5	1,0
Pseudomonas	n	1 558	990	1 547
aeruginosa	sens.	68,8	39,0	86,9
	interm.	22,0	49,0	10,7
	res.	9,2	12,0	2,4

die Aussage also manipulierbar. Bei einem Vergleich sollten deshalb stets alle drei Empfindlichkeitskategorien berücksichtigt
werden.

Zu beachten ist, daß Mehrfachisolate von einem Patienten, sofern sie identisch sind (sogenannte Copy-Stämme), nur einmal gezählt werden, damit das Gesamtbild nicht von wenigen schwerst-
kranken Patienten geprägt wird. Weiterhin ist zu bedenken, daß
gepoolte Ergebnisse aus vielen Kliniken oft weit von der individuellen Situation einer Klinik entfernt sind. Sinnvoll ist die
Gegenüberstellung der Daten einer bestimmten Klinik und einer
größeren Region (Tabelle 5).

Ein weiterer Nachteil gepoolter Daten ist, daß Resistenztrends
nur bei neu eingeführten Antibiotika beurteilbar sind. Bei älteren Präparaten heben sich Resistenzzunahmen und -abnahmen in
einzelnen Kliniken (je nach Antibiotikumgebrauch bzw. -mißbrauch)
gegenseitig auf, so daß eine stabile Resistenzsituation vorge-
täuscht wird.

Tabelle 5. Prozentuales Resistenzverhalten der Isolate aus einer bestimmten Klinik (x) im Vergleich zu denen vieler Kliniken (a). Agardilutions-MHK, Grenzwerte nach DIN 58940. Ausgewertet wurden alle Untersuchungsmaterialien des Jahres 1986 aus dem Institut für Medizinische Mikrobiologie (Labor Dr. Gärtner), Weingarten

		Ampicillin a/x	Mezlocillin a/x	Gentamicin a/x	Amikacin a/x
Escherichia coli	S	17,3/ 18,9	81,2/ 79,7	95,5/ 95,4	97,0/ 96,6
	I	61,7/ 59,1	3,9/ 3,3	4,2/ 4,4	2,9/ 3,4
	R	21,0/ 22,0	14,9/ 17,0	0,3/ 0,2	0,1/ 0,0
	n	6 359 /582	6 397 /583	6 406 /585	6 390/585
Klebsiella spp.	S	1,1/ 1,5	32,8/ 27,9	94,7/ 95,6	99,0/ 97,8
	I	5,1/ 3,7	48,6/ 47,8	2,0/ 2,9	0,8/ 2,2
	R	93,8/ 94,8	18,6/ 24,3+)	3,3 /1,5	0,2/ 0,0
	n	1 613 /136	1 617 /136	1 621 /136	1 621 /136
Enterobacter spp.	S	2,0/ 2,2	77,8/ 64,0	93,2/ 84,3	98,3/ 91,0
	I	13,6/ 12,4	9,2/ 6,7	3,0/ 3,4	1,3/ 9,0
	R	84,4/ 85,4	13,0/ 29,2+)	3,8/ 12,4+)	0,4/ 0,0
	n	759 / 89	762 /89	765 / 89	764 / 89
Proteus mirabilis	S	82,9/ 80,0	94,7/ 99,1	94,2/ 94,8	95,3/ 94,8
	I	7,0/ 7,0	1,5/ 0,0	5,2/ 4,3	4,4/ 4,3
	R	10,1/ 13,0	3,8/ 0,9	0,6/ 0,9	0,3/ 0,9
	n	1 423 / 115	1 430 /115	1 430 /115	1 425 /115
Pseudomonas aeruginosa	S	0,6/ 0,0	6,1/ 11,1	67,7/ 59,5	87,4/ 87,3
	I	0,6/ 0,8	61,6/ 56,4	23,5/ 29,4	10,5/ 9,5
	R	98,8/ 99,2	32,3/ 32,5	8,8/ 11,1	2,1/ 3,2
	n	1 170 /126	1 173 /126	1 176 /126	1 173 /126
Staphylococcus aureus	S	31,6/ 27,4	31,6/ 27,4	85,7/ 77,8	94,5/ 91,2
	I	–	–	4,7/ 7,3	4,6/ 8,2
	R	68,4/ 72,6+)	68,4/ 72,6+)	9,6/ 14,9+)	0,9/ 0,6
	n	5 072/ 524	5 078 /524	5 075 /523	5 072 /522

		Cefazolin a	Cefazolin x	Cefotaxim a	Cefotaxim x	Cotrimoxazol a	Cotrimoxazol x	Doxycyclin a	Doxycyclin x
Escherichia coli	S	94,6	93,4	99,7	99,5	84,4	84,2	23,3	24,6
	I	3,3	4,0	0,3	0,5	3,5	3,6	50,5	48,6
	R	2,1	2,6	0,0	0,0	12,1	12,2	26,2	26,8
	n	6 389	582	6 405	584	6 387	583	6 386	585
Klebsiella spp.	S	77,1	70,6	98,7	94,9	90,7	89,7	35,7	38,2
	I	13,9	11,8	0,9	4,4	3,0	3,7	50,2	44,1
	R	9,0	17,6+	0,4	0,7	6,3	6,6	14,1	17,6
	n	1 621	136	1 621	136	1 620	136	1 619	136
Enterobacter spp.	S	17,3	11,2	85,7	69,7	91,4	85,4	3,9	3,4
	I	5,9	2,2	4,1	5,6	1,7	3,4	79,3	76,1
	R	76,8	86,6+	10,2	24,7+	6,9	11,2+	16,8	20,5+
	n	764	89	765	89	765	89	761	88
Proteus mirabilis	S	80,6	74,6	99,6	99,1	85,0	88,7	0,4	0,9
	I	13,4	11,4	0,1	0,0	4,1	0,9	0,9	2,6
	R	6,0	14,0+	0,3	0,9	10,9	10,4	98,7	96,5
	n	1 422	114	1 429	115	1 427	115	1 428	115
Pseudomonas aeruginosa	S	0,3	0,8	1,4	2,4	9,2	11,4	3,4	4,0
	I	0,3	0,8	38,0	41,3	41,2	42,3	21,6	21,4
	R	99,4	98,4	60,6	56,3−	49,6	46,3	75,0	74,6
	n	1 174	126	1 172	126	1 159	123	1 166	126
Staphylococcus aureus	S	95,1	91,2	63,9	57,7	86,4	82,4	82,9	79,3
	I	1,1	1,7	31,1	32,6	1,9	2,3	7,3	6,9
	R	3,8	7,1	5,0	9,7	11,7	15,3	9,8	13,8+
	n	5 065	523	5 074	524	5 065	524	5 062	523

S = sensibel; I = intermediär, mäßig sensibel; R = resistent; n = Anzahl untersuchter Stämme
+) oder −) Im Vergleich zum Gesamtkollektiv um mehr als 4 % höhere (+) bzw. niedrigere (−) Resistenzquoten

Tabelle 6. Prozentuale Empfindlichkeit gegen Ofloxacin über sechs Quartale (Labor Dr. Gärtner, Weingarten)

Bakterienspezies		1985 IV	1986 I	1986 II	1986 III	1986 IV	1987 I
E. coli	n	7 109	5 055	5 247	5 562	4 997	4 442
	sens.	99,6	99,7	99,8	99,8	99,7	99,8
	interm.	0,2	0,2	0,2	0,1	0,2	0,1
	res.	0,2	0	0	0	0,1	0,1
Klebsiella spp.	n	1 321	821	904	1 099	950	721
	sens.	97,0	96,6	95,8	97,6	98,5	97,5
	interm.	2,0	2,4	2,9	1,8	1,3	2,2
	res.	1,0	1,0	1,3	0,5	0,2	0,3
Enterobacter spp.	n	557	319	447	625	527	297
	sens.	98,6	98,1	98,9	98,7	98,7	99,3
	interm.	1,4	1,6	1,1	1,1	0,9	0,3
	res.	0	0,3	0	0,2	0,4	0,3
P. mirabilis	n	1 462	1 182	1 117	1 081	1 047	1 006
	sens.	99,3	98,6	99,6	99,2	99,9	99,7
	interm.	0,3	0,8	0,2	0,2	0	0
	res.	0,4	0,5	0,3	0,6	0,1	0,3
Enterokokken	n	5 401	4 175	4 024	4 356	3 931	3 568
	sens.	3,4	6,6	7,9	7,5	7,3	8,2
	interm.	90,8	89,5	83,1	89,8	89,5	88,4
	res.	5,7	3,9	9,0	2,7	3,2	3,4
P. aeruginosa	n	796	572	710	814	642	537
	sens.	71,1	74,1	73,4	77,6	75,5	75,4
	interm.	22,9	22,6	20,1	19,4	19,8	19,9
	res.	6,0	3,3	6,5	2,9	4,7	4,7

Bakterienspezies		1985 IV	1986 I	1986 II	1986 III	1986 IV	1987 I
S. aureus	n	3 965	3 100	3 119	3 626	3 295	3 006
	sens.	96,5	97,2	96,0	96,0	95,9	95,6
	interm.	1,9	1,0	1,6	1,6	1,0	1,0
	res.	1,6	1,8	2,4	2,4	3,1	3,4
S. epidermidis	n	2 663	2 119	2 092	2 326	2 214	2 319
	sens.	96,2	97,2	94,4	94,6	95,1	94,7
	interm.	2,7	1,2	2,6	2,4	2,3	1,7
	res.	1,1	1,6	3,0	3,0	2,6	3,7

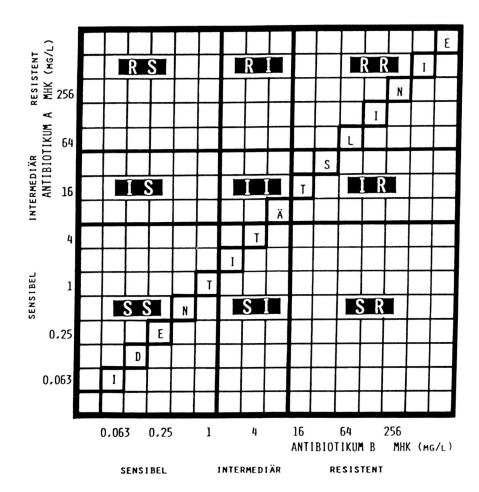

Abb. 2. Allgemeines Beurteilungsschema der prozentualen Parallelresistenz (PR) und -sensibilität (PS) aufgrund von Scattergramm und MHK-Grenzwerten. Feld SS bedeutet komplette PS; Felder II und RR komplette PR; Felder IS, IR, SI und RI partielle PR; Felder RS und SR keine PR

Für einen neu eingeführten und breit eingesetzten Gyrasehemmer, Ofloxacin, konnten wir in den letzten sechs Quartalen keine Resistenzzunahme bei Enterobakterien, P. aeruginosa und S. faecalis beobachten. Staphylokokken jedoch zeigen eine geringe, aber kontinuierliche Zunahme der Resistenz (Tabelle 6).

Wünschenswert ist eine Aufgliederung der Ergebnisse nach Abteilungen, Grunderkrankungen, Untersuchungsmaterialien usw. Die geringe statistische Aussagekraft setzt hier jedoch oft Grenzen.

Tabelle 7. Prozentuale Parallelresistenz zwischen Mezlocillin und Apalcillin unter Ausschluß der Kulturen, die gegen beide Antibiotika sensibel sind (SS-Werte)

Spezies	N	% SS	n	Parallelresistenz in % Komplett Partiell*)		Keine*)
Alle Enterobakterien	25 824	73,7	6 800	67,0	26,6/ 4,0	1,1/ 1,4
K. pneumoniae	1 639	32,6	1 105	74,1	18,6/ 6,4	0,2/ 0,6
E. coli	15 801	79,0	3 314	73,2	22,5/ 2,2	0,3/ 1,8
K. oxytoca	1 290	29,8	906	73,1	21,0/ 5,4	0,1/ 0,4
S. marcescens	174	20,1	139	67,6	29,5/ 1,4	1,4/ 0,0
C. freundii	581	78,5	125	59,2	30,4/ 9,6	0,0/ 0,8
C. diversus	357	38,1	221	58,8	34,8/ 5,4	0,5/ 0,5
P. mirabilis	3 127	94,0	187	55,1	34,2/ 3,2	4,3/ 3,2
Providencia	61	65,6	21	47,6	28,6/14,3	0,0/ 9,5
Enterobacter	1 666	73,1	448	34,8	54,2/ 7,6	1,1/ 2,2
P. vulgaris	493	77,5	111	27,0	41,4/ 3,6	25,2/ 2,7
P. rettgeri	168	78,0	37	24,3	59,5/ 0,0	16,2/ 0,0
M. morganii	467	60,2	186	22,6	69,9/ 2,2	5,4/ 0,0
A. wolffii	2 079	15,5	1 756	6,6	0,6/82,1	0,0/10,8
P. maltophilia	252	34,5	165	6,1	3,0/87,3	0,0/ 3,6
A. anitratus	394	4,8	375	3,7	1,1/66,1	0,0/29,1
P. aeruginosa	2 015	6,4	1 886	2,9	0,2/78,0	0,1/18,7

*) zugunsten von Mezlocillin bzw. Apalcillin

3.3 Parallelresistenzen und ihre Konsequenzen für die Praxis

Unter Parallelresistenz (englisch: Cross resistance) verstehen wir nach DIN 58940 "eine vollständige oder partielle Unempfindlichkeit gegenüber nahe verwandten Wirkstoffen".

Aus gleichem Grunde, wie in Tabelle 4 am Beispiel Serratia marcescens dargestellt, ist eine isolierte Betrachtung der "Parallelresistenzen" oder "Parallelsensibilitäten" irreführend. Unter Berücksichtigung der drei Empfindlichkeitskategorien (S, I und R) sind beim Vergleich zweier Antibiotika neun Gegenüberstellungen möglich (Abb. 2), die in die Beschreibung der Parallelresistenz einbezogen werden müssen. Erreger in den Feldern RS und SR sind nicht, in den Feldern RI, IS, IR und SI sind partiell und in den Feldern II und RR sind komplett parallelresistent.

Bei der Auswertung großer Erregerkollektive ist es möglich, den Prozentsatz kompletter, partieller oder fehlender Parallelresistenz anzugeben (Tabelle 7). Zu beachten ist, daß bei der Berechnung der prozentualen Parallelresistenz die Werte aus dem Feld SS nicht einbezogen werden dürfen. Wünschenswert ist die detaillierte Darstellung dieser Ergebnisse für einzelne Spezies, da erhebliche Unterschiede beobachtet werden. Für das Labor ergibt sich aus derartigen Tabellen die Information, welches Antibiotikum stellvertretend für eine ganze Gruppe getestet werden kann, und für die Praxis ergibt sich die Information, auf welche Antibiotika ein vorhandenes Testergebnis mit welcher prozentualen Wahrscheinlichkeit übertragen werden kann.

Wenn die schwächste Substanz einer Gruppe zur Testung empfohlen wird (DIN 58940), weil im Falle von Sensibilität die gesamte Gruppe sensibel ist, wird das Hauptziel des Antibiogramms, nämlich die Erkennung von Resistenzen der einzelnen Antibiotika, nicht erreicht. Therapeutische Alternativen können dann oft erst in einer zweiten Testung erkannt werden.

Bisher existieren keine quantitativen Empfehlungen für die Wahl einer Leitsubstanz für die Testung einer Gruppe von verwandten Antibiotika. Wenn eine komplette Parallelresistenz von weniger als 66 % als Grund für eine separate Testung angenommen wird, dann wären im Beispiel Mezlocillin/Apalcillin (Tabelle 7) für Nonfermenter beide Substanzen und für Enterobakterien nur eine Substanz zu testen. Letztere Entscheidung wäre jedoch nur für E. coli, Klebsiellen und S. marcescens richtig. Dieses Beispiel zeigt, daß eine generelle Beschränkung des Antibiogramms auf sehr differente Substanzen nicht möglich ist. Die Wahl der zu testenden Antibiotika sollte individuell den Bedürfnissen der jeweiligen Klinik angepaßt werden, wenn nicht grundsätzlich eine sehr große Palette von Antibiotika getestet werden kann.

Diagnostik der Infektion

Von G. Peters

Die antibakterielle Chemotherapie ist darauf ausgerichtet, bakterielle Infektionserreger im menschlichen Organismus an der Vermehrung zu hindern bzw. abzutöten, und zwar möglichst ohne den menschlichen Organismus selbst zu schädigen. Unabdingbare Voraussetzung für eine derartige Therapie ist die möglichst exakte Indikationsstellung. Es muß sich mit höchster Wahrscheinlichkeit um eine durch Antibiotika behandelbare bakterielle Infektionskrankheit handeln. Antibakterielle Chemotherapeutika sind ursächlich wirksame Substanzen, die nicht verwendet werden dürfen, um Symptome wie z. B. Fieber zu behandeln. Wenn, was klinisch meistens der Fall ist, der jeweilige Erreger noch nicht nachgewiesen wurde, wird eine sogenannte "kalkulierte" Chemotherapie durchgeführt, d. h. es wird eine Antibiotikatherapie durchgeführt, die die zu erwartenden Erreger erfaßt und ihrer wahrscheinlichen Empfindlichkeit Rechnung trägt. Erst wenn eine sichere Erregerdiagnose gelungen ist, kann eine gezielte Chemotherapie erfolgen. Unabdingbare Voraussetzung für die Indikationsstellung sowie die möglichst optimale Durchführung der Chemotherapie ist die Sicherung der Diagnose einer bakteriellen Infektionskrankheit. Die Diagnosestellung entscheidet auch darüber, ob eventuell andere, ursächlich wirksame Therapieformen chirurgischer und internistischer Art erforderlich sind oder zumindest adjuvant mit angewandt werden müssen. Im folgenden sollen die wichtigsten Maßnahmen und Kriterien besprochen werden, die zur Diagnosestellung einer bakteriellen Infektionskrankheit führen. Dabei soll insbesondere den Gegebenheiten der operativen Intensivmedizin Rechnung getragen werden.

In den operativen Fächern spielen bakteriell verursachte Infektionskrankheiten eine vorherrschende Rolle. Dies gilt besonders für postoperativ bzw. posttraumatisch auftretende Infektionen. Im intensivmedizinischen Bereich können aber auch systemische Mykosen, überwiegend bedingt durch Candida-Spezies, vorkommen. Viruserkrankungen sind dagegen wesentlich seltener, jedenfalls nach dem heutigen Wissensstand, das gleiche gilt für parasitäre Erkrankungen. Von Bedeutung ist jeweils auch die differentialdiagnostische Abgrenzung gegenüber nichtinfektiösen Erkrankungen, wie z. B. Malignomen, Autoimmunerkrankungen und metabolischen Störungen, da auch bei solchen Erkrankungen ansonsten infektionstypische Symptome wie Fieber, BSG-Erhöhung und Leukozytose auftreten können.

Grundsätzlich sind zwischen Bakterien und Mensch verschiedenartige "Beziehungen" möglich. Einmal sind die Haut und die meisten Schleimhäute des Menschen massiv mit Bakterien besiedelt. Jeder Bereich hat seine ortsständige Normalflora. In den meisten Fällen kann man dabei von einer echten Symbiose reden. Gleichzeitig kann aber die Normalflora Ausgangspunkt einer endo-

genen Infektion werden. Primär bakterienfreie Bereiche des
menschlichen Organismus können sekundär massiv besiedelt werden, ohne daß es zu einer Abwehrreaktion des Organismus kommen
muß. Erst wenn es zu einer Schädigung menschlichen Gewebes
durch einen bakteriellen Erreger kommt und der Wirtsorganismus
entsprechend reagiert, kommt es zu einer Infektionskrankheit.
Auf der anderen Seite können zur Diagnostik entnommene Materialien durch Bakterien der Normalflora oder von außen her sekundär kontaminiert werden. Ein typisches Beispiel für die genannten Möglichkeiten der Mensch-Bakterien-Beziehung sind koagulasenegative Staphylokokken. Diese Bakterien sind wichtige Vertreter der aeroben Mikroflora des Menschen und können ohne Schädigung und ohne Wirtsreaktion eine Wunde massiv besiedeln. Sie
können aber z. B. bei leukopenischen Hämoblastosepatienten eine
klinisch signifikante Septikämie hervorrufen und gehören andererseits zu den häufigsten Kontaminanten von Blutkulturen.

Eine bakterielle Infektionskrankheit kann sich verschiedenartig
manifestieren. Man unterscheidet lokal-oberflächliche von lo-
kal-invasiven Infektionen und systemischen Infektionen. Eine
spezielle Form der Infektionskrankheit ist die systemisch-zykli-
sche Infektion, die nur durch wenige Bakterienarten hervorgerufen werden kann, wie z. B. durch Brucella sp. und Leptospira
sp. Von dieser Art Infektionen müssen toxinvermittelte Erkrankungen abgetrennt werden, wo dem Erregerherd selber "nur" die
Aufgabe der Toxinproduktion zukommt, die eigentliche Erkrankung
aber allein durch das Toxin verursacht wird. Dabei kann der Erregerherd in einer kleinen lokal-oberflächlichen Infektion zu
suchen sein oder sogar nur in Form einer Kolonisierung, z. B.
der Nase, oder das Toxin wird sogar schon präformiert, d. h.
außerhalb des menschlichen Organismus gebildet, aufgenommen. Eine weitere, immer mehr Beachtung findende Form der Infektionskrankheit sind Postinfektionssyndrome, die durch eine fortge-
setzte immunologische Auseinandersetzung mit einem Erreger zustande kommen. Als gutes Beispiel für diese möglichen Infek-
tionsspielarten kann Staphylococcus aureus dienen: Impetigo und
Furunkel sind lokal-oberflächliche Infektionen, die eitrige Pa-
rotitis oder Tracheobronchitis sind lokal-invasive Infektionen,
Pneumonie und Sepsis systemische Infektionen und das Toxic
shock syndrome oder das Staphylococcal scalded skin syndrome
stellen toxinvermittelte Erkrankungen dar.

Entscheidend für das Auftreten einer bakteriellen Infektionskrankheit ist das jeweilige individuelle Resultat der Gast-
Wirt-Beziehung, schematisch dargestellt in Tabelle 1. Auf der
Bakterien-, also der Gastseite ist entscheidend, ob das Bakterium die grundsätzliche Fähigkeit besitzt, Krankheiten hervorrufen zu können, und wenn ja, in welchem Grade, ausgedrückt durch
die Summe der Virulenzeigenschaften. Auf der Wirtsseite sind
die individuelle Potenz des Immunsystems sowie natürliche oder
artifizielle Prädispositionen entscheidend. So prädisponiert
z. B. bei einem Säugling eine Fehleinmündung eines oder beider
Ureteren in die Blase mit chronischem Harnrückstau für eine rezidivierende Harnweginfektion. Von erheblich größerer Bedeutung
ist jedoch, was man mit dem Begriff "artifizielle Prädisposi-
tion" eines Patienten umschreiben kann. Diagnostische und the-

Tabelle 1. Übersichtsschema: Infektionskrankheit als Gast-Wirt-Beziehung

Bakterien	Mensch
Gast ←――――――――→ Wirt	
- Pathogenität	- Immunsystem
- Virulenz	- Prädisposition

rapeutische Fortschritte der modernen Medizin haben zu einem erheblichen Wechsel im Patientengut gefüht. So überleben Patienten mit Malignomen weit länger und unterziehen sich zudem aggressiven Therapien, die das Immunsystem massiv beeinflussen können. Aber auch Faktoren, die nicht das Immunsystem spezifisch betreffen, wie sehr hohes Alter und großzügige Operationsindikationen, schaffen einen für Infektionen empfänglicheren Patienten. Ein weiteres Beispiel sind Patienten mit transienten oder permanenten Plastikimplantaten. Alle genannten Patientengruppen bieten auch solchen Keimen die Möglichkeit zur Infektion, die sonst bei "normalen" Menschen dazu nicht in der Lage wären. Diese Art der Infektionen werden unter dem Begriff opportunistische Infektionen zusammengefaßt. Der Wechsel im Patientengut muß heutzutage sowohl in der Diagnostik als auch in der Therapie von Infektionskrankheiten vermehrt beachtet werden.

Der grundsätzliche Gang des diagnostischen Prozesses bei einer Infektionskrankheit unterscheidet sich generell nicht von dem bei anderen Erkrankungen. Wie in der Übersicht in Tabelle 2 dargestellt, bilden Anamnese, Klinik und klinisch-chemische bzw. immunologische Befunde auch die Basis in der Infektionsdiagnostik. Sie werden ergänzt durch ausgewählte bildgebende Verfahren, endoskopische oder in Ausnahmefällen auch invasiv-operative Methoden sowie dann folgende spezifische pathologische und klinisch-mikrobiologische Untersuchungen mit dem Zweck der Erregerdiagnose. Die heute zur Verfügung stehenden modernen diagnostischen Verfahren verführen leider häufig dazu, daß so einfache, aber ungeheuer wichtige Basisverfahren der Diagnostik wie sorgfältige Anamneseerhebung und Erhebung des klinischen Befunds unverhältnismäßig stark vernachlässigt bzw. überhaupt nicht durchgeführt werden. Dabei gewinnt man meistens schon hierdurch richtungsweisende Fakten, die unter Zuhilfenahme weiterer Verfahren zügig zur Diagnose führen, andererseits aber den Patienten vor zu breit gestreuter und zum Teil invasiver, aber unnützer Diagnostik schützen. Es sollte auch nicht vergessen werden, daß dadurch unnötige Kosten entstehen. In den Tabellen 3 und 4 sind jeweils entsprechende Checklisten angegeben, die den speziellen infektionsdiagnostischen Gesichtspunkten in der Anamnese und klinischen Befunderhebung Rechnung tragen. Es würde natürlich zu weit gehen, diese hier einzeln eingehend zu besprechen.

Die in der Anamnese bzw. bei der klinischen Untersuchung erhobenen Befunde sollen dann gezielt durch klinisch-chemische bzw. immunologische Zusatzuntersuchungen ergänzt bzw. abgesichert werden. Dabei ist es sicherlich üblich und auch akzeptierbar,

Tabelle 2. Diagnostik der bakteriellen Infektion

Anamnese
Klinik
Klinische Chemie
Bildgebende Verfahren
Endoskopie
Invasive/operative Verfahren
Pathologie
Klinische Mikrobiologie

Tabelle 3. Checkliste: Anamnese

- Operation oder Trauma: Wann? Wo? Was?
- Schon Symptome vor Operation oder Trauma?
- Relevante Vorerkrankungen (Herzklappenvorschädigung,
  Plastikimplantat, früher durchgemachte Infektionen,
  chronische Krankheiten, Malignome etc.)
- Relevante Vor- oder Dauertherapie

- Auslandsaufenthalte
- Arzneimittelunverträglichkeiten

Tabelle 4. Checkliste: Klinik (Symptome, Befunde)

Fieber
Anämie
(Hepato-)Splenomegalie
Tachykardie oder relative Bradykardie
Hypotonie
Schock
DIC
Auskultations- und Perkussionsbefund
Ikterus
Meningismus
Bewußtseinstrübung
Fokale Symptomatik
Hautmanifestationen
- "Splits"
- Exantheme
Subjektive Symptomatik
- Schmerzen
- Luftnot

---

daß schon parallel ein Basisprogramm der klinischen Chemie
durchgeführt wird. Die einzelnen Parameter sind in der Tabelle 5 zusammengefaßt. Zu unterscheiden sind hierbei mehr allgemeine Befunde wie BSG-Erhöhung und Leukozytose und mehr organbezogene Laborbefunde wie Transaminasenerhöhung oder Gasaustauschstörungen der Lunge. Alle dort genannten Befunde haben zwar für sich allein genommen einen hohen Hinweiswert für das Vorliegen einer Infektionskrankheit, können aber natürlich auch bei anderen Erkrankungen, wie z. B. Malignomen oder Autoimmun-

Tabelle 5. Klinisch-chemische und immunologische Befunde

BSG-Erhöhung (Fibrinogen, $Alpha_1$-, $Alpha_2$-Globulin)
Leukozytose, Linksverschiebung, Leukopenie
Hypochrome Anämie
Hypoprothrombinämie
Andere Gerinnungsfaktoren ↓
Thrombozytopenie
Hypophosphatämie
Dysproteinämie
Akutphasenproteine ↑
- CRP
- Andere (z. B. $Alpha_1$-Antitrypsin, Haptoglobulin, Ceruloplas-
  min)
- $Alpha_2$-Fötoprotein
Organbezogene Laborbefunde, z. B.
- Proteinurie
- Transaminasen ↑
- Gasaustauschstörung
- Retentionswerte ↑

---

erkrankungen, auftreten. Ein markantes Beispiel hierfür ist die
BSG-Erhöhung.

Entscheidend ist die Summe von mehreren entsprechend veränderten Befunden. Ein Wort in diesem Zusammenhang zu den sogenannten Akutphasenproteinen: Das C-reaktive Protein, so genannt wegen der ursprünglich entdeckten Reaktivität mit dem C-Polysac-
charid der Pneumokokkenkapsel, ist schon seit langem als Infek-
tionsparameter bekannt. Sein spezifischer Wert wurde jedoch zunehmend bezweifelt, da CRP-Erhöhungen auch bei einer großen Anzahl anderer, z. B. rheumatischer Erkrankungen regelmäßig auftreten. In jüngster Zeit gewinnt jedoch das CRP - vor allen Dingen in der Verlaufskontrolle - wieder zunehmend an Bedeutung in
der Diagnostik z. B. der Neugeborenensepsis, von Shuntinfektio-
nen und bestimmten Arten der Osteomyelitis. Die Wertigkeit der
anderen Proteine, die zu dieser Gruppe gehören, steht zur Zeit
noch nicht fest, es sind jedoch auch hier in Zukunft mögliche
spezifische Zuordnungen zu bestimmten Infektionskrankheiten zu
erwarten. Ähnliches gilt für körpereigene Stoffe wie "Tumor ne-
crosis factor" und "Myocardial depressant factor", die nach bisher vorliegenden Untersuchungen z. B. im Verlaufe einer Sepsis
vermehrt im Serum bestimmter Patienten gefunden werden können.

Einen erheblichen Fortschritt in der Infektionsdiagnostik haben
die vielfältigen bildgebenden Verfahren bewirkt (Tabelle 6). So
lassen sich mit Hilfe sonographischer Verfahren sowie der Compu-
tertomographie in wenig eingreifender Weise schon frühzeitig lo-
kalisierte und vor allem zur Abszedierung neigende Infektions-
prozesse feststellen. Der Wert der Kernspintomographie kann zur
Zeit noch nicht abschließend beurteilt werden. Auch neue szinti-
graphische Verfahren können in der Diagnostik bestimmter Infektionskrankheiten wertvolle Hilfe leisten. So kann das Gallium-
szintigramm entscheidend zur Diagnostik osteogener oder osteo-
myelogener Septikämien beitragen. Mit Hilfe Indium-markierter

Tabelle 6. Bildgebende Verfahren

Normale Röntgenaufnahme (eventuell mit Kontrastmittel)
Tomographie
Sonographie
CT
MNR
Szintigraphie
- "Konventionell"
- Gallium
- Indium (markierte Granulozyten)

Tabelle 7. Andere Untersuchungsverfahren

Endoskopie
- Bronchoskopie!
  + Sekretentnahme
  + Lavage
  + perbronchiale Biopsie
- Gastroduodenoskopie
- Kolonoskopie
- (ERCP)

Invasiv-operative Verfahren, z. B.
- Laparoskopie
- Probelaparotomie
- offene Lungenbiopsie

Granulozyten - Granulozyten des Patienten oder Fremdgranulozyten - lassen sich kleinste Abszedierungen oder Sepsismetastasen in bestimmten klinischen Situationen feststellen. Entscheidend ist natürlich die jeweilig richtige Indikationsstellung für die Durchführung solcher Verfahren. Dies muß zur Zeit noch wenigen Zentren mit entsprechenden Erfahrungen überlassen bleiben.

Endoskopische Untersuchungsverfahren (Tabelle 7) können im Einzelfall erforderlich werden, um einerseits in situ Aspekte zu gewinnen und andererseits gezielt Materialien zur pathohistologischen bzw. klinisch-mikrobiologischen Untersuchung zu entnehmen. Das wichtigste Verfahren in dieser Hinsicht ist sicherlich die Fiberbronchoskopie in der Pneumoniediagnostik mit ihren entsprechenden Differentialdiagnosen. Invasiv-operative Verfahren bleiben dem Einzelfall vorbehalten, sie sind da aber sicherlich unabwendbar. So muß z. B. bei einer plötzlich aufgetretenen Pneumonie bei Leukämiepatienten unter Zytostase in der Leukopeniephase eine aggressive Diagnostik mit perbronchialer Biopsie oder gar Lungenbiopsie durchgeführt werden, um eine möglichst gezielte und damit auch das Toxizitätsrisiko einschränkende Therapie einleiten zu können. Hier muß dann auch eher eine mögliche Komplikation, wie z. B. ein Pneumothorax oder eine Blutung, als Risiko akzeptiert werden. Als Faustregel muß beachtet werden, daß mit solchen eingreifenderen Verfahren gewonnene Materialien grundsätzlich pathohistologisch und klinisch-mikrobiologisch untersucht werden sollen.

Die mit den bis jetzt besprochenen diagnostischen Verfahren gewonnenen Erkenntnisse sollten zumindest mit hoher Wahrscheinlichkeit auf die Art der Infektion und den Ort der Infektion
rückschließen lassen. Im folgenden Abschnitt soll näher auf die
klinisch-mikrobiologische Diagnostik eingegangen werden.

Die mikrobiologische Diagnostik der Infektionskrankheiten glie-
dert sich in mehrere Schritte, die auch zeitlich voneinander zu
trennen sind, d. h. einige Verfahren ergeben einen schnelleren
Nachweis oder zumindest einen ersten Hinweis in Richtung auf einen bestimmten Erreger. So gehören die Mikroskopie und Antigennachweise zu den schnellen, orientierenden Maßnahmen, während
die kulturelle Diagnostik, Tierversuche und serologische Untersuchungen zeitaufwendiger sind.

Mikroskopische Untersuchungen sollen dazu dienen, Erreger in Materialien oder Geweben nachzuweisen sowie die eventuell vorhandene Entzündungsreaktion des Organismus. Dazu gehören auch zyto-
logisch-histologische Untersuchungen, die bei uns fast überwiegend von den Pathologen durchgeführt werden. Klinisch-chemisch
können im Sediment bestimmter Körperflüssigkeiten, wie z. B.
Urin, Entzündungszellen, aber auch Bakterien oder Pilze in der
direkten Mikroskopie (ohne Färbung) nachgewiesen werden. Im klinisch-mikrobiologischen Labor werden neben dem Direktpräparat
vor allen Dingen Untersuchungen an gefärbten Präparaten durchgeführt. Neben dem Grampräparat, das eine hervorragende Stellung
einnimmt, werden Spezialfärbungen wie nach Giemsa, Ziehl-Neel-
sen und Neisser herangezogen. Ein anderes mikroskopisches Verfahren ist das der direkten Immunfluoreszenz, das heute noch
nur beschränkt Anwendung findet, z. B. in der Legionellose- und
Pertussisdiagnostik.

Das Grampräparat ist eine der einfachsten und schnellsten Methoden der mikrobiologischen Infektionsdiagnostik, setzt aber neben der als selbstverständlich vorausgesetzten guten technischen Durchführung eine große Erfahrung des Untersuchers voraus, um zur bestmöglichen Interpretation zu gelangen. Es wäre
zu wünschen, daß dieses Verfahren immer mehr als "Bedside"-Dia-
gnostik Eingang finden würde, um zur schnelleren Differential-
diagnostik und Differentialtherapie von Infektionskrankheiten,
vor allem im operativen Bereich, beitragen zu können. Dies
setzt jedoch das entsprechende "Training" voraus. Mit Hilfe des
Grampräparates lassen sich erste Aufschlüsse über den Erreger
(Bakterien und Pilze) treffen, aber auch über vorhandene oder
nicht vorhandene Entzündungs- bzw. Epithelzellen. Der Gesamtbe-
fund erlaubt dann eine entsprechende Einordnung. Die einzelnen
Indikationen für die Durchführung eines Grampräparates sind in
der Tabelle 8 aufgeführt. Falls ein Grampräparat vom Kliniker
selbst nicht durchgeführt werden bzw. interpretiert werden
kann, sollte es frühzeitig vom mikrobiologisch-diagnostischen
Institut angefordert werden.

Vorrangiges Ziel jeder mikrobiologischen Infektionsdiagnostik
ist natürlich der Erregernachweis mit Hilfe der Kultur (Tabelle 9). Da die mikrobiologische Erregerdiagnose nur so gut und
verwertbar sein kann wie das Material, das zur Untersuchung

Tabelle 8. Grampräparat

Technik
Interpretation
- Bakterien, Pilze
- Entzündungszellen
- Epithelzellen
Indikationen
- Liquor
- Blutkultur
- Abszeß- und Empyempunktate
- Gewebspunktate
- Bronchialsekret
- (Urin)
- (Wundabstriche)

Tabelle 9. Kultureller Erregernachweis

Gezielte Materialentnahme
Adäquater Transport
Kulturverfahren <u>entsprechend</u> Material und Klinik
Speziesdiagnose
Antibiogramm (eventuell MHK/MBK)
<u>Kritische Befundinterpretation</u>
- Kompatibel mit Klinik?
- Möglichkeit der Kontamination?

kommt, ist es entscheidend, daß das richtige Material richtig entnommen und richtig transportiert wird. Z. B. sollten nicht Abszeß- oder Wundabstriche entnommen werden, sondern möglichst vom Gesunden aus gewonnene, gezielte Punktate. Hierdurch wird eine mögliche Kontamination durch die Normalflora weitestgehend verhindert. Weiterhin entscheidend sind Transportart und Transportzeit. Je früher das Material zur Untersuchung kommt, desto besser. Wenn dies rein praktisch nicht gewährleistet ist, müssen zumindest in bestimmten Fällen Transportmedien verwandt werden. Zu berücksichtigen ist aber auch, daß zum Nachweis einiger Erreger auch gerade Transportmedien hinderlich sein können. Dem klinisch-mikrobiologischen Labor müssen ausreichend viele klinische Informationen zur Verfügung stehen, um die entsprechenden Kulturverfahren auswählen zu können. Es ist zu fordern, daß die Erregerdiagnose bis zur Spezies erfolgt und ein Antibiogramm durchgeführt wird. In Einzelfällen ist es sogar erforderlich, nachzuweisen, daß es sich um denselben Stamm in verschiedenen Materialien, z. B. Blutkultur und Abszeßpunktat, handelt. Der Aufwand mikrobiologischer Untersuchungen wird dadurch natürlich erheblich größer. Wenn Befund und Antibiogramm vorliegen, sind sowohl Mikrobiologe als auch Kliniker - idealerweise zusammen - dazu verpflichtet, den Befund kritisch zu interpretieren. Der Befund muß mit der Klinik übereinstimmen, die Möglichkeit einer Kontamination auf verschiedenste Art und Weise ausgeschlossen werden, da ja eine Infektionskrankheit behandelt werden soll und nicht ein mikrobiologischer Befund.

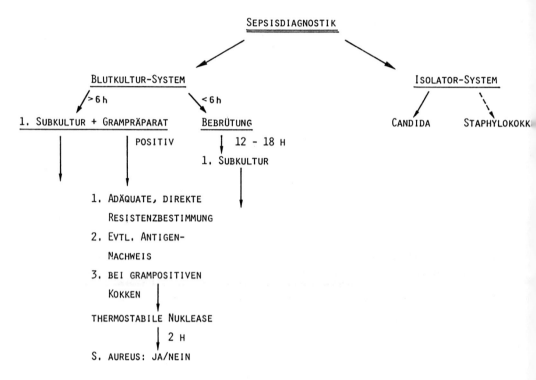

Abb. 1. Übersichtsschema: Rationelle mikrobiologische Sepsisdiagnostik

Wegen der herausragenden Bedeutung soll kurz auf die Sepsisdiagnostik eingegangen werden. In der Abb. 1 ist der Untersuchungsgang schematisch wiedergegeben, so wie er heute unter optimalen Bedingungen durchführbar ist. Entscheidend ist, möglichst schnell zur richtigen Diagnose zu kommen. Es werden zunächst zwei Blutkulturen vor Therapiebeginn entnommen, und zwar eine aerobe und eine anaerobe Blutkultur. Üblicherweise werden in jede Flasche ca. 10 - 20 ml Blut gegeben, dies reicht aus, um einmal eine hohe Trefferquote zu garantieren, aber auch andererseits möglicherweise vorhandene antibiotisch wirksame Substanzen ausreichend zu verdünnen. Bei dem dringenden Verdacht auf eine Candidainfektion, in bestimmten Fällen auch bei Staphylokokkeninfektionen, sollte zusätzlich das Isolatorsystem verwendet werden, um schon intragranulozytäre Erreger noch nachweisen zu können. Für den Transport sollte als Grundregel gelten, daß Blutkulturflaschen möglichst schnell zum untersuchenden Institut transportiert werden sollen. Wenn dies nicht möglich ist, d. h. wenn die Flaschen das Institut nicht zu den Betriebszeiten erreichen können, sollten sie in der Klinik bei 37 °C vorbebrütet werden. Nach etwa 6 - 8 h Vorbebrütung ist die erste Subkultur möglich sowie die direkte Mikroskopie mit Grampräparat, der Versuch des Antigennachweises und, falls grampositive Kokken im Präparat sichtbar sind, der Versuch des Nachweises der S.-aureus-spezifischen thermostabilen Nuklease. So kann unter optimalen Bedingungen schon etwa 8 h nach Blutkulturentnah-

Tabelle 10. Antigennachweise

Kapsel-, Zellwand-, Membranantigene
- Pneumokokken
- Betastreptokokken
- N. meningitidis
- H. influenzae
- C. albicans, Cryptococcus

Toxinnachweise
- TSST-1
- SET a - e

Thermostabile Nuklease (S. aureus)

(Endotoxin?)

---

me im positiven Fall ein mikroskopischer Erregernachweis gemeldet werden, und in bestimmten Fällen schon 2 - 3 h später die definitive Aussage, daß es sich um S. aureus handelt. Dies ist heute um so wichtiger, da etwa ein gutes Drittel aller Sepsisfälle durch S. aureus verursacht wird. Die Verwendung der früher üblichen Liquidvenülen wird heute weltweit für die Sepsisdiagnostik als nicht mehr ausreichend angesehen.

In Tabelle 10 sind einige Antigennachweise aufgeführt, die heute schon aus Liquor, Blutkultur oder Urin durchgeführt werden können und im Einzelfall von erheblicher Bedeutung sein können, da sie schnell und überwiegend spezifisch sind. Die dort aufgeführten Toxinnachweise für S. aureus, das Toxic shock-Toxin sowie Enterotoxine, gelingen bisher leider auch in entsprechend ausgerüsteten Labors nur in etwa einem Drittel der Fälle. Der prinzipiell mögliche Nachweis von Endotoxin ist aufgrund methodischer Schwierigkeiten höchst unsicher zu bewerten. Die Frage ergibt sich also, ob dies routinemäßig sinnvoll ist.

Tierversuche spielen in der Infektionsdiagnostik bei Infektionskrankheiten im operativ-intensivmedizinischen Bereich nahezu keine Rolle. Auf sie soll hier nicht weiter eingegangen werden. Auch serologische Untersuchungen sind nicht von erheblicher Bedeutung, insbesondere was die Akutdiagnostik angeht. Sie könnten aber für die spätere Diagnosesicherung sowie für Verlauf und Therapiekontrolle wichtig sein. Das gleiche gilt für die Diagnostik von Postinfektionssyndromen. In jedem Falle sollte ein Akutphasen- und ein Rekonvaleszenzphasenserum entnommen werden, um den Titerverlauf beurteilen zu können.

Es ist die grundsätzliche Crux der klinisch-mikrobiologischen Diagnostik, daß, abgesehen von den mikroskopischen Verfahren und den schon vorhandenen Antigennachweisverfahren, der Erregernachweis eine bestimmte Wachstumszeit des Erregers erfordert. Die Zukunftsperspektiven der klinisch-mikrobiologischen Diagnostik liegen also darin, daß neue Verfahren in die Routine eingeführt werden können, die dieses nicht voraussetzen, sondern möglichst spezifisch und sensitiv Zellwand-/Zellmembran-

Tabelle 11. Checkliste: Sepsisdiagnostik

Befunde
- Intermittierendes Fieber, Schüttelfröste?
- Tachykardie, relative Bradykardie?
- Hypotonie (Schock)?
- Splenomegalie?
- Hautmetastasen?
- Leukozytose, Linksverschiebung?
- Hypochrome Anämie?
- Thrombozytopenie (DIC)?
- Dysproteinämie?
- Hypophosphatämie?
⇒ Blutkulturen
⇒ Herdsuche

Tabelle 12. Checkliste: Pneumoniediagnostik

- Anamnese (Nosokomial? Antibiotika-Vortherapie?)
- Beatmung (Wie?)
- Gasaustauschstörung?
- Auskultation?
- Fieber (Wie?)
- Eitriges Trachealsekret?
- Leukozytose, Linksverschiebung?
⇒ Radiologie
⇒ Bronchoskopie
⇒ Mikrobiologie: Bronchialsekret, Blutkultur, Candida-AG

Tabelle 13. Checkliste: Harnweginfekt-Diagnostik

Anamnese (Harnableitung? Urogenital-OP?)
Subjektive Symptomatik?
Pyurie?
Sedimentbefund?
⇒ Mikrobiologische Urinuntersuchung
  - Mittelstrahlurin
  - Katheterurin
  - Blasenpunktion
  - Ureterenurin

---

oder andere Produkte von Erregern aufspüren können. Besondere
Hoffnung wird darauf gesetzt, daß mit Hilfe von "DNA-Probes" in
Zukunft spezifische Erregernachweise gelingen können. Aber es
soll nicht verschwiegen werden, daß diese experimentellen Verfahren in bezug auf ihre Routineanwendbarkeit noch erhebliche
technische Probleme bereiten.

Zum Schluß seien noch für einige der wichtigsten und häufigsten
Infektionskrankheiten im operativ-intensivmedizinischen Bereich
- Sepsis, Pneumonie und Harnweginfekt - Checklisten angegeben,
die anamnestische, klinische und Zusatzbefunde auflisten, die
erhoben werden sollen, um möglichst schnell zu einer Diagnose-

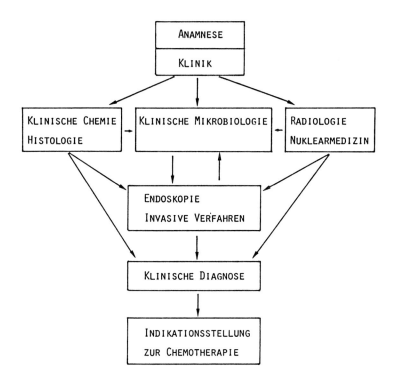

Abb. 2. Übersichtsschema: Infektionsdiagnostik und Indikationsstellung zur antiinfektiösen Chemotherapie

stellung zu gelangen (Tabellen 11 bis 13). Diese Schemata sind
sicherlich nicht vollkommen und umfassend, können aber vor allem für den jüngeren Kollegen in der Anfangsphase die Diagnostik erleichtern.

In Abb. 2 wird noch einmal schematisch der Untersuchungsgang in
der Diagnostik von Infektionskrankheiten von der Anamnese bis
hin zur Indikationsstellung zur Chemotherapie zusammengefaßt.
Er könnte das medizinisch notwendige, dem Patienten zumutbare
und möglichst kostengünstige Vorgehen in der Infektionsdiagnostik erleichtern.

Entscheidungskriterien für eine Antibiotikatherapie im Rahmen der operativen Medizin

Von H. Wacha

Zahlreiche chirurgische Infektionen werden ausschließlich chirurgisch, einige ausschließlich antibiotisch und viele mit allen heute zur Verfügung stehenden Mitteln - chirurgischen und intensivmedizinischen Maßnahmen, einschließlich Antibiotika - erfolgreich behandelt. Der Stellenwert der Antibiotikatherapie kann in der Chirurgie fast nie isoliert betrachtet werden.

Die Grundlage jeder Entscheidung ist der Nachweis von Bakterien und deren Relevanz für die Infektion. Die Keimidentifizierung braucht jedoch auch heute noch seine Zeit. Klinische Kriterien überwiegen bei der Entscheidung zur Antibiotikatherapie.

Die Entscheidung, ob und wann eine Antibiotikatherapie indiziert ist, hängt von der Erkennung und Einschätzung einer bakteriellen Infektion durch den Chirurgen ab. Erfahrungen aus bakteriologischen Befunden, in-vitro-Untersuchungen und Studienergebnissen bestimmen die Substanzwahl.

I Wundinfektionen

Wundinfektionen und Abszesse sind meist durch chirurgische Maßnahmen zu sanieren und bleiben damit ein lokales Problem. Die Indikation zur Antibiotikagabe ist daher selten gegeben. Eine phlegmonöse Ausbreitung, die Unmöglichkeit der Sanierung durch chirurgische Maßnahmen, das septische Krankheitsbild machen jedoch eine Antibiotikatherapie notwendig. Wie gezielt kann sie in diesem Falle erfolgen?

Sind statistische Erhebungen über Keimhäufigkeit, Vorkommen und Resistenzverhalten eine Entscheidungshilfe bei der Wahl der Substanz?

In der Vergangenheit haben oft Meldungen von Resistenzzunahmen zu einer Änderung der Substanzwahl geführt. Auch heute besteht immer noch die Tendenz, sich von einer neuen Substanz mehr zu versprechen, besonders wenn es um "schwierige" Fälle geht.

Besteht tatsächlich diese Notwendigkeit, immer die neueste Substanz unseren Infektionen entgegenzusetzen? Haben wir es denn in den letzten Jahren vermehrt mit neuen Keimen zu tun?

Ergebnisse (Tabelle 1)

Das Keimspektrum bei Wundabstrichen und Harnweginfektionen in unserem Hause ist seit über 15 Jahren im wesentlichen gleich

Tabelle 1. Nachweishäufigkeit verschiedener Keime, Krankenhaus Nordwest Frankfurt (1969 – 1983)

		E. coli	Staph. aureus	Pseudomonas aeruginosa	Klebsiella	Proteus	Streptococcus faecalis
1969 – 1971							
n = 2 555	U	34,5 %		12,2 %		17,0 %	22,7 %
n = 534	W	40,0 %	16,0 %	8,0 %		13,0 %	8,0 %
1978 – 1980							
n = 2 345	U	32,0 %		3,7 %	8,0 %	12,0 %	14,0 %
n = 650	W	18,0 %	22,0 %	2,0 %	2,0 %	4,0 %	9,0 %
1983							
n = 1 343	U	33,3 %		6,6 %	8,3 %	15,0 %	18,3 %
n = 460	W	23,5 %	10,5 %	2,3 %	4,0 %	9,3 %	14,0 %

U = Urinproben
W = Wundabstriche

geblieben. Staphylokokken nehmen nicht zu, und die Nachweishäufigkeit von Pseudomonaden bleibt im Beobachtungszeitraum und auch heute noch konstant niedrig.

Die Resistenzsituation gegenüber den gebräuchlichen Antibiotika, Ampicillin und Tetrazykline ausgenommen, hat sich nicht geändert. Die Coli-Wirksamkeit aller Cephalosporine und der modernen Penicilline ist gut, die Staphylokokken-Resistenzsituation ebenfalls problemlos: Cephalosporine der zweiten Generation und Staphylokokkenpenicilline bleiben weiterhin wirksam.

Die für ähnliche Zeiträume aufgeschlüsselten Ergebnisse anderer Autoren mit deutlicher Zunahme von Staphylokokken und gramnegativen Problemkeimen bestätigen unsere Untersuchungen nicht.

Eine Sammelstatistik gibt jedoch nur eine recht grobe Orientierung. Erst die Aufschlüsselung nach Stationen erlaubt Hinweise auf eine spezielle Häufung von Keimen und läßt Rückschlüsse auf nosokomiale Infektionen und Antibiotikagehabe des Teams zu (Tabelle 2).

Dennoch bleibt eine Beobachtung: Pseudomonaden sind äußerst selten bei frischen Infektionen, E. coli ist der häufigste Keim bei Harnweginfektionen, Staphylokokken führen bei traumatologischen, gramnegative bei abdominalchirurgischen Komplikationen. Problemkeime (Multiresistenzen) finden sich bei postoperativen Komplikationen mit intensivmedizinischer Langzeitbetreuung und einer langen Antibiotikaanamnese. Wie häufig bei diesen Befunden eine Kolonisation an Körperoberflächen oder Eintrittspforten als vermeintliche Infektionsursache gezählt wird, ergibt sich nicht aus diesen Statistiken.

Der Wert solcher Untersuchungen wird erst bei der Betrachtung der Details deutlich. Bei Erfassung kürzerer Zeiträume und spezieller Bereiche werden Gefahren von Keimanhäufung oder Resistenzentwicklungen erkennbar.

Diese Beobachtungen sind gerade für die Beurteilung des Einzelfalles von Bedeutung. Besonders bei postoperativen Infektionen und vorangegangener oft mehrphasiger Antibiotikatherapie kann die Entscheidung nur mit Hilfe des Mikrobiologen am Krankenbett erfolgen.

Zusammengefaßt bedeutet dies: Das Ziel der Antibiotikatherapie bei Wundinfektionen sind in der Traumatologie weiterhin Staphylokokken und in der Abdominalchirurgie E. coli. Moderne Substanzen mit spezieller Wirkung gegen gramnegative Problemkeime, insbesondere Pseudomonaden, bleiben Problemfällen vorbehalten. Problemfälle sind Einzelschicksale, die einer individuellen Behandlung bedürfen.

Die häufigsten entzündlichen Krankheitsbilder in der Chirurgie sind glücklicherweise frische Infektionen.

Hierzu Überlegungen am Beispiel der akuten Cholezystitis, Cholangitis, Peritonitis und der katheterinduzierten Harnweginfektion.

Tabelle 2. Häufigkeit von E. coli und Staph. aureus. Verschiedene Bereiche und Zeitabschnitte

Stationen	Intensiv	Traumatologie	Ambulanz
Staph. aureus			
1978	15,4 %	28,4 %	47,0 %
1979	11,6 %	32,0 %	46,7 %
1980	16,2 %	43,8 %	48,4 %
E. coli			
1978	27,5 %	14,9 %	8,6 %
1979	26,8 %	8,5 %	6,7 %
1980	31,4 %	3,1 %	14,1 %

II Gallenwegentzündungen bei Steinleiden

1. Akute Cholezystitis

Die akute Cholezystitis ist eine primär aseptische Entzündung. In nahezu allen Fällen wird die "Entzündung" durch einen Steinverschluß ausgelöst. Bakterien spielen meist erst sekundär eine Rolle. In 50 % werden Keime in der Gallenblase gefunden. Es handelt sich in über 75 % um Monokulturen von E. coli, Enterokokken, Klebsiellen oder Proteus-Spezies. Histopathologisch handelt es sich bei den akuten Cholezystitiden nur in 10 % um phlegmonöse Entzündungen, also bakteriell bedingte Veränderungen.

Daraus folgt: Die Indikation zur Antibiotikatherapie bei der akuten Cholezystitis ist eine Seltenheit. Denn auch alleine mit Nahrungskarenz, Spasmolytika und unter klinischer Verlaufskontrolle werden die meisten Patienten innerhalb weniger Stunden beschwerdefrei. Die Cholezystektomie ist die adäquate Therapie.

Antibiotika hätten nur den Zweck, die Infektausbreitung zu verhindern. Allerdings konnten bei parenteraler Applikation von Antibiotika nur in weniger als der Hälfte der Fälle wirksame Substanzspiegel in Galle und Gallenblasenwand erreicht werden. Wegen der oft erheblichen entzündlichen Veränderungen und den damit verbundenen hohen technischen Anforderungen an den Chirurgen wird der Operationszeitpunkt zwar immer wieder diskutiert (Sofortoperation bis hin zur Intervalloperation), an der Indikation zur Cholezystektomie besteht jedoch kein Zweifel.

Die Antibiotikagabe bei der akuten Cholezystitis ist also eigentlich keine Therapie, wenn sie im Zusammenhang mit einer Cholezystektomie erfolgt. Die Operation ist die Therapie. Die Antibiotikagabe ist hier eine Wundinfektionsprophylaxe.

2. Cholangitis

Da in rund 13 % aller akuten Cholezystitiden eine eitrige Cholangitis aufgrund von Choledochussteinen besteht, ist nicht nur
die Cholezystektomie, sondern auch eine intraoperative Cholan-
giographie erforderlich. Übersehene Hindernisse im Choledochus
hätten eine cholangitische Infektausbreitung und Leberabszesse
zur Folge mit einer Letalität von 30 - 40 % (2). Sind in diesen
Fällen Antibiotika notwendig?

Abflußstörungen der Gallenwege, rezidivierende Fieberschübe,
ein Zustand nach Gallenwegeingriffen bedeuten praktisch immer
einen Keimbefall der Choledochusgalle. Trotzdem konnten wir nur
in knapp 40 % der Leberbiopsien Zeichen der bakteriell bedingten eitrigen Cholangitis finden.

Choledochusgalle bei Tumorverschluß ist fast immer steril. Im
übrigen werden vorwiegend E. coli (35 %), Klebsiella, Proteus-
Spezies, Streptokokken und Enterokokken in Monokultur gefunden.

Da ein Keimbefall der Gallenwege in erster Linie auf eine Ab-
flußstörung zurückzuführen ist, besteht die Therapie der Cholangitis bei Gallengangsteinen in der Sanierung der Gallenwege
und der Wiederherstellung des Gallenflusses.

Reichen diese Maßnahmen zur Infektbekämpfung aus? Nach alleiniger chirurgischer Sanierung fanden wir keine Reduktion der Keimzahl in den Gallenwegen.

Mit Antibiotika kam es bei freien Abflußverhältnissen der Gallenwege innerhalb von ein bis zwei Tagen in Abhängigkeit von
der Substanz zur Reduktion oder Elimination der Keime.

Bei zurückgelassenen Steinen blieben die Keimzahlen trotz Antibiotikatherapie hoch. Moderne Penicilline wie auch Cephalosporine waren in der Galle wirksam. Letztlich war bei der Wahl des
Antibiotikums die Empfindlichkeit der Substanz gegen die zu erwartenden Erreger und die Wirksamkeit in der Galle wichtiger
als die Gallengängigkeit. In klinisch-experimentellen Studien
konnten sowohl mit weniger gallengängigen Antibiotika, wie Cefotaxim oder Lamoxactam, als auch mit Cefoperazon oder Mezlocillin (Ureidopenicillin), die sehr gut in Galle ausgeschieden werden, innerhalb von 24 - 48 h die Keimzahl reduziert oder gar
eliminiert werden. Tetrazykline und Aminoglykoside waren trotz
teilweise ausreichend hoher Gallenspiegel unwirksam.

Da Ungewißheit besteht, ob die chirurgische Sanierung (sowohl
endoskopisch durch Papillenspaltung als auch durch eine Laparo-
tomie) für die bakterielle Elimination der Keime im Choledochus
ausreicht, da ferner Unsicherheit besteht über den Krankheits-
wert der Bakteriobilie (fast immer mehr als 10^4 Keime/ml Galle), empfehlen wir bei Patienten mit den klinischen Zeichen des
Gallenstaus (cholangitische Schübe, Ikterus, Alter über 60 Jahre und anderes) eine Antibiotikagabe, wobei eine intraoperative
Gabe und eine Dosis 6 - 8 h nach dem Eingriff für die Elimination der Keime in der Choledochusgalle ausreicht.

Untersuchungen konnten wegen der Seltenheit der Bakteriobilie
bei komplettem Choledochusverschluß nicht durchgeführt werden
(die Galle ist in der Regel hier steril). Wird überhaupt Wert
auf die Gallengängigkeit einer Substanz gelegt, so käme nur Mezlocillin, aber auch nur nach zwei bis drei Tagen nach der Dekompression, in Betracht.

Schlußfolgerung

Ausreichend hohe Antibiotikaspiegel können nur bei intakter Leberfunktion und Gallenausscheidung gewährleistet werden. Somit
ist die Grundvoraussetzung einer jeden Antibiotikatherapie -
auch bei Cholangitiden - die Sanierung der Gallenwege oder die
ausreichende Dekompression. Die Antibiotikatherapie bei fortbe-
stehendem Tumor bzw. Gallengangverschlußstein kann nur darin
bestehen, eine Ausbreitung des Infekts und der Sepsis zu verhindern. Eine Ausheilung wird es nicht geben. Darüber hinaus ist
die bakterielle Besiedelung in maximal einem Drittel der Fälle
die Ursache der klinischen Cholangitis. Gerade bei Tumorverschluß wird selten ein Keimnachweis in der Galle möglich sein.

Der Vorteil der Penicilline besteht in der guten Wirksamkeit gegenüber den relativ häufig vorkommenden Enterokokken. Die große
Gruppe der Cephalosporine zeichnet sich durch eine gute Wirksamkeit gegenüber E. coli aus.

Cephalosporine sind jedoch wirkungslos gegenüber Enterokokken,
auch wenn sie als empfindlich getestet waren. Die guten klinischen Ergebnisse mit Aminoglykosiden beruhen nicht auf einer guten Wirksamkeit in der Galle. Sie sollten daher nur bei genera-
lisierten Infektionen (Sepsis) und Risikofällen in Kombination
mit Cephalosporinen und Penicillinen eingesetzt werden.

III Diffuse Peritonitis

Es besteht bisher aufgrund der vielen Antibiotikastudien in der
Welt keine Veranlassung zu glauben, daß im Laufe der Antibioti-
kaentwicklungen der letzten Jahre nur wenige, ganz bestimmte
Substanzen für die Peritonitis besonders geeignet wären.

In der Vergangenheit waren klinische Studien bei intraabdominalen Infektionen mit einer durchschnittlichen Erfolgsrate von
84 % (52 - 96 %) für die klassische Kombination Aminoglykosid
und Clindamycin, 89 % (83 - 93 %) Aminoglykosid und Metronidazol sowie 93 % (61 - 95 %) für die Kombination ein Cephalosporin plus Clindamycin, Metronidazol oder einem Penicillin erfolgreich. Zahlreiche Ausschlußkriterien wie Niereninsuffizienz, vorangegangene Antibiotikatherapie und Infektionen mit
einer hohen zu erwartenden Mißerfolgsrate führten auch zu der
erstaunlich niedrigen Letalität von etwa 3,5 % (3). Eine Definition der Infektion und der Schweregrade der behandelten Patienten fehlt ebenso wie eine Definition des Erfolgs in Zusammenhang mit einem Antibiotikaregime.

Tabelle 3. Letalität der Peritonitis ohne Antibiotika
(1889 - 1944)

Ausgangsort	Letalität %
Appendizitis	20,7 % (4,7 - 42,6 %)
Magen, Duodenum	36,7 % (0 - 59,0 %)
Gallenwege	47,5 % (26,2 - 72,7 %)
Intestinum	66,0 % (48,0 - 82,8 %)

Tabelle 4. Letalität der Peritonitis mit Antibiotika
(nach 1944 - 1986)

Ausgangsort	Letalität in %
Appendizitis	1,7 % (0 - 14,0 %)
Magen, Duodenum	10,6 % (0 - 52,3 %)
Dünndarm	33,1 % (0 - 58,3 %)
Dickdarm	30,8 % (0 - 54,2 %)
"Galle"	49,0 % (35,9 - 82,3 %)

Nicht jede Peritonitis ist eine schwere, lebensbedrohliche Erkrankung. Intraabdominale Infektionen stellen, wenn sie lokalisiert und chirurgisch sanierbar sind, ebensowenig eine zwangs-
läufige Indikation zur Antibiotikatherapie dar wie nachweislich
nicht bakteriell bedingte Peritonitiden (frische Magenperforation, die Peritonitis bei Pankreatitis und anderes).

Gibt es nun einfache klinische Kriterien für die Indikation zur
Antibiotikagabe und Substanzwahl?

Welche Hinweise gibt es für das Vorliegen einer bakteriellen Peritonitis?

a) pH und Zellzahl
Bei der makroskopischen Beurteilung ist trüb-eitriges Peritonealexsudat gleichbedeutend mit einer Zellzahl über 10^4 Zellen/
ml. Diese hohe Zellzahl korreliert nach einer Untersuchung von
über 70 Proben mit einem positiven Keimnachweis von über 10^4
Keimen/ml (laufende Peritonitisstudie). Darüber hinaus korreliert ein pH-Wert über 7 auffällig häufig mit einem positiven
Keimbefund. Wenn sich diese Ergebnisse bestätigen sollten, würden sie die Indikation zu einer rationellen Antibiotikatherapie
erleichtern.

b) Ursprungsort der Peritonitis
Seitdem die chirurgische Sanierung des Infektionsherdes durch
einfache Übernähung der Peritonitisursache nach einer Magenperforation möglich ist, ist auch die Ausheilung nahezu aller frischen Peritonitiden möglich.

Auch die Letalität der Peritonitis nach Wurmfortsatzperforation
wurde lange vor der Antibiotikaära durch die erste Appendektomie entscheidend gesenkt. Zwar konnte die Sterblichkeit nach

Tabelle 5. Mischinfektionen: Häufigkeit bei diffuser Peritonitis. Anzahl der Spezies pro Fall (n = 42)

Spezies	Absolut	Prozentual	2 und mehr als 2 Keime (Mischinfektion)
Eine	6	14,3 %	
Zwei	8	19,0 %	85,7 %
Drei	8	19,0 %	
Vier	9	21,5 %	
Fünf	7	16,7 %	
Sechs	3	7,2 %	
Sieben	1	2,4 %	

Einführung der Antibiotika noch weiter reduziert werden, die Wirksamkeit der antimikrobiellen Substanzen hat sich jedoch nachweislich am deutlichsten in der Reduktion der postoperativen Wundinfektionsraten gezeigt (Tabellen 3, 4).

c) Bakteriologie*
Keimzahl und Art bestimmen die Indikation zur Antibiotikatherapie. Die Substanzwahl richtet sich nach Resistenz und Keimspektrum.

Durchschnittlich 30 % aller makroskopisch als diffus eingestuften Peritonitiden sind steril. In über 85 % handelt es sich um Mischinfektionen, durchschnittlich um mehr als drei Arten pro Patient. In fast 86 % um 10^4 oder mehr Keime pro ml Exsudat. Häufigste Keime sind E. coli und Bakt. fragilis (Tabellen 5, 6, 7).

Durchwanderungsperitonitiden und Magenperforationen zeigen die geringsten Keimzahlen, Peritonitiden nach Kolonperforationen die höchste. Die Resistenzsituation der modernen Penicilline und Cephalosporine ist bei frischen Peritonitiden (postoperative ausgeschlossen) günstig (Tabelle 7).

d) Substanzwahl
Bei dem zu erwartenden hohen Anteil aerob-anaerober Mischinfektionen ergeben sich bei dem heutigen großen Angebot hochwirksamer Substanzen folgende Möglichkeiten:

 1. Gentamycin + Clindamycin,
 2. Cefoxitin + Metronidazol,
 3. Cefotaxim + Metronidazol,
 4. Moxalactam + Metronidazol,
 5. Piperacillin + Metronidazol,
 6. Mezlocillin + Metronidazol,
 7. Piperacillin + Cefotaxim + Metronidazol,
 8. Mezlocillin + Cefotaxim + Metronidazol,
 9. Imipenem + Gentamycin,
10. Imipenem.

---

*Absatz III c) und d) zusammen mit V. SCHAEFER und H. KNOTHE

Tabelle 6. Gesamtkeimzahl pro Probe (n = 42)

Gesamtkeimzahl	Absolut	%	
10	1	2,4	
100	2	4,7	
1 000	3	7,1	
10 000	4	9,5	85,8 %
100 000	7	16,6	
1 000 000	6	14,2	
10 000 000	12	28,6	
100 000 000	7	16,6	

Tabelle 7. Isolierungshäufigkeit der einzelnen Arten (n = 143)

E. coli	36
Andere Enterobacteriaceae	15
Enterokokken	13
Staphylokokken	4
Pseudomonas aeruginosa	2
Neisserien	1
Streptokokken mit Hämolyse (A, B, C, G)	4
Streptokokken ohne Hämolyse	10
Bacteroides-Spezies	27
Clostridien	5
Fusobakterien	1
Peptostreptokokken	7
Laktobakterien	2
Sproßpilze	8

Tabelle 8. Diffus-eitrige Peritonitis. Wirkung von zehn gebräuchlichen Antibiotika auf die isolierten Keime (ohne Bacteroides-Spezies und Sproßpilze) (n = 108)

Antibiotika	Resistent absolut	in %	Sensibel absolut	in %
Ampicillin	26	24,0	82	66,0
Mezlocillin, Piperacillin	16	14,8	92	85,1
Cefotaxim, Latamoxef	14	13,1	94	86,9
Cefoxitin	14	13,1	94	86,9
Imipenem	1	0,9	107	99,1
Gentamycin	39	36,1	69	63,9
Ofloxacillin	0	0	108	100
Ciprofloxacin	0	0	108	100

Die genannten Cephalosporine, Penicilline und auch Imipenem können je nach Fall wegen ihrer Bacteroideswirksamkeit auch als Monotherapie Einsatz finden (Tabelle 8).

Die Chinolone wie Ofloxacillin und Ciprofloxacin eignen sich wegen ihrer schlechten Bacteroideswirksamkeit nicht zur Soforttherapie oder gar als Monosubstanzen. Die Kombination mit einer gegen

Anaerobier wirksamen Substanz erscheint hier dringend empfehlenswert. Hierzu fehlen jedoch zur Zeit experimentelle und klinische Erfahrungen.

Legt man unsere Ergebnisse bei der Spezieszusammensetzung und
deren Antibiotikaempfindlichkeit zugrunde, so können alle Substanzen, auch die klassische Kombination oder die Monotherapie
der oben genannten "Cefs" und "Pens" als theoretisch gut wirksam angesehen werden. Folgende Chemotherapeutika und deren Kombinationen sind jedoch nach unseren Erkenntnissen besonders zu
empfehlen:

- Imipenem + Gentamycin (wobei Imipenem mit 3 x 1 g verordnet
  werden sollte).
  Die Notwendigkeit von Gentamycin als Kombinationspartner ergibt sich aus der möglichen Infektion mit Pseudomonaden und
  resistenten Proteusarten.

- Moxalactam (Cefotaxim) + Metronidazol.
  Bei dieser Therapie werden die Enterokokken (9 %) nicht erfaßt, über deren Pathogenität in diesem Zusammenhang noch diskutiert werden muß.

- Piperacillin (Mezlocillin) + Metronidazol.
  Eine bewährte Kombination, wobei allerdings betalaktamasebil-
  dende Enterobacteriaceae nicht erfaßt werden. Die Notwendigkeit von Metronidazol bei vielen Kombinationen ergibt sich
  aus der hohen Bacteroidesisolierungsrate.

- Alleintherapie mit Imipenem (3 x 1 g) birgt die Gefahr, Pseu-
  domonas- und Proteusarten nicht zu beeinflussen.

Da die Prognose der Peritonitis nur zu einem Teil von den zu
Therapiebeginn vorhandenen Keimen abhängt und nur zu einem Teil
von der Antibiotikatherapie, muß bei der Entscheidung - Antibiotika ja/nein bzw. welche Substanz - ganz besonders der klinische Aspekt eine Rolle spielen.

So bleibt es ungewiß, ob die Vielzahl der bei der Magenperforation nachgewiesenen Candida-Spezies therapiebedürftig ist.

Die Erfolge der Peritonitisbehandlung mit der einfachen Ulkus-
übernähung seit der Jahrhundertwende und die geringe Keimzahl
meist aerober, grampositiver Keime im Peritonealexsudat macht
hier eine prinzipielle Forderung nach einer Antibiotikatherapie, besonders bei frischen, weniger als 6 - 8 h alten Fällen
ohne weitere Risikofaktoren fraglich.

Auch scheint bei der sogenannten Durchwanderungsperitonitis eine Antibiotikatherapie in den meisten Fällen überflüssig: Die
meisten Patienten sterben an ihrem Grundleiden, wenn es sich um
einen Gefäßverschluß handelt, und nicht an einer Sepsis.

Ganz anders hingegen liegen die Verhältnisse beim Ileus, bei
iatrogenen, posttraumatischen Dünndarmperforationen und bei der
Kolonperforation. Hier bestimmen E. coli und Bacteroides-Spe-

Tabelle 9. Fieber und Leukozytenzahl. Entscheidungskriterien
für eine überstandene Infektion (Modifiziert nach STONE)*

Temperatur	> 37,5 °C	65 %
Leukozyten	> 10 500/ml	67 %
Granulozyten	> 81 %	99 %
Unreife Granulozyten	> 7 %	88 %

*Ergebnisse aus über 1 500 Peritonitiden und intraabdominale
 Infektionen sowie 1 000 Weichteilinfektionen und Abszessen

zies und deren Therapie den weiteren Verlauf. Diese Empfehlungen gelten aufgrund von Schlußfolgerungen aus in-vitro-Studien,
klinischen, qualitativen und quantitativen Analysen des Perito-
nealsaftes. Weder klinische noch klinisch-experimentelle Untersuchungen können jedoch zur Zeit die Wirksamkeit der Substanzen
beweisen. Die komplexe Problematik, denken wir alleine an die
extremen pH-Verhältnisse, die wir in unseren Untersuchungen finden, lassen bei der Peritonitistherapie mit Antibiotika noch
vieles im Ungewissen.

IV   Dauer der Therapie

Trotz neuer Möglichkeiten der Laboratoriumsdiagnostik bleiben
nach wie vor Fieberfreiheit (über zwei und mehr Tage) in Kombination mit normaler Leukozytenzahl das Kriterium in der Klinik
für einen ausgeheilten Infekt und für das Ende einer Antibiotikatherapie.

Neuere statistische Untersuchungen unterstützen den seit langem
gehegten Zweifel der Kliniker, Fieberfreiheit als alleiniges,
sicheres Kriterium für bleibende Infektfreiheit zu werten (1).
Dagegen waren nach einer Studie von LENNARD 1982 alle Patienten
infektfrei, wenn sie über zwei Tage fieberfrei waren und ein
normales Blutbild hatten (beim Absetzen der Antibiotika) (Tabelle 9).

Bei einer Untersuchung von STONE ergab Fieberfreiheit alleine
nur zu 81 % eine Rezidivfreiheit. Da aber diese Untersuchung
nur solche Patienten betraf, die fieberfrei am Tage der letzten
Antibiotikagabe waren, ist dieses Ergebnis nur bedingt zu ver-
werten.

Richtiger war die Entscheidung, die Antibiotikagabe zu beenden,
wenn die Leukozyten im Normbereich waren. Nur 5,8 % hatten ein
Infektrezidiv.

Besondere Bedeutung wird in dieser Untersuchung den unreifen
Granulozyten beigemessen: Mit deren Zunahme stieg die Rezidiv-
quote deutlich an.

Tabelle 10. Zahl der Harnweginfekte am 12. postoperativen Tag
(eine Woche nach Therapie)

	n	Infektionen	
Ciprofloxacin	32	4	13 %
Plazebo	27	9	33 %
Total	59	13	22 %

Die persistierende Leukozytose, die weiterhin nachweisbaren unreifen Granulozyten und die Anzahl der Granulozyten sprechen
für eine Antwort des Organismus auf Entzündungsmediatoren.

Fieber alleine kann auch durch zahlreiche Substanzen, wie Endo-
toxine, oder Viren und Pilze hervorgerufen werden. Deshalb ist
das Fieber alleine noch kein Kriterium für eine Antibiotikatherapie, denn es muß sich nicht unbedingt um eine bakterielle Infektion handeln.

Leukozyten und Fieber, eventuell auch das Differentialblutbild
zusammen geben mehr Information über einen überstandenen Infekt
als die Einzeldaten. Schließlich sind jedoch die chirurgische
Infektsuche, Diagnose und Sanierung ein ganz erheblich die Therapie beeinflussender Vorgang, der Vorrang hat vor jeder Laboratoriumsdiagnostik.

Neue Substanzen und deren Qualität der hohen und langanhaltenden Substanzspiegel ermöglichen kürzere Therapiezeiten. Es
scheint sogar die Frage gerechtfertigt, ob nicht eine Tablette
alleine schon für eine Therapie ausreichend sein könnte.

Wenn eine katheterinduzierte Harnweginfektion (HWI) als über
100 000 Keime/ml definiert wird, so könnte eine Tablette eines
Gyrasehemmers für die Ausheilung dieses Infekts ausreichen. Eine laufende Doppelblindstudie soll hier Klarheit schaffen. Hier
die vorläufigen Ergebnisse einer plazebokontrollierten Doppelblindstudie von Patienten fünf Tage nach kolorektalen Eingriffen und in dieser Zeit entstandenen Harnweginfektionen:

Nach Entfernung des Katheters am fünften Tag und Gabe von
500 mg Ciprofloxacin hatten nur noch 13 % in der behandelten
Gruppe, dagegen 33 % in der Plazebogruppe einen Harnweginfekt
am 12. postoperativen Tag (sieben Tage nach Entfernung des Katheters) (Tabelle 10).

Zusammenfassung

Neue Erkenntnisse klinisch-experimenteller Untersuchungen machen es erforderlich, Entscheidungskriterien für eine Antibiotikatherapie immer wieder zu überdenken.

Die Ergebnisse von in-vitro-Studien über zu erwartende Antibiotikaspiegel sind alleine keine Wirkgarantie. Antibiotika sind ein wertvoller Teil einer modernen chirurgisch-intensivmedizinischen Therapie und nicht isoliert zu betrachten. Diese Substanzen sind oft zu Unrecht in Mißkredit geraten, wenn die Chirurgie versagt - ich denke hier besonders an die postoperativen bakteriellen Komplikationen -, andererseits wird ihnen manche lebensrettende Wirkung zugesprochen, die schon alleine durch adäquate chirurgische Sanierung erreicht worden wäre (frische Magenperforation, Appendektomie und anderes).

Literatur

1. HESS, W., ROHNEN, A., CIRENEI, A., AKOVBIANTZ, A.: Die Erkrankungen der Gallenwege und des Pankreas, Bd. II. Padua: Piccini Nuòva Libera 1985

2. SOLOMKIN, J. S., MEAKINS, J. L., ALLO, M. D., et al.: Antibiotic trials in intra-abdominal infections. A critical evaluation of study design and outcome reporting. Ann. Surg. 200, 29 (1984)

3. STONE, H. H., BOURNEUF, A. A., STINSON, L. D.: Reliability of criteria for predicting persistent or recurrent sepsis. Arch. Surg. 120, 17 (1985)

4. WACHA, H.: Indikation und Kriterien zur Antibiotika-Therapie in der Gallenwegschirurgie. In: Cholelithiasis. Aktuelle Diagnostik und Therapie (ed. K. H. SCHRIEFERS), p. 125. München, Wien, Baltimore: Urban & Schwarzenberg 1984

Antibiotikatherapie bei Niereninsuffizienz und Störungen der Leberfunktion

Von D. Höffler

In den vergangenen etwa 25 Jahren hat die Zahl der Patienten, die sich mit gering- oder höhergradig eingeschränkter Nierenfunktion in ärztlicher Behandlung befinden, sehr zugenommen. Hierfür sind die Fortschritte in der Nephrologie, Urologie und der gesamten inneren Medizin (besonders Diabetologie, Geriatrie) verantwortlich. Das Problem der Antibiotikatherapie bei Niereninsuffizienz ist also kein spezielles Thema der Nephrologen mehr. Es liegen inzwischen zusammenfassende Darstellungen zu diesem Problem vor, auf die verwiesen wird (2, 3, 4, 5).

Eine ideale Antibiotikatherapie erzielt lange anhaltende, hohe Plasmaspiegel, die aber sicher unter toxischen Grenzen liegen. Da diese toxischen Grenzen allen Antibiotika - auch den Cephalosporinen und Penicillinen - trotz ihrer extremen therapeutischen Breite - gezogen sind, sollen im folgenden Dosierungsempfehlungen gegeben werden.

Für praktische Zwecke ist eine Einteilung in drei Gruppen nützlich (siehe Tabelle 1). Die Substanzen sollen in dieser Reihenfolge abgehandelt werden.

Antibiotika, deren antibakteriell aktive Form renal ausgeschieden wird ("Penicillintyp")

In dieser Gruppe stehen Halbwertszeit und glomeruläre Filtrationsrate in einer eindeutigen Beziehung. Diese Beziehung wurde früher zur Dosierungsempfehlung herangezogen. Nun zeigte sich mit dem Fortschritt der Pharmakokinetik, daß die meisten Substanzen nach einem 2-Kompartiment-Modell ausgeschieden werden, also zwei Halbwertszeiten haben (t 1/2 alpha und t 1/2 beta) und nicht nur eine, wie man zuvor vereinfachend annahm. Aus diesem Grund wird jetzt nicht mehr die Halbwertszeit, vielmehr die Fläche unter der Kurve (Area under the curve, AUC) als Maßstab herangezogen. Für praktische Belange, also die endgültige Aussage zur Dosierung, sind die Unterschiede relativ gering.

Es läßt sich ebenso wie bei der Halbwertszeit zeigen, daß die AUC der vorwiegend renal ausgeschiedenen Substanzen und die glomeruläre Filtrationsrate (GFR) in eine mathematische Beziehung zu bringen ist. Ein Beispiel zeigt Abb. 1.

Der Pharmakokinetiker und Physiker P. KOEPPE, Freie Universität Berlin, entwickelte die Idee, aus der Beziehung AUC/GFR oder AUC/Plasmakreatinin einen Dosisreduktionsfaktor (DRF) abzuleiten (13, 14, 15). Dieser Gedanke ging von folgenden Voraussetzungen aus:

Tabelle 1. Gruppeneinteilung

Typ	Gruppe 1 Penicillintyp	Gruppe 2 Chloramphenicoltyp	Gruppe 3 Nitrofurantointyp
Pharmakinetisches Verhalten	Wirksame Plasmaspiegel, hohe Harnspiegel an unmetabolisierter Substanz	Wirksame Plasmaspiegel, eher niedrige Harnspiegel an unmetabolisierter Substanz; Medikament wird vorwiegend als Metabolit biliär ausgeschieden	Geringere Plasmaspiegel, hohe Harnspiegel
Antibiotika	Penicillin G und alle halbsynthetischen Penicilline Cephalosporine (Ausnahme Cefoperazon und Ceftriaxon), Aminoglykoside, Vancomycin, Trimethoprim, Norfloxacin, Ofloxacin, Enoxacin	Chloramphenicol, Doxycyclin, Minocyclin, Clindamycin, Cefoperazon, Langzeitsulfonamide, Erythromycin, Ciprofloxacin, Pefloxacin	Nitrofurantoin Kurzzeitsulfonamide, Pipemidsäure
Tuberkulostatika	Ethambutol Streptomycin Cycloserin Pyrazinamid	Isoniazid Protionamid Rifampicin	
Antimykotika	Flucytosin	Amphotericin B Ketoconazol Miconazol	

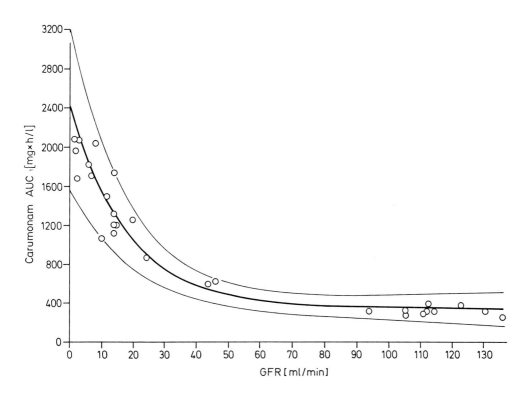

Abb. 1. Beziehung zwischen der AUC (Area under the curve) von
Carumonam (Monobaktam-Antibiotikum) und glomerulärer Filtrationsrate (GFR). Die Beziehung folgte einer Potenzfunktion.
Dies bedeutet, daß in den extremalen Bereichen die Kurvenschen-
kel der x- bzw. y-Achse nahezu parallel verlaufen. Die praktische Folgerung daraus: Über weite Strecken einer Verminderung
der glomerulären Filtrationsrate (bis etwa 30 - 40 ml/min)
kommt es zu keiner nennenswerten Steigerung der Fläche unter
der Kurve (Area under the curve, AUC). Danach aber bedeutet jeder auch nur kleine Schritt auf der Skala weiter nach links eine erhebliche Vergrößerung der AUC. Empfehlungen zur Dosisreduk-
tion müssen also erst bei einer GFR von etwa 30 - 50 ml/min einsetzen, dann aber wegen des steilen Anstiegs der Kurve stark abgestuft werden.
Zwischen Plasmakreatinin und AUC ergibt sich eine im Prinzip
gleiche Kurve

- Die bei Normdosis und Patienten mit normaler Nierenfunktion
  erreichte AUC ist therapeutisch erwünscht und ausreichend sowie toxikologisch unbedenklich,
- eine vom Therapieziel und der Toxikologie her optimale Therapie bei Niereninsuffizienz sollte eine gleich hohe AUC haben
  wie bei Normdosis und Nierengesunden.

Diesen DRF definierte KOEPPE als den Quotienten zwischen der
AUC bei Nierenpatienten und der AUC eines Kollektivs von Nierengesunden. Beispiel: Beträgt die AUC bei einem Nierenkranken mit

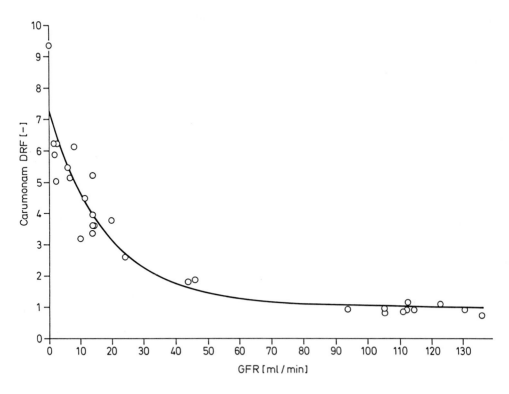

Abb. 2. Dosisreduktionsfaktor (DRF) in Abhängigkeit von der glomerulären Filtrationsrate (GFR). Es zeigt sich hier wie in der Abb. 1 eine Potenzfunktion. Ein DRF von 5 bedeutet, daß ein Patient mit dieser Nierenfunktionseinschränkung bei einem Fünftel der Dosis die gleiche AUC entwickelt wie ein Patient mit normaler Nierenfunktion unter 1/1 der Dosis. Einzelheiten zur Definition des DRF siehe Text

einer glomerulären Filtrationsrate von etwa 15 ml/min 1 200 mg x h/l, bei dem Kollektiv von Nierengesunden jedoch 300 mg x h/l, so beträgt der DRF 4. Dies heißt: Bei einem Viertel der Dosis wird der genannte Patient die gleiche AUC haben wie ein durchschnittlicher Nierengesunder. Als Beispiel für die Auffindung solcher Dosisreduktionsfaktoren ist die Abb. 2 aufgeführt.

In Tabelle 2 sind Dosierungsempfehlungen zusammengestellt, die auf den genannten Überlegungen basieren. Die Tabellen sind nicht ohne einige einfache Kenntnisse zu benutzen, die hier dargestellt werden sollen:

1. Es handelt sich hier um obere Dosisgrenzen, nicht um Normdosen. Hätten letztere noch aufgeführt werden sollen, wäre bei der Vielzahl der zur Verfügung stehenden Substanzen die Tabelle gar zu unübersichtlich geworden. Daß es sich um obere Dosisgrenzen handelt, wird deutlich, wenn die erste Spalte (Dosierung bei Patienten mit einer normalen glomerulären Filtrationsrate von 120 ml/min) mit den Angaben der Herstellerfirmen (Beipack-

Tabelle 2 a. Maximale Dosierungen der wichtigsten Penicilline (und Vancomycin) bei einem 70 kg schweren Menschen

GFR (ml/min)	Plasma-kreatinin (mg/dl)	Ampicillin		Amoxicillin/ Clavulansäure		Penicillin-G- Natrium		Azlocillin Mezlocillin Piperacillin Ticarcillin		Ticarcillin/ Clavulansäure	
		DOS	DI	DOS	DI	DOS (Mega)	DI	DOS	DI	DOS	DI
120	0,8	5	6	1,2	6	5	6	5	6	5,2	8
45	2,0	5	6	1,2	6	5	8	5	8	5,2	8
18	3,5	4	6	0,6	12	4	8	4	12	5,2	8
8	6,0	4	8	0,6	12	5	12	3	12	5,2	12
2	15,5	4	12	0,6	24	3	12	4	24	5,2 - 3,2	12
0,5	-	3	24	0,6	24	2	12	2	24	3,2	12

GFR (ml/min)	Plasma-kreatinin (mg/dl)	Dicloxacillin Flucloxacillin Oxacillin		Temocillin		Vancomycin		Fosfomycin	
		DOS	DI	DOS	DI	DOS	DI	DOS	DI
120	0,8	2	6	2	12	1	12	5	8
45	2,0	2	6	1	12	0,66	24	3	6
18	3,5	1,5	6	1,5	24	0,2	24	3	8
8	6,0	1,5	8	1	24	0,1	24	3	12
2	15,5	1,0	8	0,5 - 1	24	1,0/ 7 Tage		1,5	12
0,5	-	2,0	24	0,5	24	1,0/10 Tage		1,5	24

GFR = Glomeruläre Filtrationsrate, z. B. gemessen mit der Chrom-51-EDTA-Clearance
DOS = höchste empfohlene Dosis (g); DI = Dosisintervall (h); Benutzung der Tabelle siehe Text

Tabelle 2 b. Maximale Dosierungen der wichtigsten Cephalosporine

GFR (ml/min)	Plasma-kreatinin (mg/dl)	Carumonam DOS	DI	Cefamandol Cefoxitin DOS	DI	Cefazolin DOS	DI	Cefmenoxim DOS	DI	Cefoperazon DOS	DI
120	0,8	2	6	2	8	1,5	6	2	12	4	12
45	2,0	2	8	2	8	1,5	8	2	12	4	12
18	3,5	2	12	2	12	1	8	1,5	12	4	12
8	6,0	1	12	1	8	1	12	1	12	4	12
2	15,5	1	12 - 24	1	12	1	24	1	24	2,5	12
0,5	-	1	24	1	24	0,5	24	1	24	2	12

GFR (ml/min)	Plasma-kreatinin (mg/dl)	Cefotaxim DOS	DI	Cefotiam DOS	DI	Cefradin DOS	DI	Ceftazidim DOS	DI	Ceftizoxim DOS	DI
120	0,8	2	8	2	12	2	6	2	8	2	8
45	2,0	2	8	2	12	2	6	1,5	12	2	8
18	3,5	2	12	1,5	12	2	8	1,5	24	2	12
8	6,0	2	12	1	12	2	12	1	24	1,5	12
2	15,5	2	12	1	24	2	24	0,5	24	1	24
0,5	-	2	12	1 - 0,5	24	1	24	0,5	24	0,5	24

GFR (ml/min)	Plasma-kreatinin (mg/dl)	Ceftriaxon DOS	DI	Cefuroxim DOS	DI	Imipenem DOS	DI	Latamoxef DOS	DI
120	0,8	2	12	1,5	8	1	6	4	12
45	2,0	2	12	1,5	8	1	8	2,5	12
18	3,5	2	12	1,5	12	1	12	2	12
8	6,0	2	12	0,75	8	0,5	12	1,5	12
2	15,5	2	24	0,75	24	0,5	12 - 24	1,5	12
0,5	-	2	24	0,5	24	0,5	24	1,5	24

Tabelle 2 c. Maximale Dosierungen der wichtigsten Aminoglykoside und Ofloxacin/Ciprofloxacin bei einem 70 kg schweren Menschen

GFR (ml/min)	Plasma-kreatinin (mg/dl)	Amikacin DOS	DI	Gentamicin, Sisomicin, Tobramycin DOS	DI	Netilmicin DOS	DI
120	0,8	0,250	6	0,080	8	0,150	12
45	2,0	0,250	12	0,080	12	1,100	12
18	3,5	0,125	8	0,040	12	0,050	12
8	6,0	0,125	12	0,040	24	0,050	24
2	15,5	0,125	24	0,020	24	0,025	24
0,5	–	0,125	24 – 48	0,020	24	0,025	24

GFR (ml/min)	Plasma-kreatinin (mg/dl)	Ofloxacin DOS	DI	Ciprofloxacin (oral) DOS	DI
120	0,8	0,2	12	0,5	12
45	2,0	0,2	24	0,5	12
18	3,5	0,1	24	0,5	24
8	6,0	0,1 – 0,05	24	0,5	24
2	15,5	0,05	24	0,5	24
0,5	–	0,05	24	0,2	24

zettel, Rote Liste) verglichen wird. Die angegebenen Dosen können also in aller Regel <u>unterschritten</u> werden.

2. Die Empfehlungen sind so gewählt, daß mit den reduzierten Dosen bei eingeschränkter Nierenfunktion eine etwa gleiche AUC
wie bei normaler Nierenfunktion erreicht wird. Z. B. bewirken
2,0 g Ceftazidim, alle 8 h bei Nierengesunden injiziert, etwa
genauso hohe Spiegel wie 0,5 g Ceftazidim, 24stündlich beim Dialysepatienten gegeben.

3. Die Dosen können nach der Formel

$$Y_{IST} = Y_{70} \cdot \frac{IST}{70}$$

auf jedes Körpergewicht umgerechnet werden. Hierbei bedeuten:
Y_{IST} = gesuchte Dosis
Y_{70} = aus der Tabelle abgelesene Dosis für Patienten von 70 kg
IST = Ist-Gewicht des betreffenden Patienten in kg

Beispiel: Ein 95 kg schwerer Dialysepatient soll Netilmicin
erhalten. Die Dosis für einen 70 kg schweren Menschen wäre
0,025 g/24 h. Unser Patient muß aber erhalten:

$$Y_{IST} = \frac{0,025 \text{ g} \cdot 95 \text{ kg}}{70 \text{ kg}} = 0,034 \text{ g}$$

Dies bedeutet praktisch, daß er den dritten Teil einer 100-mg-
Ampulle Certomycin in 24 h zu erhalten hat. Die Umrechnung ist
allerdings nur dann berechtigt, wenn eine annähernd normale Kör-
perzusammensetzung vorliegt, der Patient also nicht übermäßig
adipös, kachektisch oder ödematös ist.

4. Die Zuordnung zu einem der sechs aufgeführten "Nierenwerte"
kann nicht schematisch erfolgen. Man muß wissen, daß z. B. der
Plasmakreatininwert einer muskelschwachen, kleinen alten Frau
anders zu bewerten ist als das Plasmakreatinin eines muskelkräf-
tigen, großen jungen Mannes. Weiterhin muß die Entwicklungsten-
denz der Nierenfunktion abgeschätzt werden, falls sie sich kurz-
fristig ändert. So ist z. B. bei einem Plasmakreatinin von
3,5 mg/dl der Behandlungsfall zwei anzunehmen, wenn das Kreatinin in der Restitutionsphase des akuten Nierenversagens fallen-
de Tendenz zeigt. Schreitet die Niereninsuffizienz rasch voran,
ist ein höherer Behandlungsfall anzunehmen, als dies dem gegen-
wärtigen Plasmakreatininwert entspricht bzw. umgekehrt.

5. Auf die Kreatininclearance wird kein Bezug genommen, da sie
infolge tubulärer Sekretion des Plasmakreatinins unberechenbar
falsch hoch liegen kann. Es erscheint also sicherer, vom Plasmakreatinin auszugehen. Daß eine GFR in aller Regel dem behandelnden Arzt nicht zur Verfügung steht, wird vorausgesetzt.

6. Eine stärkere Unterteilung als in sechs Behandlungsfälle hat
sich für die Praxis nicht als notwendig, eher als hinderlich erwiesen. Da bei allen Substanzen große interindividuelle Streuun-
gen der Ausscheidung zu beobachten sind (siehe auch Abb. 1),
entspräche eine stärkere Unterteilung einer Pseudogenauigkeit.

7. Die Dosierungsangaben für die an fünfter und sechster Stelle angeführten Nierenwerte kalkulieren ein, daß die Patienten regelmäßig dialysiert werden müssen und daß dabei Antibiotika entfernt werden. Die Antibiotika sollten, wenn irgend möglich, jeweils am Ende einer Hämodialysebehandlung verabreicht werden. Differenzierte Angaben zur Therapie mit schwer und besser dialysablen Antibiotika wären theoretisch wünschenswert, würden aber die Praxis überfordern.

8. Die beiden letzten Nierenfälle unterscheiden sich so: Der Fall fünf ist für den Dialysepatienten mit einer minimalen Restfunktion, der Fall sechs für den ohne nennenswerte Restfunktion gedacht.

9. Die an fünfter und sechster Stelle angeführten Dosen können initial einmal verdoppelt oder verdreifacht werden, um sofort hohe Spiegel zu erreichen. Diese Maßnahme sollte insbesondere bei schweren, lebensbedrohlichen Infektionen (z. B. Sepsis bzw. Zystennierenkranken) und beim Einsatz von Penicillinen und Cephalosporinen niemals versäumt werden.

Toxizität bei fehlerhafter Dosierung

Die wichtigsten Nebenwirkungen der Antibiotikagruppen sind in Tabelle 3 aufgeführt.

Die Neurotoxizität der Penicilline ist von ihrer Lipophilie abhängig: je stärker lipophil, um so stärker neurotoxisch. Es ergibt sich somit eine Reihe aufsteigender Toxizität von Ampicillin über Penicillin G zu Dicloxa- und Flucloxacillin (16, 18). Eine Reihung der Cephalosporine bezüglich der Neurotoxizität ist nicht bekannt, doch wurden nicht nur bei den älteren Cephalosporinen (Cefazolin u. a.), sondern auch bei den neueren, so z. B. Ceftazidim, neurotoxische Nebenwirkungen beobachtet (12, 17). Die Nephrotoxizität der Cephalosporine dürfte die neueren betalaktamasestabilen Cephalosporine ("Cefotaximgruppe") nicht betreffen. Dies könnte an den Substanzen selbst, aber auch daran liegen, daß die modernen Cephalosporine zurückhaltender dosiert werden, und daß unsinnige Dosierungen (bis 20 g/Tag), wie sie beispielsweise bei Cefalotin gebraucht wurden, nicht mehr verwandt werden.

Eine besondere Schwierigkeit stellt die Beurteilung der Gerinnungsstörungen dar, die unter Cephalosporinen beobachtet wurden. Cefazolin, Cefamandol und Latamoxef können durch eine Beeinträchtigung der Vitamin-K-abhängigen Gerinnungsfaktoren die Hämostase stören (Übersichten siehe bei 1, 7). Als Vorsichtsmaßnahmen werden eine Kontrolle des Quick-Wertes (alle zwei bis drei Tage) und prophylaktische Gabe von Vitamin K (10 mg/Woche) empfohlen.

Die Oto- und Vestibulotoxizität der Aminoglykoside ist bei äquipotenten Dosen zwischen Gentamicin, Sisomicin und Tobramycin kaum unterschiedlich. Netilmicin ist nach den Untersuchungen von FEDERSPIL (8) etwa vier- bis fünfmal weniger ototoxisch. Somit

Tabelle 3. Nebenwirkungen der wichtigsten Antibiotika

Penicilline
Bei überhöhten Dosen Neurotoxizität (Stupor, Verwirrtheit,
Krämpfe) und Störungen der Hämostase

Cephalosporine
Bei überhöhten Dosen Nephrotoxizität und Neurotoxizität (Stupor, Verwirrtheit, Krämpfe). Bei einigen Cephalosporinen: Störungen des Vitamin-K-Stoffwechsels und daraus folgend Gerinnungsstörungen

Aminoglykoside
Bei überhöhten Dosen Störungen des N. statoacusticus; Nephrotoxizität

Chinolone (Gyrasehemmer)
Neurotoxizität (Erregungs- und Verwirrtheitszustände)

---

liegt die therapeutische Breite dieser Substanz etwas höher als
bei den übrigen Aminoglykosiden, ist aber, im Vergleich zu den
Penicillinen und Cephalosporinen immer noch sehr gering. Letztere verdienen also prinzipiell den Vorzug. Die ersten Zeichen
einer Schädigung des 8. Hirnnerven sind Ohrgeräusche, Druck auf
den Ohren, Gangunsicherheit, Schwindel und Nystagmus.

Die Nebenwirkungen der Chinolone (hier aufgeführt: Ofloxacin
und Ciprofloxacin) dürften sich bei äquipotenten Dosen nicht wesentlich unterscheiden. Wichtig ist es, auf Zeichen der Neurotoxizität wie Verwirrtheits- und Erregtheitszustände zu achten.
Ebenso wie bei den Penicillinen und Cephalosporinen empfiehlt
es sich also bei der Behandlung mit Chinolonen, bei jeder Vi-
site das Pflegepersonal nach entsprechenden Symptomen zu fragen
und den Patienten in ein Gespräch zu verwickeln, um so selbst
einen Eindruck zu gewinnen.

Dosierung der Mittel vom "Chloramphenicoltyp"

Diese Substanzen müssen bei jedem Grad der Niereninsuffizienz
in normaler Dosierung gegeben werden. Es kumulieren vorwiegend
die Metabolite, die antibakteriell wirksame Form wird im Stoffwechsel aktiviert. Dies wurde zuerst beim Chloramphenicol untersucht. Über die Toxizität der Metaboliten ist bei allen Substanzen dieser Gruppe nichts bekannt, d. h. es kann weder behauptet
werden, daß eine Kumulation toxikologisch unbedenklich ist,
noch daß sie nachteilige Folgen hätte. Daher erscheint eine Beschränkung der Medikation auf zwei bis drei Wochen ratsam, was
aus der therapeutischen Situation in aller Regel zu rechtfertigen ist (Ausnahme: Tuberkulostatika). Die Substanzen dieser
Chloramphenicolgruppe sind - von der Dosierung her gesehen -
die "bequemsten". Sie sollten, wenn es die übrige Situation erlaubt, bevorzugt werden.

Substanzen der "Nitrofurantoingruppe"

Die Medikamente dieser Gruppe erfahren bei eingeschränkter Nierenfunktion eine Verminderung ihres Wirkprinzips: Die Harnspiegel werden geringer. Weiterhin kommt es zu Plasmaspiegelerhöhungen, die im Fall des Nitrofurantoins eine erhebliche Gefahr mit sich bringen: Es kann sich eine Polyneuropathie entwickeln. Dies wurde selbst bei geringer Einschränkung der Nierenfunktion beobachtet. Nitrofurantoin, ohnehin heute nur noch in der Minimalprophylaxe der Harnweginfektionen indiziert, sollte daher bei jeder Erhöhung des Plasmakreatinins über 1,3 mg/dl vermieden werden.

Da die Substanzen dieser Gruppe heute zunehmend an Bedeutung verloren haben, darf dieser kurze Hinweis genügen.

Tuberkulostatika und Mykostatika

Wegen der Schwächung der Abwehrlage sind eine Tuberkulosebehandlung und eine antimykotische Therapie bei Nierenkranken nicht selten erforderlich. Eine tabellarische Dosierungsanleitung gibt Tabelle 4.

Antibiotikatherapie bei Störungen der Leberfunktion

Dieses Kapitel fiel schon in meinem Beitrag vor 12 Jahren recht mager aus, und trotz aufmerksamer Beobachtung der Literatur seitdem ist heute kaum mehr dazu zu sagen. Dies dürfte wohl so zu erklären sein:

- Die Leberfunktion ist weit weniger gut quantifizierbar als die Nierenfunktion. Folglich haben sich kaum pharmakokinetische Arbeiten mit einer Beziehung Leberfunktion/Plasmaspiegel beschäftigt.
- Die Masse der wichtigsten Antibiotika (Penicilline, Cephalosporine, Aminoglykoside) wird vorwiegend renal eliminiert, so daß eine Veränderung der Leberfunktion auf die Spiegel nur einen geringen Einfluß nimmt.

Sicher aber gibt es einige Grundprinzipien in der Antibiotikatherapie von Leberkranken, die beachtet werden sollten:

1. Es ist zu erwarten und in Einzelfällen beschrieben, daß stärker metabolisierte Substanzen der "Chloramphenicolgruppe" zu überhöhten Spiegeln führen. Substanzen dieser Gruppe sollten also bei Leberinsuffizienz eher zurückhaltend angewandt werden. Es wäre sicherer, Antibiotika des "Penicillintyps" (siehe Tabelle 1) zu verwenden.

2. Es liegen über eine Reihe von Substanzen der Penicillin- und Cephalosporingruppe Berichte über Störungen der Hämostase vor (siehe oben). Dies sollte Anlaß sein, unter hochdosierter Penicillin- und Cephalosporintherapie bei Leberkranken besonders sorgfältig auf die Gerinnungsparameter zu achten.

Tabelle 4. Tuberkulostatika und Antimykotika bei Niereninsuffizienz (Nach 11)

Substanz	Handelsname	Renale Ausscheidung (unveränderte Substanz)	Kumulation der aktiven Substanz bei Niereninsuffizienz zu erwarten	Dosierung bei Niereninsuffizienz	Zu beachten (Toxizität)
Tuberkulostatika					
Cycloserin	Cycloserin	50 %	+	Reduziert, Ausmaß unklar	Zentralnervöse Erscheinungen
Ethambutol	Myambutol	45 – 65 %	+	GFR 90 – 50: 25 mg/kg/d GFR 10 – 50: 15 mg/kg/d GRF < 10: 10 – 15 mg/kg/d oder jeden zweiten Tag	Periphere Neuritis, Optikusatrophie, Netzhautdefekte
Isoniazid (INH)	Neoteben u. a.	0	0	Unverändert	An "langsame Azetylierer" denken!
Protionamid	Ektebin	< 5 %	0	Unverändert	Leberzellschäden, zentralnervöse Erscheinungen
Pyrazinamid	Pyrafat	Wird glomerulär filtriert, Prozentsatz unveränderter Substanz unklar	+	Reduziert, Ausmaß unklar	Leberzellschäden

Substanz	Handelsname	Renale Ausscheidung (unveränderte Substanz)	Kumulation der aktiven Substanz bei Niereninsuffizienz zu erwarten	Dosierung bei Niereninsuffizienz	Zu beachten (Toxizität)
Rifampicin	Rifa u. a.	0	0	Unverändert	Thrombozytopenie, Leberzellschäden, Akutes Nierenversagen
Streptomycin	Strepto-mycin	ca. 90 %	+	GFR 90 – 50: 0,5 g/d GFR 10 – 50: 0,5 – 0,3 g/d GFR < 10: 0,3 – 0,25 g/d	Ototoxizität, Nephrotoxizität
Antimykotika Amphotericin B	Ampho-tericin B	Gering	0	Unverändert	Nephrotoxizität
Flucytosin	Ancotil	Hoch	+	GFR 10 – 50: 1/2 – 1/4 GFR < 10: 1/4 – 1/8	Leberschäden, Knochenmark-suppression
Ketoconazol	Nizoral	Gering	0	Unverändert	
Miconazol	Daktar	Gering	0	Unverändert	

3. Bilirubin ist eine tubulotoxische Substanz. Wird einem Leberkranken, auf dessen Tubulusepithel Bilirubin einwirkt, eine
potentiell nephrotoxische Substanz (z. B. ein Aminoglykosid)
gegeben, und wirken jetzt eventuell noch weitere Faktoren
ein (gramnegative Toxine, Anoxie), kann es rasch zu einer Tu-
bulusnekrose und damit zu akutem Nierenversagen kommen.

Eigentliche Leberschäden sind durch die modernen Antibiotika
nicht zu erwarten. Ältere Berichte betrafen Tetrazykline der ersten Generation, die heute nicht mehr verwandt werden. Anders
liegt allerdings die Situation bei den Tuberkulostatika und Antimykotika (siehe Tabelle 4).

Abschließend kann betont werden, daß der wichtigste Schritt des
behandelnden Arztes darin liegt, die eingeschränkte Nieren-
oder Leberfunktion überhaupt zu beachten und sie bei der Auf-
stellung seines Therapieplanes zu berücksichtigen. Die mitunter
schweren Zwischenfälle, die bei Normdosierung von Antibiotika
bei eingeschränkter Nierenfunktion beobachtet wurden, lagen immer am "Nicht daran denken". Besonders wichtig erscheint es mir
also, daß im klinischen Unterricht und in der Fortbildung überhaupt auf die Notwendigkeit solcher Dosisreduktionen hingewiesen wird - Details können den Beipackzetteln, wissenschaftlichen Broschüren oder Nachschlagewerken überlassen werden.

Zusammenfassung

Für praktische Zwecke der Therapie bei Niereninsuffizienz erscheint eine Unterteilung der antibakteriell wirksamen Substanzen in drei Gruppen sinnvoll:

1. Solche, die vorwiegend renal in aktiver Form ausgeschieden
   werden, zugleich aber hohe Plasmaspiegel bewirken ("Penicil-
   lintyp"). Dies sind die Penicilline, die Cephalosporine, die
   Aminoglykoside und ein Teil der Gyrasehemmer.

2. Solche Substanzen, die metabolisiert und vorwiegend in aktiver Form ausgeschieden werden ("Chloramphenicoltyp"). Hier-
   her gehören Chloramphenicol, Langzeitsulfonamide, Clindamycin, Doxicyclin, Cefoperazon, Ceftriaxon, Erythromycin, Ciprofloxacin und Pefloxacin.

3. Substanzen, deren Wirkprinzip in der Erzielung hoher Harnspiegel liegt, wie Nitrofurantoin und Kurzzeitsulfonamide.

Die Substanzen der Gruppe 1 müssen nach dem Grad der Niereninsuffizienz abgestuft reduziert werden. Hierzu werden tabellarische Dosierungsvorschläge vorgelegt. Die Substanzen der Gruppe 2 müssen in Normdosis gegeben werden, die Kumulation der Metabolite (falls vorhanden) muß in Kauf genommen werden. Die Substanzen der Gruppe 3 dürfen auch bei geringen Graden der Niereninsuffizienz nicht gegeben werden.

Bei Leberinsuffizienz sollten nichtmetabolisierte Substanzen
(Gruppe 1) vorgezogen werden. Auf eine besondere Beeinflussung
der Blutgerinnung muß geachtet werden.

Das wichtigste Prinzip ist Bewußtsein für das Problem zu schaffen, daß bei eingeschränkter Organfunktion verändert dosiert werden muß.

Literatur

1. ADAM, D., ANDRASSY, K., HEINRICH, D., KNOTHE, H., LODE, H., MATTHIAS, S., NEUBERT, D., PICHLER, H., WEBER, E., STILLE, W.: Cephalosporine: Antibiotikainduzierte Hämostasestörungen und Blutungsneigung. Eine Stellungnahme der Arbeitsgemeinschaft Arzneimittelsicherheit der Paul-Ehrlich-Gesellschaft für Chemotherapie e.V. Dtsch. Ärztebl. (Ausg. A) 81, 3823 (1984)

2. ANDERSON, R. J., SCHRIER, R. W.: Clinical use of drugs in patients with kidney and liver disease. Philadelphia: Saunders 1981

3. BENNETT, W. M., ARONOFF, G. R., MORRISON, G., GOLPER, T. A., PULLIAM, J., WOLFSON, M., SINGER, I.: Drug prescribing in renal failure: dosing guidelines for adults. Amer. J. Kidney Dis. 3, 155 (1983)

4. BENNETT, W. M., MOTHER, R. S., PARKER, R. A., FEIG, P., MORRISON, G., GOLPER, T. A., SINGER, I.: Drug therapy in renal failure. Dosing guidelines for adults. Ann. intern. Med. 93, 62 (1980)

5. DETTLI, L.: Drug dosage in renal disease. Clin. Pharmacokinet. 1, 126 (1976)

6. DETTLI, L.: Elimination kinetics and dosage adjustment of drugs in patients with kidney disease. Progress in pharmacology, vol. 1, no. 4. Stuttgart, New York: Fischer 1977

7. DUDA, D., HEYES, H., WENSKE, C.: Antibiotika-induzierte Hämostasestörungen und Blutungsneigungen. Dtsch. med. Wschr. 109, 388 (1984)

8. FEDERSPIL, P.: Ototoxizität der neueren Aminoglykosid-Antibiotika unter besonderer Berücksichtigung des Netilmicins. In: Aminoglykoside in der Behandlung schwerer Infektionen (ed. G. LINZENMEIER), p. 67. Erlangen: Perimed 1981

9. HÖFFLER, D.: Antibiotikatherapie bei Niereninsuffizienz und Störungen der Leberfunktion. In: Prophylaxe und Therapie bakterieller Infektionen (eds. F. W. AHNEFELD, C. BURRI, W. DICK, M. HALMAGYI). Klinische Anästhesiologie und Intensivtherapie, Bd. 8, p. 182. Berlin, Heidelberg, New York: Springer 1975

10. HÖFFLER, D., KOEPPE, P., JANSEN, R.: Piperacillin: Pharmacokinetics in patients with normal and impaired renal function. In: Antimikrobielle Chemotherapie - Piperacillin-Sym-

148

posion (eds. W. SIEGENTHALER, K. BENKERT), p. 115. Martins-
ried/München: Max-Planck-Institut für Biochemie, April 1980

11. HÖFFLER, D.: Antibiotika, Tuberkulostatika, Antimykotika-Do-
sierung bei Niereninsuffizienz. Inn. Med. 12, 85 (1985)

12. HÖFFLER, D., DEMERS, H. G., NIEMEYER, R.: Neurotoxizität moderner Cefalosporine. Leser-Zuschrift. Dtsch. med. Wschr.
111, 197 (1986)

13. KOEPPE, P.: Effective serum concentration and "action" in
pharmacokinetics. Pharmacol. Clin. 2, 201 (1970)

14. KOEPPE, P., HÖFFLER, D., SCHRAMM, P.: Ceftriaxon: Pharmaco-
kinetik bei Niereninsuffizienz. Hahnenklee-Symposion 1984,
p. 75. Editiones Roche 1985

15. KOEPPE, P., HÖFFLER, D., STROBEL, K.: Pharmacokinetics and
dose recommendations of Carumonam in renal failure. Arzneimittel-Forsch./Drug. Res. 37, Nr. 1, 65 (1987)

16. NICHOLS, P. J.: Neurotoxicity of penicillin. J. antimicrob.
Chemother. 6, 161 (1980)

17. TAYLOR, R., ARZE, R., GOKAL, R., STODDART, J. C.: Cephalo-
ridine encephalopathy. Brit. med. J. 283, 409 (1981)

18. WEIHRAUCH, Z. R., KÖHLER, H., HÖFFLER, D.: Cerebral toxicity of penicillins in relation to their hydrophobic charac-
ter. Arch. Pharm. (Weinheim) 289, 55 (1975)

Unerwünschte Wirkungen von Antibiotika

Von R. Stahlmann

Vor fast hundert Jahren formulierte Paul Ehrlich sein Postulat
von der "selektiven Toxizität" antimikrobieller Wirkstoffe. Ein
optimales Chemotherapeutikum soll demnach nur mit der Zelle des
Krankheitserregers in Wechselwirkung treten und die Strukturen
des Makroorganismus unbeeinflußt lassen. Somit unterscheiden
sich antimikrobielle Arzneimittel von allen anderen Medikamenten, deren primäres Ziel es ist, spezifische Veränderungen
durch Wechselwirkung mit dem Makroorganismus zu bewirken. Wenn
es gelungen wäre, die Ehrlichsche Forderung zu erfüllen, brauch-
te man sich keine Gedanken über "Nebenwirkungen von Antibiotika" zu machen. Leider wird die theoretische Forderung von keiner in Frage kommenden Substanz erfüllt - tatsächlich beeinflussen alle bekannten Wirkstoffe auch den Wirtsorganismus. Damit
entsteht die bekannte pharmakologische Dreierbeziehung zwischen
Erreger, Patient und Chemotherapeutikum (Abb. 1).

Die nicht auf den Erreger gerichteten pharmakodynamischen Effekte sind immer unbeabsichtigt und lassen sich als toxische Nebenwirkungen von anderen unerwünschten Wirkungen abgrenzen, die
ebenfalls durch antimikrobielle Wirkstoffe hervorgerufen werden. Allergische Nebenwirkungen spielen im Bereich der antibakteriellen Therapie eine außergewöhnlich große Rolle, da sie die
wichtigste Komplikation bei einer Behandlung mit den besonders
häufig verwendeten Betalaktam-Antibiotika sind. Schließlich
sind die sogenannten biologischen Nebenwirkungen zu beachten,
die von harmlosen Erscheinungen bis zu schweren iatrogenen
Krankheitsbildern reichen (4).

In den folgenden Ausführungen soll anhand von einigen ausgewählten, klinisch bedeutsamen Beispielen die Nebenwirkungsproblema-
tik bei einer antibakteriellen Behandlung dargestellt werden
und - soweit möglich - sollen neuere Erkenntnisse zur Entstehung, Vermeidung und Behandlung von unerwünschten Wirkungen im
Rahmen einer Antibiotikatherapie dargestellt werden.

1 Nephrotoxische Reaktionen nach Aminoglykosid-Antibiotika

Aminoglykoside gehören mit zu den am längsten bekannten und therapeutisch benutzten Antibiotika. Aufgrund ihrer bakteriziden
Wirksamkeit gegenüber gramnegativen Bakterien zählen sie auch
heute noch zu den unverzichtbaren Arzneimitteln. Ebenfalls seit
Jahrzehnten sind die wichtigsten toxikologischen Probleme während einer Therapie mit Aminoglykosiden bekannt: Ihr ototoxi-
sches und nephrotoxisches Potential muß bei jedem therapeutischen Einsatz berücksichtigt werden. In den letzten Jahren sind
keine neuen Substanzen aus dieser Gruppe mehr zugelassen worden; die "Fortschritte" bei dieser Arzneimittelgruppe liegen

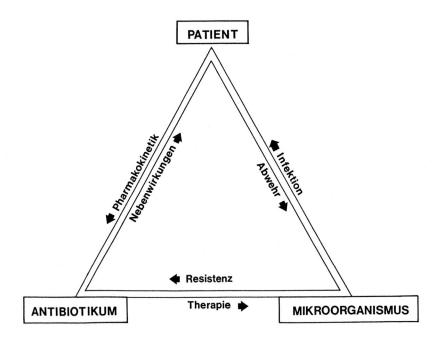

Abb. 1. Pharmakologische Dreierbeziehung zwischen Patient, Erreger und Chemotherapeutikum

nicht in der Entwicklung von neuen Substanzen, sondern vor allem in unserem deutlich erweiterten Wissen über einen sicheren Umgang mit Aminoglykosid-Antibiotika. Da sich das nephrotoxische Potential der Substanzen durch "chemische Modifikationen" offenbar nicht beseitigen läßt, muß bei der klinischen Anwendung der Aminoglykoside versucht werden, Bedingungen zu schaffen, unter denen diese unerwünschte Eigenschaft nicht manifest wird (15).

Zur Vermeidung nephrotoxischer Reaktionen sollte zunächst einmal die Dosierung exakt nach dem Körpergewicht und der Nierenfunktion des Patienten ausgerichtet werden. Initial kann auch bei renaler Insuffizienz eine "normale" Anfangsdosis appliziert werden; am ersten Behandlungstag kommt es so gut wie nie zu nephrotoxischen Reaktionen. Die hydrophilen Aminoglykoside besitzen ein schlechtes Diffusionsvermögen, und es dauert einige Zeit, bis sie sich in den Lysosomen der proximalen Tubuluszellen soweit angereichert haben, daß es zur Zellzerstörung kommt. Die Behandlungsdauer besitzt demnach auch eine erhebliche Bedeutung für die Ausprägung nephrotoxischer Komplikationen bei einer Behandlung mit Aminoglykosiden. Eine Dauer von zehn Tagen sollte ohne zwingende Indikation nicht überschritten werden. Andererseits sinkt die Konzentration der basischen Antibiotika in der Nierenrinde nach Abschluß der Behandlung auch nur sehr langsam ab; während ihre Eliminationshalbwertszeit im Blutplasma etwa 2 h beträgt, dauert es nach Abschluß einer Behandlung mehrere Wochen, bis das Nierenrindengewebe wieder frei von diesen Substanzen ist. Damit wird deutlich, daß nach einer

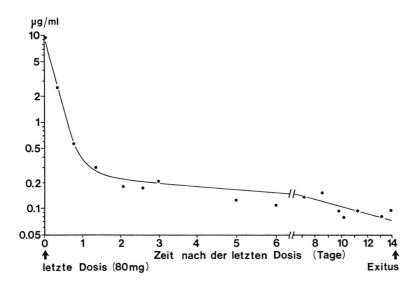

Abb. 2. Gentamicin-Serumkonzentrationen bei einem Patienten während der "Auswaschphase". Postmortal wurden folgende Gentamicin-Konzentrationen bestimmt (µg/g Organgewicht): Niere 40,8, Lunge 3,6, Fettgewebe 0,2, berechnete Gesamtmenge: ca. 48 mg Gentamicin (Modifiziert nach 11)

Behandlung mit Aminoglykosiden nach Möglichkeit eine "Auswaschphase" von mehreren Wochen eingehalten werden sollte (Abb. 2).

Aus großen Zusammenstellungen wird deutlich, daß bei Netilmicin (8,7 %) und Amikacin (9,4 %) etwas günstigere Nephrotoxizitäts-Inzidenzen als bei Gentamicin (14 %) und Tobramycin (12,9 %) auftreten (3). Einige prospektive, doppelblind durchgeführte klinische Studien vom Johns Hopkins Hospital belegen jedoch, daß der Wahl eines spezifischen Aminoglykosids bei gleichzeitiger Überwachung der Serumkonzentrationen keine so entscheidende Bedeutung zukommt, wie vielfach vermutet wird. Unter den Bedingungen der klinischen Studien lassen sich die tierexperimentell deutlich sichtbaren Unterschiede zwischen den einzelnen Präparaten kaum nachweisen. Es wurde aber in den zahlreich durchgeführten Untersuchungen deutlich, daß erhöhte initiale Tal- und Spitzenspiegel, das Bestehen eines Schockzustandes oder einer Lebererkrankung die Entwicklung von nephrotoxischen Symptomen begünstigen (17).

Bei gleichzeitiger Gabe von Diuretika wurde in einigen Publikationen ebenfalls eine Verstärkung der Nephrotoxizität gefunden. Dieses Phänomen wird aber nicht durch eine direkte Arzneimittelinteraktion zwischen dem Antibiotikum und dem Diuretikum verursacht, sondern hängt mit der Beeinflussung des Extrazellulärvolumens und den damit veränderten kinetischen Verhältnissen zusammen. Bei einer sorgfältigen Flüssigkeitsbilanzierung wird die Nephrotoxizität der Aminoglykoside nicht durch die gleichzeitige Gabe von Diuretika beeinflußt (13).

Bei Frauen wurden nephrotoxische Reaktionen häufiger beobachtet
als bei Männern. Auch tierexperimentell konnte gezeigt werden,
daß hinsichtlich der Nephrotoxizität von Aminoglykosiden Ge-
schlechtsunterschiede bestehen: Während die weibliche Niere
eher im Sinne einer interstitiellen Nephritis reagiert, kommt
es bei männlichen Versuchstieren zu einer stärkeren Tubulusne-
krose.

In den vergangenen Jahren wurden die technisch-analytischen Voraussetzungen für eine Überwachung der Aminoglykosid-Blutspie-
gel, z. B. durch Entwicklung der Enzymimmunoassays, entscheidend verbessert. Besonders bei Patienten mit bestehender Niereninsuffizienz oder instabiler Nierenfunktion ist ein entsprechen-
des "Drug-monitoring" zur Therapieoptimierung und Verringerung
der Nebenwirkungsquoten dringend zu empfehlen. Für Gentamicin,
Tobramycin und Netilmicin sollten die Spitzenspiegel zwischen 6
und 8 mg/l, für Amikacin bei 20 - 30 mg/l liegen. Bei Infektionen durch Pseudomonas aeruginosa sollten höhere Spiegel ange-
strebt werden. Die Talspiegel sollten für die drei erstgenann-
ten Wirkstoffe unter 2 mg/l und für Amikacin unter 10 mg/l liegen.

Bei Berücksichtigung der skizzierten Zusammenhänge und einer
Spiegelkontrolle in problematischen Situationen wird es aufgrund der fundierten Kenntnisse, die über die Nephrotoxizität
der Aminoglykoside im Lauf der letzten Jahrzehnte akquiriert
wurden, möglich sein, eine nebenwirkungsarme antibakterielle
Chemotherapie mit diesen Antibiotika durchzuführen.

2 Cephalosporine mit "NMTT-Substituent"

In der Bundesrepublik Deutschland sind zur Zeit fünf Cephalospo-
rinderivate im Handel, die am C-3-Atom des Betalaktam-Grundge-
rüstes mit einem N-Methyl-thiotetrazol-Rest (NMTT) substituiert
sind (Cefamandol, Cefoperazon, Latamoxef, Cefmenoxim, Cefotetan). Mit diesem Strukturbestandteil sind einige toxische Nebenwirkungen assoziiert, die bei anderen Betalaktam-Antibiotika
nicht auftreten. Zwischen den einzelnen Präparaten können hinsichtlich der Manifestation der speziellen Nebenwirkungen trotz
des gleichen Strukturmerkmals durchaus Unterschiede bestehen,
die sich z. B. durch ein unterschiedliches pharmakokinetisches
Verhalten und durch Unterschiede im Metabolismus erklären lassen.

Schon 1980 berichteten mehrere Arbeitsgruppen über eine charakteristische Unverträglichkeit alkoholischer Getränke wahrend
der Behandlung mit Cefamandol. Kurz nach Alkoholgenuß tritt eine ausgeprägte Flushreaktion besonders im Gesichtsbereich auf;
zusätzlich wurden Tachykardie, Blutdruckabfall, Kopfschmerzen,
Übelkeit und Erbrechen beobachtet; diese "Antabus-artige" Reaktion hängt offensichtlich mit dem NMTT-Rest zusammen (10). Alle
Cephalosporine mit dieser Seitenkette beeinflussen den Äthanol-
abbau und führen zu einem Anstieg der Acetaldehydkonzentration
im Blut, wodurch die Unverträglichkeitsreaktionen hervorgerufen
werden.

Auch über Blutungskomplikationen nach Gabe der obengenannten
Chemotherapeutika wird schon seit etlichen Jahren diskutiert.
Während der Behandlung mit diversen Präparaten mit NMTT-Rest
wurden Hypoprothrombinämien beobachtet, die nach Vitamin-K-Sub-
stitution reversibel sind. Es steht heute fest, daß auch diese
Nebenwirkung durch den charakteristischen Substituenten - bzw.
durch entsprechende Metaboliten - hervorgerufen wird. Bekanntlich ist Vitamin K ein essentieller Kofaktor bei der Gammacarb-
oxylierung der Glutaminsäure - eine wichtige biochemische Reaktion bei der Prothrombinsynthese. Die NMTT-Cephalosporine
scheinen mit einem nicht näher bekannten Schritt bei der Regeneration von Vitamin K in Hepatozyten zu interferieren und dadurch wird offenbar die charakteristische Nebenwirkung verursacht (1).

Auch für einige tierexperimentell beobachtete reproduktionstoxi-
kologische Effekte scheint der methylierte Heterozyklus verantwortlich zu sein: Bei juvenilen Ratten kommt es zur Spermiogene-
sehemmung und Testesatrophie, wenn die Tiere in der "sensiblen
Phase" (zweite Lebenswoche) mit relativ hohen Dosen der NMTT-
Cephalosporine behandelt werden. Diese Effekte scheinen ohne Relevanz für den Menschen und die klinische Anwendung der Antibiotika zu sein; diese Schlußfolgerung läßt sich unter anderem damit begründen, daß ein erheblicher Unterschied im zeitlichen Ablauf der Spermiogenese bei der Ratte und beim Menschen besteht
(8). Interessanterweise reichen geringfügige chemische Modifikationen an dem Substituenten aus, um das spezifische Nebenwir-
kungspotential der Substanzen zu beseitigen; es gibt mehrere Derivate mit leicht abgewandeltem Rest am C 3, die keine der drei
diskutierten Effekte bewirken (14).

3   Neutropenie nach Betalaktam-Antibiotika

In den vergangenen Jahren wurden einige neue Erkenntnisse über
eine bisher wenig beachtete unerwünschte Wirkung der Betalaktam-Antibiotika publiziert: Die beobachtete Neutropenie muß
wahrscheinlich als "toxische" Nebenwirkung eingestuft werden -
eine direkte Hemmung der Zellproliferation ist wahrscheinlicher
als ein "allergischer Wirkungsmechanismus". Ausgeprägte Neutro-
penien (< 1 000 Granulozyten/mm³) nach Penicillin G, Amoxicillin, Flucloxacillin, Cefotaxim, Cefacetril und zahlreichen anderen verwandten Antibiotika traten vor allem bei Patienten auf,
die längere Zeit (länger als zehn Tage) mit hohen Dosen behandelt wurden. Wenn eine Gesamtmenge an applizierter Substanz von
etwa 150 g überschritten wird, liegt die Inzidenz der Nebenwirkung bei 5 - 15 % und ist damit erstaunlich hoch. Werden die
Präparate abgesetzt, so kommt es innerhalb von ein bis zehn Tagen bei über 95 % der Patienten zu einer vollständigen Erholung
der Granulopoese. Viele der Patienten weisen gleichzeitig weitere Reaktionen wie Eosinophilie, Exanthem oder Fieber auf; auch
diese Symptome dürften eher als toxische Reaktionen aufzufassen
sein und sollten nicht im Sinne einer immunologisch-allergi-
schen Reaktion interpretiert werden. Eine besondere Bedeutung
könnte das Risiko einer neutropenischen Reaktion für Tumor-
bzw. hämatologische Patienten haben; bekanntlich ist die Zeit-

dauer der durch Zytostatika verursachten Neutropenie von erheblicher prognostischer Bedeutung bei diesen Patienten, und es erscheint bedenklich, wenn diese Phase durch andere Einflüsse zusätzlich verlängert wird (6).

4 Allergien nach Betalaktam-Antibiotika

Penicilline und Cephalosporine sind die am häufigsten verordneten antibakteriellen Wirkstoffe. Ein Hauptgrund für die weite
Verbreitung dieser Medikamente ist ihre gute Verträglichkeit.
Wenn häufig betont wird, daß Penicillin eines der "ungiftig-
sten" Medikamente überhaupt ist, so sollte in dem Zusammenhang
auch auf einen anderen Superlativ hingewiesen werden: Etwa 50 %
aller medikamentös bedingten Allergien werden durch Penicillinderivate verursacht. Ca. 5 % der Bevölkerung der westlichen
Welt sollen penicillinallergisch sein. Häufiger als jede andere
Arzneimittelgruppe verursachen Penicillinderivate schwerste
allergische Reaktionen bis hin zum anaphylaktischen Schock
(0,015 - 0,04 %). Er verläuft in etwa 10 % der Fälle tödlich.
Nach fundierten Schätzungen sterben aufgrund der akuten Zwischenfälle jährlich über 300 Menschen durch Gabe eines "untoxi-
schen" Medikaments.

Da die meisten Arzneistoffe ein relativ niedriges Molekulargewicht besitzen, sind sie nicht ohne vorherige Koppelung an körpereigene Makromoleküle in der Lage, eine hypererge Reaktion
auszulösen ("Haptene"). Beim Penicillin wird die Carbonylgruppe
im Grundgerüst als Ursache für die Antigen-Determinantenbildung
("Penicilloylantigen") angesehen. Da dieser Strukturbestandteil
auch für die antibakterielle Wirksamkeit essentiell ist, wird
es kaum jemals gelingen, ein Penicillinderivat ohne allergi-
sches Potential zu entwickeln. Immunologische Reaktionen auf
Verunreinigungen und Zusätze in Penicillinpräparaten dürften
heute bei der Auslösung allergischer Zwischenfälle weniger Bedeutung haben als zu Beginn der Antibiotikaära. Wie erst vor
wenigen Jahren gezeigt wurde, läßt sich die penicillininduzier-
te Bildung von IgG-Antikörpern reduzieren, wenn frisch zuberei-
tete Lösungen des Medikaments infundiert werden (5).

Hautexantheme sind die weitaus häufigste Art einer allergischen
Nebenwirkung während einer antibakteriellen Chemotherapie (ca.
90 %). Sie können diagnostische Probleme bereiten, da sie gelegentlich nicht ohne weiteres von toxischen Hautreaktionen oder
allgemeinen Symptomen des infektiösen Grundleidens abzugrenzen
sind. Nach Gabe von Ampicillin und anderen Aminopenicillinen
tritt zwischen dem sechsten und 12. Behandlungstag etwa bei jedem zehnten Patienten ein spezifisches, meist morbilliformes
Exanthem auf. Wenn Ampicillin bei bestimmten Virusinfektionen
(Mononukleose) verabreicht wird, ist die Inzidenz dieses speziellen Exanthems noch höher. Aus diesen und anderen Gründen bereitet die Einordnung der Nebenwirkung unter pathogenetischen
Gesichtspunkten gewisse Schwierigkeiten; eine "echte" allergische Genese der Ampicillinexantheme kann bezweifelt werden. Es
wurde der Ausdruck "Seitenkettenallergie" für diese Nebenwirkung geprägt, um sie vom typischen urtikariellen Exanthem abzu-

grenzen, das nach Gabe aller Penicillinderivate auftreten kann.
Der Ausdruck ist jedoch wenig zutreffend, da Cefalexin und Cefa-
clor - zwei nahe verwandte Betalaktam-Antibiotika mit der gleichen Seitenkette - nicht zu analogen Hautreaktionen führen. Unter praktischen Gesichtspunkten muß erwähnt werden, daß trotz
Ampicillinexanthem weiterbehandelt werden kann, wenn eine entsprechende Indikation besteht.

Ein weiteres Problem, das im klinischen Alltag nicht selten diskutiert wird, ist die Frage nach Kreuzallergien zwischen Penicillinen und Cephalosporinen. Nach einer Untersuchung aus dem
Jahre 1978 wird als Quote häufig 8 % angegeben. In dieser Untersuchung wurde festgestellt, daß 57 von 701 Patienten (= 8 %)
mit der anamnestischen Angabe "Penicillinallergie" auch nach Cephalosporinen allergisch reagierten; dagegen entwickelten nur
285 von 15 286 Patienten (= 1,9 %) ohne positive Anamnese Hautreaktionen nach Cephalosporintherapie (9). Aus anderen Studien
läßt sich jedoch ableiten, daß offenbar die Quote der Kreuzallergien zwischen Penicillinen und anderen Betalaktam-Antibiotika deutlich niedriger, ja sogar minimal ist. Trotz der auf den
ersten Blick engen chemischen Verwandtschaft zwischen Penicillinen und Cephalosporinen ist eine Parallelhypersensitivität
bei genauer Betrachtung der zugrundeliegenden chemischen Reaktion eher unwahrscheinlich. Wie bereits angedeutet, öffnet sich
beim Penicillinmolekül zunächst nur der Betalaktamring ("Peni-
cilloylstruktur") und durch Verbindung mit körpereigenen, höher-
molekularen Strukturen entsteht das allergisierende Agens. Das
Cephalosporin-Grundgerüst ist dagegen nach hydrolytischer Spal-
tung deutlich labiler und zerfällt in Bruchstücke. Eine chemische Ähnlichkeit der verwandten Gruppen ist dann nicht mehr vorhanden (7).

Die in manchen Studien ermittelte relativ hohe Rate an Kreuzallergien könnte auch als "generelle allergische Disposition" interpretiert werden. Es entspricht der klinischen Erfahrung, daß
penicillinallergische Patienten ganz allgemein häufiger allergische Reaktionen auf Arzneimittel zeigen - also auch auf Cephalosporine. Deshalb ist in der Praxis weiterhin ein vorsichtiges
Verhalten bei penicillinallergischen Patienten ratsam.

5 Die "antibiotikaassoziierte Kolitis"

Die biologische Balance der physiologischen Körperflora in den
Atemwegen, im Verdauungstrakt und in der Vagina kann bei einer
antimikrobiellen Therapie erheblich gestört werden; damit entsteht die Möglichkeit, daß bestimmte Keime, die normalerweise
in ihrem Wachstum durch biologische Mechanismen begrenzt werden, das entstandene Ungleichgewicht ausnutzen und überwuchern.
Typische Beispiele für klinische Manifestationen solcher Keim-
verschiebungen sind z. B. Soor (Candidiasis) oder Enteritis.

Diarrhöen sind eine häufige, meist harmlose, selbstlimitierende
Komplikation während einer antibakteriellen Chemotherapie. Die
Ätiologie bleibt überwiegend unklar; neben Störungen der bakte-
riellen Flora kommen auch lokale Irritationen und andere Mecha-

nismen in Frage. 5 - 17 % der Patienten entwickeln z. B. während einer Ampicillinbehandlung Diarrhöen; nach der Einnahme von Clindamycin liegt die Quote mit 13 - 30 % etwa doppelt so hoch.

Bis zu 10 % der Patienten mit Diarrhö haben auch eine Kolitis, die durch eine Überwucherung von toxinbildenden Clostridien oder (seltener) durch Staphylokokken verursacht wird. Obwohl die Kolitis relativ gesehen nach Clindamycin wohl am häufigsten auftritt, muß betont werden, daß auch Penicilline, Cephalosporine und zahlreiche andere Antibiotika zu einer Kolitis führen können. Da die Betalaktam-Antibiotika weitaus am häufigsten verordnet werden, dürften sie absolut gesehen auch für die meisten "antibiotikaassoziierten Kolitiden" verantwortlich sein.

Die klinische Symptomatik der "Nebenwirkung" kann in einem weiten Bereich variieren. Neben leichten Verläufen mit Meteorismus, Erbrechen und wäßrigem und schmerzhaftem Stuhlgang kommen auch schwerwiegende Erkrankungen vor mit eitrigen, blutigen Durchfällen, Exsikkose, Schockzustand und letalem Ausgang. Bei einer Sigmoidoskopie lassen sich unter Umständen "Pseudomembranen" aus Epithelzellen, Leukozyten, Fibrin- und Muzinkoagula nachweisen, die zur Terminologie "pseudomembranöse Kolitis" geführt haben. Da das Symptom auch fehlen kann, und andererseits diese Reaktion der Kolonschleimhaut keinesfalls eine spezifische Antwort auf Clostridientoxine ist, sollte die Bezeichnung "antibiotikaassoziierte Kolitis" vorgezogen werden. ("Pseudomembranöse Kolitiden" werden auch bei Shigellen- und Amöbeninfektionen sowie als Folge von Zytostatikatherapie oder nach Quecksilberintoxikationen gesehen.)

Als zweifellos wichtigster Mechanismus der Entstehung der "antibiotikaassoziierten Kolitis" muß die Einwirkung eines Zytotoxins ("Toxin B") aus Clostridium difficile angesehen werden. Das obligat anaerobe, grampositive Stäbchenbakterium wurde bereits vor über 50 Jahren als physiologischer Bestandteil der Darmflora von Neugeborenen erstmals beschrieben; die Bezeichnung "difficile" sollte auf die Schwierigkeiten bei der Anzüchtung hinweisen. Sehr viel jünger sind unsere Kenntnisse über die Bedeutung des Erregers bei gastrointestinalen Komplikationen im Zusammenhang mit einer Antibiotikatherapie. Es wird heute angenommen, daß durch die antibakterielle Therapie Bifidobakterien, Laktobazillen und andere Keime in der Darmflora reduziert werden und dadurch eine "ökologische Nische" für die Clostridien entsteht, die gelegentlich auch bei gesunden Normalpersonen nachgewiesen werden können. Bis zu 80 % der Stämme dieses Erregers bilden zwei Toxine (Toxin A und B), die sich in einigen Eigenschaften, wie Molekulargewicht, Zytotoxizität, Hitzeempfindlichkeit etc., unterscheiden. Dem technisch nicht ganz einfachen Nachweis des Toxins im Stuhl kommt bei der Diagnose der Clostridienkolitis erhebliche Bedeutung zu, da nicht alle Stämme des Erregers toxinbildend und damit enteropathogen sind.

Zur Behandlung der "antibiotikaassoziierten Kolitis" reicht es oftmals schon aus, das verursachende Medikament abzusetzen und einen Flüssigkeits-Elektrolyt-Ersatz durchzuführen. Mobilitäts-

hemmende Wirkstoffe sollten vermieden werden, da sie die Toxin-
eliminierung verzögern und zu einer weiteren Verschlechterung
des Zustandes führen können. Patienten mit hohem Fieber, starken Bauchschmerzen oder ausgeprägter Leukozytose (> 20 000 Leu-
kozyten/mm³) sollten umgehend einer spezifischen antibakteriellen Chemotherapie zugeführt werden. Auch bei mangelndem Ansprechen auf die allgemeintherapeutischen Maßnahmen sowie bei älteren oder stark geschwächten Patienten sollte rasch mit Clostri-
dien-wirksamen Antibiotika behandelt werden. Therapie der Wahl
ist in diesen Fällen die orale Verabreichung von Vancomycin.
Das Glycopeptid-Antibiotikum wird nicht vom Gastrointestinaltrakt resorbiert, und man erzielt bei enteraler Gabe - auch bei
profusen Durchfällen - antibakteriell wirksame Spiegel im Lumen
des Magen-Darm-Trakts. Die übliche Dosis beträgt viermal täglich 125 mg; bei schwerkranken Patienten sollten viermal 250 mg
gegeben werden. Innerhalb von zwei bis drei Tagen kommt es im
allgemeinen zur Beseitigung des Fiebers und der Diarrhö - gelegentlich persistiert die Symptomatik allerdings über eine Woche
und länger. Die Behandlung sollte dementsprechend für fünf bis
sieben Tage durchgeführt werden (2).

Alternativ kann Metronidazol (dreimal täglich 500 - 750 mg
oral) gegeben werden. Colestyramin ist ein Anionenaustauscher,
der offensichtlich die Clostridientoxine bindet; die Substanz
kommt bei leichten Verläufen ebenfalls zur Therapie in Betracht. Da auch Vancomycin an Colestyramin gebunden wird, dürfen diese beiden Therapeutika nicht gleichzeitig verabreicht
werden!

Gelegentlich kommt es trotz adäquater therapeutischer Maßnahmen
zu Rezidiven. Neben der abermaligen Vancomycintherapie werden
in diesen Fällen "bakteriotherapeutische" Maßnahmen als mögliche Behandlungsform diskutiert. Neben der rektalen Instillation
von Fäzes-Zubereitungen wurde - vor dem Hintergrund experimenteller Ergebnisse mit dem Hamstermodell - auch die orale Gabe
von apathogenen, nichttoxinbildenden Clostridien vorgeschlagen.
Nach Vorbehandlung mit dem H_2-Antagonisten Ranitidin ließen
sich die oral zugeführten Clostridien bis zu vier Wochen im
Stuhl nachweisen. Ob dieses neue Konzept therapeutische Bedeutung bei der "pseudomembranösen Kolitis" erlangen wird, läßt
sich heute allerdings noch nicht beantworten (12).

6   Nebenwirkung der 4-Chinolone

Die Arzneimittelgruppe der 4-Chinolone hat in den vergangenen
Jahren zunehmend Beachtung gefunden. Die nach ihrem bedeutend-
sten Wirkungsmechanismus auch als "Gyrasehemmer" bezeichneten
Wirkstoffe wurden früher - wegen ihrer mäßigen antibakteriellen
und pharmakokinetischen Eigenschaften - fast nur zur Therapie
von Harnweginfektionen eingesetzt. Durch die Entwicklung neuer,
fluorierter Derivate mit deutlich besseren Eigenschaften erleb-
te die Gruppe eine "Metamorphose" zu vielbeachteten Chemotherapeutika mit neuen Indikationen (16).

Die neuen 4-Chinolone werden im allgemeinen gut vertragen. In den meisten klinischen Untersuchungen wurden Nebenwirkungen bei weniger als 10 % der Patienten registriert. Erwartungsgemäß werden nach diesen Chemotherapeutika mit breitem antibakteriellem Spektrum gastrointestinale Störungen am häufigsten bemerkt. Symptome wie Übelkeit, Appetitlosigkeit oder Erbrechen sind aber meist harmlos und erfordern in der Regel keinen Therapieabbruch.

ZNS-Störungen fielen schon bei der Behandlung mit den älteren Chinolonderivaten, wie z. B. Nalidixinsäure, Pipemidsäure oder Rosoxacin, auf. Auch bei dem Einsatz der neueren fluorierten Chinolone muß die Möglichkeit von leichten (Kopfschmerzen, Schwindel, Schlaflosigkeit) und ernsteren ZNS-Nebenwirkungen (Halluzinationen, Desorientiertheit, Krampfanfälle) beachtet werden. Genauere Angaben über die Häufigkeit dieser Reaktionen oder eindeutige Informationen über eventuell vorhandene Unterschiede zwischen vergleichbaren Präparaten sind leider nicht verfügbar. Die Quote der leichten ZNS-Komplikationen soll bei etwa 1,5 % oder darunter liegen - schwere Reaktionen sind sicherlich seltener. Besonders ältere Patienten scheinen empfindlich zu reagieren; eindeutige zerebralsklerotische Veränderungen, Epilepsie oder andere ZNS-Vorschäden stellen Kontraindikationen für Chinolone dar.

Die Inzidenz von Überempfindlichkeitsreaktionen ist im Vergleich zu anderen Antibiotikagruppen gering: Sie liegt bei < 1 %. Einige weitere Nebenwirkungen wurden noch seltener beobachtet, sollen hier aber der Vollständigkeit halber mit erwähnt werden: phototoxische Reaktionen, Herz-Kreislauf-Reaktionen (Blutdruckabfall) und hämatologische Reaktionen.

Einige wichtige Kontraindikationen ergeben sich aus tierexperimentellen Untersuchungen mit Chinolonen. Soweit bis heute bekannt, verursachen alle Chinolone bei juvenilen Versuchstieren eine Schädigung des Gelenkknorpels. Aufgrund dieser Arthropathie dürfen Kinder und Jugendliche in der Wachstumsphase sowie schwangere und stillende Frauen nicht mit Chinolonen behandelt werden, obwohl bisher nicht klar ist, ob für den Menschen ein analoges Risiko besteht. Da die Effekte mit gut resorbierbaren Derivaten, wie z. B. dem Ofloxacin, bereits mit vergleichsweise niedrigen Dosierungen hervorgerufen werden können (eine Woche lang 20 mg/kg KG beim juvenilen Hund), und es Hinweise gibt, daß die Effekte unter Umständen nicht vollständig reversibel sind, sollten die Anwendungsbeschränkungen konsequent beachtet werden.

Literatur

1. ANDRASSY, K., BECHTOLD, H., RITZ, E.: Hypoprothrombinemia caused by cephalosporins. J. antimicrob. Chemother. 15, 133 (1985)

2. FEKETY, R., SILVA, J., BUGGY, B., DEERY, H. G.: Treatment
    of antibiotic-associated colitis with vancomycin. J. anti-
    microb. Chemother. 14 (Suppl. D), 97 (1984)

3. KAHLMETER, G., DAHLAGER, J. I.: Aminoglycoside toxicity - a
    review of clinical studies published between 1975 and 1982.
    J. antimicrob. Chemother. 13 (Suppl. A), 9 (1984)

4. LODE, H., HAMPEL, B.: Vermeidbare Arzneimittelschäden. Anti-
    mikrobielle Antibiotika. Medica 2, 239 (1981)

5. NEFTEL, K. A., WÄLTI, M., SPENGLER, H., de WECK, A. L.: Ef-
    fect of storage of Penicillin-G solutions on sensitisation
    to Penicillin-G after intravenous administration. Lancet
    1982 I, 986

6. NEFTEL, K. A., HAUSER, S. P., MÜLLER, M. R.: Inhibition of
    granulopoesis in vivo and in vitro by ß-lactam antibiotics.
    J. infect. Dis. 152, 90 (1985)

7. NORRBY, S. R.: Problems in evaluation of adverse reactions
    to ß-lactam antibiotics. Rev. infect. Dis. 8 (Suppl. 3),
    S358 (1986)

8. PEG (Paul-Ehrlich-Gesellschaft; Arbeitsgemeinschaft "Arznei-
    mittelsicherheit"): Stellungnahme zur Frage der Beeinträch-
    tigung der Spermatogenese durch bestimmte Cephalosporin-An-
    tibiotika. Dtsch. Ärztebl. 83, 1284 (1986)

9. PETZ, L. D.: Immunologic cross-reactivity between penicil-
    lins and cephalosporins: a review. J. infect. Dis. 137, S74
    (1978)

10. PORTIER, H., CHALOPIN, J. M., FREYSZ, M., TANTER, Y.: Inter-
    action between cephalosporins and alcohol (letter). Lancet
    1980 II, 263

11. SCHENTAG, J. J., JUSKO, W. J.: Renal clearance and tissue
    accumulation of gentamicin. Clin. Pharmacol. Ther. 22, 364
    (1977)

12. SEAL, D., BORRIELLO, S. P., BARCLAY, F., WELCH, A., PIPER,
    M., BONNYCASTLE, M.: Treatment of relapsing Clostridium
    difficile diarrhoea by administration of a non-toxigenic
    strain. Europ. J. clin. Microbiol. 6, 51 (1987)

13. SMITH, C. R., LIETMAN, P. S.: Effect of furosemide on amino-
    glycoside-induced nephrotoxicity and auditory toxicity in
    humans. Antimicrob. Agents Chemother. 23, 133 (1983)

14. STAHLMANN, R., CHAHOUD, I.: NMTT-Cephalosporine beeinflus-
    sen die Spermiogenese bei jungen Ratten; besitzt dieser Be-
    fund klinische Relevanz? Krankenhauspharmazie 7, 270 (1986)

15. STAHLMANN, R., LODE, H.: Welche Faktoren beeinflussen die
    Nephrotoxizität von Aminoglykosid-Antibiotika? Dtsch. med.
    Wschr. 111, 1409 (1986)

16. STAHLMANN, R., LODE, H.: Neuere Chinolonderivate zur Behandlung bakterieller Infektionen. Deutsche Apothekerzeitung 127, 541 (1987)

17. WHELTON, A.: Therapeutic initiativs for the avoidance of aminoglycoside toxicity. J. clin. Pharmacol. 25, 67 (1985)

Katheterassoziierte Infektionen

Von J. E. Schmitz, F. Konrad, H. Wiedeck und J. Kilian

Trotz zunehmender Zahlen von Patienten in immer höherem Lebens-
alter und mit immer ausgeprägteren Risikofaktoren hat die Mortalität auf den Intensivstationen in den letzten Jahren kontinu-
ierlich abgenommen, wie das Beispiel der Anästhesiologischen Intensivtherapiestation des Klinikums der Universität Ulm belegt
(Abb. 1).

Auch wenn der Intensivpatient in seiner Definition und Risiko-
klassifizierung bislang nicht eindeutig und allgemein anerkannt
eingestuft werden kann - was sowohl interne als auch externe
Vergleiche problematisch erscheinen läßt -, scheint von wenigen
Ausnahmen abgesehen eine Gesamtmortalität um 10 % zur Zeit eine
Grenze darzustellen, die zu unterschreiten auf den ersten Blick
offensichtlich nur mit einem erheblichen Mehraufwand an Personal und Material und damit exponentiell ansteigenden Kosten möglich ist. Trotzdem entbindet uns diese Tatsache nicht, nach allen machbaren Möglichkeiten Ausschau zu halten, die zu einer
weiteren Verbesserung unserer therapeutischen Erfolge bei ver-
tretbarem Aufwand beitragen. Eine dieser Möglichkeiten, die
sich dabei anbietet, ist sicherlich eine geeignete Prophylaxe
und Therapie von nosokomialen Infektionen (Tabelle 1).

Bei näherer Betrachtung der Todesursachen und des Todeszeitpunktes von Patienten, die im Jahr 1986 auf unserer Intensivstation
verstarben, ergibt sich zum einen ein typisches zeitliches Mu-
ster sowie zum andern auch charakteristische Ursachen (Abb. 2).

Sind es innerhalb der ersten 48 h nach der Aufnahme auf die Intensiveinheit in der Hauptsache direkte Traumafolgen, wie un-
stillbare Blutung, irreversibler Schock, massive Gewebszertrüm-
merung oder nicht beeinflußbar hoher Hirndruck, die zum Tode
führen, so ist der zweite Peak in der Todesstatistik, der im
Zeitraum zwischen dem achten und 14. Tag zu beobachten ist, insbesondere von den Patienten repräsentiert, die infolge eines
Multiorganversagens mit Sepsis verstarben.

Nachdem Septikämien, die innerhalb der ersten 48 h nach Kranken-
hausaufnahme auftreten, im allgemeinen nicht als "im Krankenhaus erworben" gelten, müssen die hier genannten septischen Komplikationen mit Multiorganversagen und konsekutivem letalem Verlauf wohl überwiegend als sogenannte nosokomiale, d. h. im Krankenhaus erworbene infektiöse Komplikationen gelten (6).

Unabhängig davon haben die überlebenden Patienten mit Infektionen und septischen Komplikationen auch die längsten Liegezeiten
(6) und erfahrungsgemäß den höchsten materiellen und personellen Bedarf.

(n)

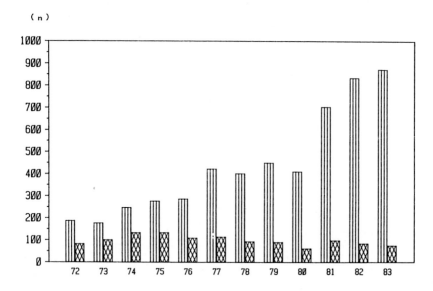

Abb. 1. Mortalitätsrate auf der Anästhesiologischen Intensivstation des Klinikums der Universität Ulm in den Jahren 1972 bis 1983

Tabelle 1. Risiko nosokomialer Infektionen (Nach 5)

Harnweginfektion:
Ca. 3 - 5 % pro Tag Verweildauer eines transurethralen Blasenkatheters

Venenkathetersepsis:
Ca. 0,5 - 1 % pro Tag Verweildauer eines zentralen + peripheren Plastikvenenkatheters

Wundinfektion:
Ca. 0,5 - 2 % pro aseptischem Eingriff

Beatmungspneumonie:
Ca. 3 - 11 % pro maschinelle Beatmung
Ca. 0,5 - 1 % pro IPPB bzw. Allgemeinanästhesie

Auch wenn, bezogen auf das Gesamtkrankengut, in den Kliniken die nosokomiale Infektionsrate, d. h. die im Krankenhaus erworbenen Infektionen, im internationalen Schrifttum mit Angaben zwischen 0,3 % und 10 % eine sehr große Schwankungsbreite aufweist (8, 12), sind es nicht zuletzt der in etwa 40 % tödliche Verlauf dieser Infektionen (8, 20) und das unverhältnismäßig häufige Auftreten auf Intensiveinheiten (5), was es erforderlich macht, sich mit dieser Problematik näher zu befassen.

Welche Relevanz inzwischen infektiöse Geschehnisse auf Intensivstationen haben, kann die Zusammenstellung aus dem eigenen intensivtherapeutischen Krankengut im Zeitraum August 1986 bis Januar 1987 belegen. Zunehmendes Alter der Patienten, verbunden

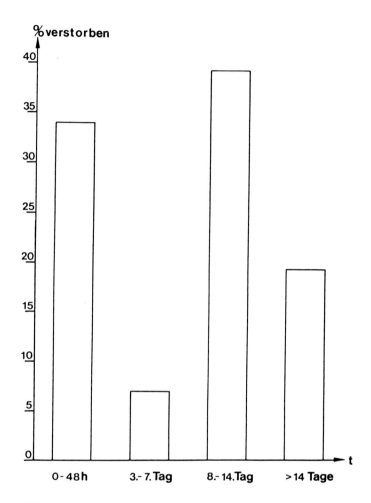

Abb. 2. Verteilungsmuster des Todeszeitpunktes verstorbener Intensivpatienten

mit einer deutlich steigenden Multimorbidität bis hin zum Multiorganversagen, immer ausgedehntere operative Interventionen sowie Polytraumatisierte mit extremen Verletzungsmustern haben dazu geführt, daß eine Vielzahl invasiver therapeutischer und diagnostischer Maßnahmen zwangsweise zur intensivmedizinischen Routine gehört. Dies führt einerseits zu einem sehr hohen Sicherheitsstandard, andererseits aber auch zu spezifischen zusätzlichen Risiken, die grundsätzlich, und zwar täglich aufs neue, eine Risiko-Nutzen-Abwägung erforderlich machen. Bekanntermaßen stellt jeder zusätzlich in den Organismus eingebrachte Fremdkörper, wie z. B. peripher oder zentral applizierte intravasale Katheter, arterielle Verweilkanülen, harnableitende Systeme sowie Trachealtuben, eine invasive Maßnahme mit erhöhter Infektionsgefahr dar (4, 8).

Tabelle 2. Verteilungsmuster der Infektionen auf der Anästhesiologischen Intensiveinheit (n = 310)

Untersuchungszeitraum: August 1986 bis Januar 1987	
Pneumonie	48
Peritonitis	38
Harnweginfektion	11
Andere Infektionen	69

Die Angaben, welche der genannten invasiven Techniken mit dem höchsten mikrobiellen Kontaminationsrisiko behaftet sind, werden unterschiedlich beantwortet und hängen unter anderem vom jeweiligen Patientengut und dem Ausbildungsstand des Stationspersonals ab.

Im Grunde genommen erscheint es auch unwichtig, ob der arterielle oder venöse Zugangsweg, der Dauerkatheter oder Trachealtubus die Keimeintrittspforte war, entscheidend ist allein die Tatsache, daß - gerade beim oftmals stark abwehrgeschwächten Intensivpatienten - jede der genannten Techniken für sich eine potentielle Infektionsquelle und damit zusätzliche Gefährdung darstellen kann.

Die Sepsis gilt als eine der gefährlichsten Komplikationen im Verlaufe der unterschiedlichsten Krankheitszustände. Sie wird auf Intensivstationen nach Literaturangaben bis zu achtmal häufiger als auf sonstigen Krankenstationen beobachtet, wobei in ca. 40 - 50 % der Fälle ein direkter Zusammenhang mit den genannten invasiven Maßnahmen erkennbar ist (4, 9).

Infektionsrisiko im Zusammenhang mit intravasalen Zugangswegen

Zugänge zum Gefäßsystem von Intensivpatienten sind von vitaler Bedeutung, sei es um Medikamente oder Infusionslösungen zu applizieren, sei es um Blut zu diagnostischen Zwecken zu entnehmen oder um den Druck zu registrieren.

Wie häufig diese Techniken inzwischen auf Intensiveinheiten eingesetzt werden, mögen einige Zahlen aus der eigenen Klinik belegen. So wurden bei insgesamt 204 Patienten über 901 Pflegetage 883mal ein zentralvenöser Zugang, 719mal ein arterieller Zugang sowie 62mal ein Pulmonalarterienkatheter und 251mal eine periphervenöse Verweilkanüle registriert. Mit anderen Worten: Arterielle Verweilkanüle, zentralvenöser Katheter sowie mindestens ein periphervenöser Zugangsweg gehören bei praktisch allen Intensivpatienten zu den obligaten Standardmaßnahmen, insbesondere in der ersten, meist instabilen Phase nach Übernahme auf die Intensivstation.

Dies steht in guter Übereinstimmung mit den Erhebungen des Europäischen Komitees für interdisziplinäre Hospitalhygiene, auch wenn hier insbesondere der Anteil der arteriellen Kanülierung deutlich niedriger liegt (9).

Obwohl aus der Literatur bekannt ist, daß arterielle Monitorsysteme bei kritisch kranken Patienten zu Infektionen und Sepsis führen können (21), und bei uns die arteriellen Verweilkanülen bzw. Katheter praktisch immer zu Blutentnahmen herangezogen werden, erscheint die mit dieser Technik assoziierte Infektionsgefahr, insbesondere bei verantwortungsbewußter Handhabung und strenger Begrenzung der Liegedauer (entsprechend der Kreislaufsituation bis zu maximal vier Tagen), sehr gering zu sein. Trotz der Tatsache, daß in unserer Klinik die arteriellen Katheter, insbesondere die in die A. brachialis eingebrachten Katheter, oftmals deutlich länger als vier Tage liegen, haben wir bislang noch keine auf die Kontamination der arteriellen Zugänge zurückführbare Septikämie beobachtet.

Ähnliches gilt für die Pulmonalarterienkatheter. Abgesehen davon, daß sie im Verhältnis zu den übrigen intravasalen Kathetern seltener zur Anwendung kommen, zeichnen sie bei Liegezeiten bis zu maximal 72 h nur in seltenen Fällen als Eintrittspforte für Keime verantwortlich. Hier überwiegen eindeutig die katheterbedingten, mechanisch-technischen Probleme - vorausgesetzt allerdings, daß insbesondere die Einführung dieser Katheter unter absolut aseptischen, d. h. OP-mäßigen Bedingungen erfolgte. Bei Überschreiten der Liegedauer eines Swan-Ganz-Katheters von 72 h erhöht sich das Risiko einer Septikämie auf 3 - 5 % (9).

Infusionstherapieassoziierte Infektionen

Eine besondere Bedeutung im Rahmen der Intensivtherapie hat die Infusionstherapie. Nachdem diese spezielle Therapie bei nahezu allen Intensivpatienten zur Anwendung kommt und sie zum Teil über Wochen bis Monate, ja sogar Jahre hinweg durchgeführt wird, erscheint es selbstverständlich, den damit verbundenen Risiken besondere Aufmerksamkeit zu widmen. Wie bei jeder anderen Therapieform ist auch bei der Infusionstherapie die Sicherheit von der Sorgfalt bei der Indikationsstellung und bei der Anwendung abhängig. Neben rein therapeutischen Problemen stehen dabei sicherlich die Gefahren durch mikrobielle Kontamination im Vordergrund (22) (Abb. 3).

Im Prinzip kann jede Stelle des Infusionssystems Eintrittspforte für Keime und damit Ursache einer konsekutiven Sepsis werden. Defekte Infusionsbehältnisse, primär oder sekundär infizierte Infusionslösungen, kontaminierte Dreiwegehähne, Zuspritzvorrichtungen sowie ZVD-Systeme spielen in diesem Zusammenhang, wie eigene Untersuchungen zeigen (24), nur eine untergeordnete Rolle (Abb. 4).

Die Ergebnisse wiesen auf zwei Schwachstellen im System hin: zum einen das Zumischen und Zuspritzen von Medikamenten zu gebrauchsfertigen Infusionslösungen (24) sowie zum anderen der eigentliche venöse Zugangsweg. Jede Infusionstherapie erfordert einen dauerhaften venösen Applikationsweg. Bei kurzfristiger kontinuierlicher Anwendung bis zu ca. einer Woche sowie von Infusionslösungen bis zu einer Osmolalität von ca. 800 mosmol/l

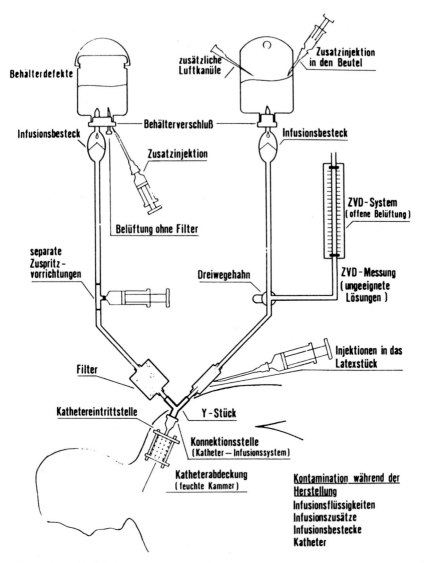

Abb. 3. Mögliche Ursachen infusionsbedingter Infektionen

und einem nicht wesentlich vom physiologischen abweichenden pH-Wert gelten periphere Verweilkanülen als Zugangswege der Wahl, da sie mit den geringsten schwerwiegenden Sofort- und Spätkomplikationen behaftet sind (Tabelle 3).

Bei sachgerechter Punktionstechnik, die im übrigen für alle peripheren Punktionen gilt, sowie bei sorgfältiger Pflege der Einstichstelle, Begrenzung der Liegedauer auf 48 h, Vermeidung von Punktionsstellen über Gelenken und geeigneter Venenauswahl im Verhältnis zum Außendurchmesser der Kanüle kann die Rate von Thrombosen und Phlebitiden auf ein Minimum reduziert werden.

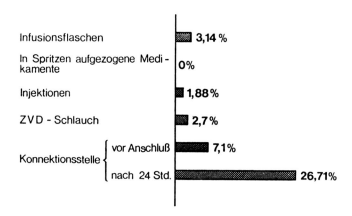

Abb. 4. Häufigkeit von bakteriellem Wachstum an verschiedenen Entnahmeorten in Prozent (14)

Tabelle 3. Periphere Punktion - Anforderungen zur Durchführung (Aus 19)

- Sorgfältige Desinfektion der Einstichstelle
- Benutzung sterilisierter Tupfer
- Beachtung der vorgeschriebenen Einwirkungszeit
  (Faustregel: Bei Desinfektionsmitteln auf Alkoholbasis bis
  zum Antrocknen)

Im Gegensatz zu peripheren Verweilkanülen und zentralvenös eingeführten Kathetern sind periphervenös applizierte Katheter nach BURRI und AHNEFELD mit besonders hohen Thrombose- und Infektionsrisiken behaftet und sollten daher nur in Ausnahmefällen und bis zu maximal 72 h zur Anwendung gebracht werden (1).

Zentralvenöse Zugangswege als Ausgangspunkt katheterassoziierter Infektionen

Nach allgemeiner Auffassung stellen katheterinduzierte Septikämien bis hin zur Auslösung von Endokarditiden (und tödlichen Verläufen) die wohl ernsteste Komplikation einer parenteralen Infusions- und Ernährungstherapie dar (22, 23). Ein offensichtliches Problem ist dabei allerdings die Definition der sogenannten katheterbedingten Septikämie.

Als sicher kann gelten, daß eine mikrobiell kontaminierte Katheterspitze alleine noch lange kein Beweis für eine katheterbedingte Infektion ist, geschweige denn für eine sogenannte katheterassoziierte Septikämie. So fanden HANSELL et al. von 283 Kathetern bei insgesamt 257 Patienten zwar 108 kontaminierte Katheterspitzen (= 38 %), aber nur bei zehn Patienten, d. h. bei ca. 3,5 % des untersuchten Patientenguts, eine katheterbedingte Septikämie, wobei diese Arbeitsgruppe die klinischen Zeichen einer Sepsis sowie das sofortige Abklingen der klinisch diagno-

Tabelle 4. Kontaminationsrate zentralvenöser Katheter - Anästhesiologische Intensivtherapieeinheit - Klinikum der Universität Ulm

Untersuchungszeitraum: August 1986 bis Januar 1987	
Anzahl mikrobiologisch untersuchter Katheterspitzen	80
Steril	64
Kontaminiert	16
- Staph. epidermidis	12 (7)
- Staph. aureus	1
- Serratia	1
- Enterokokken	1
- Candida	1

stizierten Symptome nach Entfernen des Katheters als eine katheterinduzierte Septikämie interpretierten (11).

In eigenen Befunden (Tabelle 4) - 80 untersuchte Katheterspitzen bei 310 Patienten im Zeitraum August 1986 bis Januar 1987 - waren grampositive Keime, allen voran Staph. epidermidis, am häufigsten nachweisbar. Eine eindeutig katheterassoziierte Infektion ließ sich jedoch in keinem der Fälle diagnostizieren. Nachdem vor einigen Jahren Staph. epidermidis noch als apathogener Signalkeim für unsauberes Arbeiten und unsterile Entnahme der Katheterspitze galt, bestehen heute an der pathogenen Kapazität dieses Erregers keine Zweifel mehr (11, 12), zumal er nach eigenen Erfahrungen oftmals erhebliche Resistenzen gegen die üblicherweise auf Intensivstationen angewendeten Antibiotika zeigt und auch trotz sorgfältiger Hautdesinfektion gelegentlich noch an der Einstichstelle des Katheters nachgewiesen werden kann. Nach FRIEDMANN et al. spielen inzwischen Staph.-epidermidis-ausgelöste Septikämien insbesondere bei Patienten mit eingeschränkter Immunkompetenz eine wesentliche Rolle als Ursache von Morbidität und Mortalität (10). Als Ursache der mikrobiellen Kontamination der Katheterspitze werden im allgemeinen aszendierende Infektionen von der Kathetereinstichstelle bzw. von der Konnektionsstelle zwischen Katheter und Infusionsgerät angesehen. Wie eine erste Untersuchung auf der Ulmer Intensivtherapiestation im Jahre 1979 ergab, bei der von den verschiedensten Stellen des Infusionssystems bakteriologische Proben entnommen wurden, war es insbesondere die Konnektionsstelle zwischen Katheter und Infusionsgerät, die bereits nach 24stündiger Infusion mit etwa 27 % um den Faktor 10 höher gegenüber den anderen Stellen des Infusionssystems kontaminiert war. Auch hier standen die Kontaminationen mit Staph. epidermidis vor Propioni-Bakterium eindeutig im Vordergrund (14). Ursächlich kommen sicherlich zwei Dinge dafür in Betracht:

1. Die Konstruktion des "Lock-Anschlusses" scheint, wie die Abb. 5 zeigt, geradezu prädisponiert zu sein, Infusionsflüssigkeit und Blutreste zurückzuhalten, die dann einen idealen Nährboden für Keime bilden.

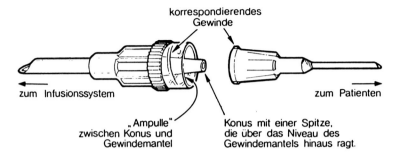

Endstück des Zwischenstücks **Endstück des zentralvenösen Katheters**

korrespondierendes Gewinde

zum Infusionssystem   zum Patienten

"Ampulle" zwischen Konus und Gewindemantel

Konus mit einer Spitze, die über das Niveau des Gewindemantels hinaus ragt.

Abb. 5. Konstruktion der Konnektionsstelle

Tabelle 5. Maßnahmen zur Handhabung der Infusionstherapie

- Sorgfältige Fixierung
- Händedesinfektion vor Manipulation am Katheter
- Tägliche Inspektion der Einstichstelle
- Blutentnahmen oder Transfusionen nur in angeordneten Ausnahmefällen
- Unterbrechung an der Konnektionsstelle nur beim Wechsel des Infusionsgerätes
- Entfernung des Katheters bei Verdacht als Infektionsquelle

2. Zum andern ist diese Stelle durch häufige Manipulationen (Blutentnahmen, Systemwechsel, Zuspritzungen usw.) und durch den Katheterteil, der nicht so häufig wie das Infusionsgerät gewechselt werden kann, sowie durch seine unmittelbare Nähe zur Haut des Patienten von vornherein besonders kontaminationsgefährdet.

Um diesen "Problempunkt" besser in den Griff zu bekommen, haben wir eine zweite Untersuchungsreihe auf unserer Intensivtherapiestation im Jahre 1980 gestartet und an insgesamt 200 Patiententagen unter den gleichen vorgenannten Bedingungen diese Konnektionsstelle genauer untersucht (24). Vorausgegangen war allerdings, nach den Erfahrungen und Ergebnissen der ersten Studie, eine eingehende Aufklärung sowie eine Anweisung an das Personal, auf keinen Fall Blutentnahmen über den Katheter durchzuführen sowie eine Berührung und Dekonnektion nur zum Zwecke des Systemwechsels vorzunehmen (Tabelle 5).

Unter diesen Bedingungen sank die Gesamtkontaminationsrate nach 24 h auf ca. 6,5 % und erhöhte sich erst mit zunehmender Liegedauer des Katheters auf insgesamt 16 %. Dabei war aus den genannten Gründen der Katheterteil mit ca. 12,5 % etwa dreimal häufiger kontaminiert als der Infusionsgeräteanschluß mit 3,5 % (Tabelle 6).

Tabelle 6. Vergleich der Kontaminationsrate der Konnektionsstelle nach 24 h in der ersten und zweiten Studie

Kontaminationsrate der Konnektionsstelle in der 1. Studie:	27 %
Kontaminationsrate der Konnektionsstelle in der 2. Studie:	6,5 %

Tabelle 7. Übereinstimmung der Keimarten von der Haut in der
Umgebung der Konnektionsstelle

Mit dem Anschlußteil des Infusionsgerätes	92 %
Mit dem Anschlußteil des Katheters	85,7 %

Tabelle 8. Keimbesiedlung der Konnektionsstelle bei intubierten
und tracheotomierten Patienten

	Tracheotomie	Intubation	Keine Tracheotomie Keine Intubation
Patiententage	26	87	87
Kontamination des Katheteranteils	6	13	6
Kontamination des Infusionssystemteils	3	4	0
Kontamination der Konnektionsstelle insgesamt	9	17	6
Kontaminationsrate der Konnektionsstelle	35 %	20 %	7 %

Bei bakteriologischen Untersuchungen in der Umgebung der Konnektionsstelle fand sich eine signifikante Übereinstimmung mit den
gleichzeitig von der Haut des Patienten isolierten Keimen (Tabelle 7).

Sowohl Katheter wie auch Infusionsgeräteteil wiesen bei einer
Kontamination in ca. 90 % eine identische Keimart wie auf der
unmittelbar umgebenden Haut des Patienten auf, die ihrerseits
in 75 % einen positiven Keimnachweis erbrachte. Mit größter
Wahrscheinlichkeit kommt also die Kontamination der Konnektionsstelle direkt oder indirekt, d. h. durch die Hände des Pflegepersonals, über die Haut des Patienten zustande. Die Kontamination der Konnektionsstelle sowie die Häufigkeit des Keimnach-
weises im Trachealsekret ließen die Vermutung aufkommen, daß
Tracheotomie und Intubation eine Keimbesiedlung der Konnektionsstelle begünstigen könnten. Problematische lokale Verhältnisse
mit häufigen Infektionen sowie die relative Nähe des Tracheostomas ließen diese Vermutung insbesondere für tracheotomierte Patienten wahrscheinlich erscheinen. Nachdem intubierte bzw. tracheotomierte Patienten in überdurchschnittlich häufigem Maße,

Tabelle 9. Indikationen zum Entfernen bzw. Wechsel des Kavakatheters

- Lokale Entzündungen an der Einstichstelle	(93 %)
- Unklares Fieber	(84 %)
- Undichtigkeit des Katheters	(85 %)
- Verstopfte Katheter	(93 %)

wie die Tabelle 8 zeigt, eine Kontamination der Konnektionsstelle aufweisen, scheint dies ebenfalls darauf hinzudeuten, daß Tracheotomie bzw. Intubation für eine primäre Kontamination des Katheters verantwortlich sind. Wenn man jedoch die Keimarten betrachtet, die im Trachealsekret dieser Patienten zu finden sind, und sie mit den von der Konnektionsstelle isolierten Keimen vergleicht, so ergibt sich keinerlei Übereinstimmung. Das bedeutet, daß die Besiedlung der Konnektionsstelle nicht über das Tracheostoma oder den Endotrachealtubus erfolgt sein kann. Man muß vielmehr annehmen, daß die Patienten, die intubiert bzw. tracheotomiert sind, sich in einem besonders schlechten Allgemeinzustand befinden und eine häufig herabgesetzte eigene Infektabwehr, sei es durch ihre Grunderkrankung und/oder durch eine entsprechende Therapie, aufweisen.

Problematisch erscheint nach wie vor die Indikationsstellung zur Entfernung des zentralvenösen Katheters bei Verdacht auf eine katheterausgelöste Sepsis. Wie die Literatur zeigt, kann lediglich ein steriles Aspirat mit hoher Wahrscheinlichkeit dafür gewertet werden, daß der Katheter nicht Ausgangspunkt einer bestehenden septischen Komplikation ist (2). Umgekehrt ist ein positiver Keimnachweis noch keine Gewähr dafür, daß der Katheter ursächlich für das septische Zustandsbild des Patienten verantwortlich ist. Bei der Indikation zur Entfernung des Katheters muß neben dem mikrobiellen Risiko auch immer das Risiko mit in Betracht gezogen werden, das sich bei der erneuten Applikation eines zentralvenösen Zugangsweges ergibt. Entsprechend der Erhebung des Europäischen Komitees für interdisziplinäre Hospitalhygiene gelten heute die in Tabelle 9 aufgeführten Kriterien in der Regel als Indikationen für die Entfernung eines Kavakatheters bei Intensivpatienten mit septischem Zustandsbild.

Auch wenn implantierbare Katheter wie Porta-Cath oder Hickman-Katheter insbesondere für die längerfristige Anwendung über Wochen und Monate deutliche Vorteile gegenüber den routinemäßig und mit wesentlich weniger Aufwand applizierten Kathetern aufweisen, sind auch diese nicht gänzlich vor mikrobieller Kontamination gefeit (9, 11). Wegen des großen Aufwandes und der erheblichen Kosten ist ihre generelle Anwendung nicht bei allen Intensivpatienten möglich. Bei besonders gefährdeten Patienten, z. B. mit Immundefekten oder langfristiger immunsuppressiver Therapie sowie einer Infusions- und Ernährungstherapie, die voraussichtlich über Wochen und Monate geführt werden muß, sollte frühzeitig die Möglichkeit dieser Kathetertechniken in Erwägung gezogen werden.

Infektionsrisiko im Zusammenhang mit Intubation und Tracheotomie

Auch wenn Intubation und Tracheotomie nicht unbedingt zu den Kathetertechniken zu zählen sind, sollten sie nicht zuletzt wegen der Vorgabe im Stichwortkatalog hier Erwähnung finden, zumal im vorausgegangenen Kapitel bereits Bezug auf den eventuellen Zusammenhang zwischen Infektion der Kathetereintrittsstelle respektive der Konnektionsstelle und der Keimbesiedlung von Trachea bzw. Tracheostoma genommen wurde.

Die nosokomiale Pneumonie zählt zu den lebensbedrohlichsten Komplikationen insbesondere bei langzeitbeatmeten Intensivpatienten (6), wobei nach DOMINGUEZ alle Patienten, bei denen ein pulmonaler Herd als Sepsisquelle diskutiert wurde, intubiert bzw. tracheotomiert waren. Ohne Zweifel stellt bei langzeitbeatmeten Patienten der Respirationstrakt die häufigste Ursache septischer Episoden dar. Die nasotracheale Intubation, die nach den Erhebungen des Europäischen Komitees für interdisziplinäre Hospitalhygiene in Deutschland zu 88 % als bevorzugter längerfristiger Applikationsweg des Tubus benutzt wird (9), sowie die Tracheotomiewunde, die einen idealen Nährboden für Keime darstellt (18), begünstigen eine Keimbesiedlung der oberen Luftwege. Unabhängig von dem Problem Kolonisation oder Infektion, das an dieser Stelle sicherlich angesprochen werden muß, ist jede Keimbesiedlung der oberen Luftwege mit der Gefahr einer späteren Infektion verbunden, auch wenn zum Zeitpunkt der bakteriellen Untersuchung zwar eine Keimbesiedlung nachgewiesen werden kann, aber noch keine Infektionszeichen bestehen (25).

Wir gehen unter Einbeziehung der vorliegenden Literatur dann von einer Infektion des Respirationstrakts beim Intensivpatienten aus, wenn von den folgenden sechs Punkten mindestens vier zutreffen:

1. Temperatur rezidivierend über 38,5 °C.
2. Leukozytose (über 12 000).
3. Positiver klinischer Untersuchungsbefund.
4. Infiltrat im Röntgenbild.
5. Purulentes Sputum.
6. Positiver bakteriologischer Befund.

Nach HÜSCH et al. werden oftmals gerade bei der nasotrachealen Intubation die Regeln der Asepsis nicht eingehalten, "obwohl bekannt ist, daß Mund, Nase und Rachen normalerweise mit einem bunten Spektrum anaerober und grampositiver aerober Keime besiedelt sind" (16). Bei der naso- und auch orotrachealen Intubation ohne entsprechende Säuberung und Desinfektion bleiben Bakterien und Nährböden im Nasengang und im Rachen und werden zuverlässig mit dem Tubus in die Trachea geschoben (16). Allerdings ist der Nachweis, daß - entgegen den eindeutig positiven klinischen Befunden, d. h. keine schweren pulmonalen Infektionen mehr nach Anwendung der im folgenden beschriebenen Intubationstechnik - die unteren Luftwege unter Verwendung einer derartigen "aseptischen Technik" erst später mit pathogenen Keimen besiedelt werden und sich dieses auf das Überleben der schwerkranken Patienten positiv auswirkt, nur schwer zu führen. Die genannten Autoren beschreiben für die nasotracheale Intubation folgendes Vorgehen:

- Oraler Tubus liegt mit dichter, geblockter Manschette.
- Der Patient ist sediert, relaxiert, die inspiratorische Sauerstofffraktion beträgt 1,0.
- Spülung des Nasen-Rachen-Raumes mit ca. 300 ml H_2O_2 2%ig sowie mit ca. 300 ml Kamillenlösung.
- Dabei ständiges orales Absaugen.
- Anschließend Nasentropfen mit einer Einwirkungszeit von mindestens 3 min in beide Nasengänge.
- Wahl des größeren Nasenganges zur Intubation, möglichst Vordehnung mit dem kleinen Finger.
- Danach Aussprühen mit PVJ-Schleimhautdesinfektionsmittel und Absaugen desselben nach 10 min Einwirkzeit.
- Danach nasale Einführung des Tubus und schneller Wechsel gegen den oralen Tubus.

Auch wenn man sicherlich im einzelnen über die eine oder andere angegebene Maßnahme diskutieren kann, so stellen eine sorgfältige Intubation und ein Absaugen unter sterilen Kautelen sicherlich eine wirkungsvolle Pneumonieprophylaxe im intensivmedizinischen Bereich dar. Gleiches gilt selbstverständlich auch für die Pflege des Tracheostomas, wobei hier die lokale Wundbehandlung ganz im Vordergrund steht.

Bekanntermaßen kommt es bei schwerkranken Beatmungspatienten nach einigen Tagen auch zu einer Keimbesiedlung des Oropharynx mit gramnegativen Keimen, wobei eine Aszension aus dem Gastrointestinaltrakt diskutiert wird, die insbesondere durch eine Medikation mit Antazida und/oder H_2-Blockern erleichtert wird.

In einer kürzlich im Lancet (7) publizierten Studie zu diesem Thema fanden sich bei 60 Patienten auf einer Beatmungseinheit, die mit Antazida oder Cimetidin behandelt waren, bei 52 Patienten ein oder mehrere identische Keime in den oberen Luftwegen und im Magen. Bei 17 Patienten konnte eine solche Transmission vom Magen in den Respirationstrakt eindeutig nachgewiesen werden.

31 der untersuchten Patienten entwickelten eine Pneumonie mit gramnegativen Keimen, wobei die Zahl der gramnegativen Keime im Magensaftaspirat positiv mit dem pH-Wert korrelierte. Die Autoren kommen zum Schluß, daß die prophylaktische Behandlung mit Antazida oder Cimetidin die Besiedlung der oberen Luftwege mit gramnegativen Bakterien aus dem Magen-Darm-Kanal begünstigt und die Pneumonierate erhöht.

Zu einem ähnlichen Ergebnis kommen CRAVEN et al., die nachweisen konnten, daß Pneumonien bei Beatmungspatienten signifikant mit der Anwendung von Cimetidin zunahmen. Hier entwickelten 37 % der Patienten, die Cimetidin erhielten, eine Pneumonie, im Vergleich zu 18 % bei Patienten, die allein Antazida erhielten, respektive einer Pneumonierate von nur 8 % bei Patienten, die weder Antazida noch Cimetidin bekamen. Neben der herabgesetzten

Säuresekretion des Magens bzw. der Verminderung der Azidität
trägt offensichtlich auch die Verwendung nasogastraler Sonden
zu einer verstärkten gastralen und trachealen Keimbesiedlung
bei (3).

Die genannten Autoren diskutieren neben der bekannten Besiedlung des Magens mit gramnegativen Keimen auch einen spezifischen Effekt von Cimetidin auf die zelluläre und humorale Abwehr (Stimulation der Makrophagenchemotaxis ohne Einfluß auf
die Funktion von neutrophilen Granulozyten bei gesunden Frei-
willigen).

Die Konsequenzen aus diesen beiden beispielhaft dargestellten
Untersuchungen lassen es angezeigt erscheinen, die Indikation
für die Anwendung von H_2-Blockern und Antazida in Zukunft auf
Patienten mit bekannter Ulkusanamnese sowie auf besondere Risi-
kogruppen, z. B. solche mit schwerem Schädel-Hirn-Trauma oder
Patienten mit hochdosierter Kortikoidtherapie, zu beschränken,
zumal selbst für diesen Anwendungsbereich mit Pirenzepin und
Sucralfat zwei Substanzen in der Streßulkusprophylaxe von Intensivpatienten zur Verfügung stehen, die sich als sehr wirksam erwiesen haben und deren Anwendung in der Regel nicht mit einer
Anhebung des Magensaft-pH über 3,5 einhergeht (26).

Gänzlich abzulehnen ist eine generelle Antibiotikagabe zur Pneumonieprophylaxe beatmeter Intensivpatienten, die in Deutschland
noch in 25 % der befragten Kliniken systemisch durchgeführt
wird (9). Auch ein positiver bakteriologischer Befund im Trachealsekret ohne klinische Symptomatik berechtigt noch nicht
zum Einsatz von Antibiotika. Allerdings tragen wiederholt entnommene Trachealabstriche dazu bei, daß bei einer später eventuell akut notwendigen Antibiotikatherapie die erhobenen Befunde mit in die Wahl eines geeigneten Antibiotikums einbezogen
werden können.

Blasenkatheterassoziierte Infektionen

Das letzte Kapitel sei den harnableitenden Systemen gewidmet.
Einheitlich zählen Harnweginfektionen in der Literatur zu den
häufigsten nosokomialen infektiösen Komplikationen, wobei die
Zahlen zwischen 10 und 50 % schwanken (15). Eine von der Paul-
Ehrlich-Gesellschaft in den Jahren 1976 bis 1978 durchgeführte
prospektive Studie bei 51 540 Patienten ergab bei einer nosokomialen Gesamtinfektionsrate von etwa 10 % in jedem zweiten Fall
eine Harnweginfektion, womit im Gesamtpatientengut von Großkliniken diese deutlich vor den Atemweginfektionen mit 15 % und
den Wundinfektionen mit 12 % lagen (9).

Durch die unvermeidliche mechanische Harnwegableitung gehören
Intensivtherapiepatienten wegen des fehlenden Miktionsrhythmus
zwangsweise zu den am stärksten hospitalismusgefährdeten Patientengruppen. Bekanntermaßen trägt die Verwendung von Dauerkathetern erheblich zu einer Erhöhung des Infektionsrisikos bei, wobei schon die einmalige Katheterisierung zur Keimbesiedlung der
Harnwege führen kann. Nach BRÜHL verläuft eine instrumentell

Tabelle 10. Anforderungen an Katheterisierungen der Harnblase

- Strenge Indikation
- Applikation nur durch geschultes Personal
- Sorgfältige Reinigung und Desinfektion des äußeren Genitales
  einschließlich der Harnröhrenöffnung
- Legen des Katheters unter streng aseptischen Bedingungen

Tabelle 11. Zusätzliche Anforderungen bei der kontinuierlichen Harnableitung

- Besonders strenge medizinische Indikationsstellung unter Ab-
  wägung zwischen
  a) suprapubischer Harnableitung oder
  b) mittels Dauerkatheter

- Verwendung geschlossener Drainagesysteme mit Rückflußventil
  und ständig freiem Abfluß

- Fixierung von Dauerkathetern mit genügendem Spielraum

induzierte Bakteriurie relativ gutartig und verschwindet durch die natürlichen antibakteriellen Eigenschaften des Urins post-instrumentell mit und ohne antibiotische Behandlung (9). Bei Intensivpatienten gilt diese Aussage jedoch nicht. Immunsuppressive Behandlung, sogenanntes Postaggressionssyndrom mit kataboler Stoffwechsellage in Verbindung mit einer herabgesetzten humoralen und/oder zellulären Immunabwehr unterhalten und begünstigen bei diesen Patienten nosokomiale Infektionen jeglicher Art. Das Risiko einer Bakteriämie wird in der Literatur auf ca. 1 - 3 % aller Patienten mit Blasenverweilkathetern geschätzt. Die wichtigste Komplikation ist die vorwiegend durch gramnegative Stäbchen hervorgerufene Urosepsis, die in etwa 2 - 3 % bei Patienten mit katheterinduzierter Bakteriurie auftritt. Wesentlich erscheint, daß nosokomiale Harnweginfektionen nicht automatisch mit "iatrogener" oder "vermeidbarer" Infektion gleichgesetzt werden. Der direkte Eigeninfektionsweg, meist über die Fäkalkeime, spielt hier eine wesentliche Rolle, wobei der Katheter als Weg für die Übertragung der Keime in den Urogenitaltrakt angesehen werden muß. Dennoch kann ein systematischer Einsatz von standardisierten Hygienemaßnahmen, wie HEISTER und MARGET nachgewiesen haben, zu einer deutlichen Senkung der Harnweginfektionen mit beitragen (13). Grundsätzlich gilt, daß die Indikation zu jeder Art von Blasenverweilkathetern nur dann zu stellen ist, wenn eine intermittierende Katheterisierung nicht praktikabel ist. Die wesentlichsten prophylaktischen Maßnahmen sind hier eine strenge Indikationsstellung und eine sachgerechte Durchführung (Tabelle 10).

Jeder Katheterismus der Harnblase muß unter sterilen Kautelen erfolgen. Nach HUBMANN sind grundsätzlich sterile Handschuhe und Tupfer, eine Desinfektion der Harnröhrenmündung und des äußeren Genitales sowie der Harnröhre selbst erforderlich (15).

Nach seiner Meinung kann auch heute noch im wesentlichen ein
PVP-jodhaltiges Präparat empfohlen weden, wobei die Einwirkzeit
mindestens 10 min betragen sollte. Die Harnröhre sollte mit einem antiseptischen und anästhesierenden Einmalgleitmittel
(z. B. Instillagel) vorbereitet werden. Die Indikation zum intermittierenden Katheterismus ist in der Regel bei frischope-
rierten Patienten gegeben, die im unmittelbaren Anschluß an die
Operation nicht spontan Wasser lassen können bzw. beim quer-
schnittsgelähmten Patienten (Tabelle 11).

Wenn zu erwarten ist, daß ein Patient über eine Woche nicht
spontan Wasser lassen kann - im Intensivbereich werden in aller
Regel die Indikationen zur Beatmung und zum Blasenverweilkatheter synchron gestellt -, so ist der suprapubische Punktionskatheter zu bevorzugen (15). Er ist insbesondere bei der Frau länger steril zu halten als ein Dauerkatheter. Es ist jedoch zu be-
tonen, daß auch der suprapubische Punktionskatheter hinsichtlich der Infektionsverhütung kein Allheilmittel darstellt und
ebenso einer subtilen antiseptischen Pflege bedarf wie ein
transurethraler Blasenverweilkatheter. Aus dem Gesagten ergibt
sich bereits, daß sich der klassische Blasenverweilkatheter nur
zur kurzfristigen Anwendung bei Intensivpatienten eignet, da er
nur für wenige Tage steril zu halten ist.

Inzwischen kann als allgemein anerkannt gelten, daß die Anwendung eines geeigneten geschlossenen Systems eine effektive Prophylaxe für nosokomiale Harnweginfektionen ist. Allerdings gilt
auch hier, daß eine Senkung der Infektionsquote nur dann realisierbar ist, wenn aseptische Verhaltensweisen des Pflegepersonals beim Katheterismus und bei der täglichen Katheterpflege
garantiert sind.

Letztendlich stellt die sorgfältige Beachtung einfacher hygienischer Maßnahmen, wie Händedesinfektion, Beschränkung von Manipulationen an Kathetern auf ein absolut notwendiges Minimum sowie die Beachtung der aseptischen Kautelen bei Initiierung jeder invasiven Maßnahme ebenso wie bei der später erforderlichen
Pflege, die beste Prophylaxe gegenüber im Krankenhaus erworbenen Infektionen dar (27).

Inwieweit unsere hygienischen Standardmaßnahmen und entsprechende wiederholte Aufklärung auf Intensivstationen dazu beitragen
können, die nosokomiale Infektionsrate und damit gegebenenfalls
Liegedauer und Mortalitätsrate auf Intensivstationen signifikant zu senken, wird die Zukunft erweisen. Es scheint an dieser
Stelle wesentlich, auch einmal darauf hinzuweisen, daß nur ein
Teil der gerade auf Intensivstationen auftretenden Infektionen
ursächlich für den kritischen Zustand dieser Patienten verantwortlich sind. Lassen Sie mich in diesem Zusammenhang mit einem
Zitat von ELIASEN schließen:

"In conclusion, nosocomial bacteraemia occurs specially in severely ill patients, often preceded by indwelling urinary or
intravenous catheters. The patients seldom die because of the
bacteraemia, but they die with concomitant nosocomial bacteraemia."

Literatur

1. BURRI, C., AHNEFELD, F. W.: Cava-Katheter: Berlin, Heidelberg, New York: Springer 1977

2. COLLIGNON, P. J., SONI, N., PEARSON, J. Y., WOODS, W. P., MUNRO, R., SORRELL, T. C.: Is semiquantitative culture of central vein catheter tips useful in the diagnosis of catheter-associated bacteremia? J. clin. Microbiol. 24, 532 (1986)

3. CRABEN, D. E., KUNCHES, L. M., KILINSKY, V., LICHTENBERG, A., MAKE, B. J., MCCABE, W. R.: Riskfactors for pneumonia and fatality in patients receiving continuous mechanical ventilation. Amer. Rev. resp. Dis. 133, 792 (1986)

4. DASCHNER, F.: Bakteriologische Probleme bei der Infusionstherapie. Hyg. + Med. 6, 136 (1981)

5. DASCHNER, F.: Bakteriologische Probleme bei Intensivtherapie. In: Klinische Pharmakologie und experimentelle Medizin (eds. F. W. AHNEFELD, J. E. SCHMITZ, H. R. VOGEL). VII. Kolloquium der PMS, Bad Kreuznach 1980. Mainz: Dr. Hans Krach 1981

6. DOMINGUEZ DE VILLOTA, E., ALGORA, A., RUBIO, J. J., ROIG, M., MOSQUERA, J. M., GALDOS, P., DIEZ-BALDA, V.: Septicaemia in a medical intensive care unit. Clinical, biochemical and microbiological data of 109 cases. Intens. Care Med. 9, 109 (1983)

7. DU MOULIN, G. C., PATERSON, D. G., HEDLEY-WHYTE, J., LIBSON, A.: Aspiration of gastric bacteria in antacid-treated patients: a frequent cause of postoperative colonisation of the airway. Lancet 1982 I, 242

8. ELIASEN, K., NIELSEN, P. B., ESPERSEN, F.: A one-year survey of nosocomial bacteraemia at a danish university hospital. J. Hyg. Camb. 97, 471 (1986)

9. Europäisches Komitee für interdisziplinäre Hospitalhygiene: Hygienestatus an Intensivstationen. Bericht über die Ergebnisse einer Gemeinschaftsstudie der Hospitalhygiene und Intensivmedizin. Wiesbaden: mhp-Verlag GmbH 1983

10. FRIEDMAN, L. E., BROWN, A. E., MILLER, D. R., ARMSTRONG, D.: Staphylococcus epidermidis septicaemia in children with leukaemia and lymphoma. Amer. J. Dis. Child. 138, 715 (1984)

11. HANSELL, D. T., PARK, R., JENSEN, R., DAVIDSON, L., HENDERSON, G., GRAY, G. R.: Clinical significance and etiology of infected catheters used for total parenteral nutrition. Surg. Gynec. Obstet. 163, 469 (1986)

12. HEINRICH, S. K.: Das "spezifische" mikrobielle Spektrum auf der Intensivstation. In: Infektionsprobleme in der Intensivtherapie (ed. W. F. HENSCHEL). München, Bern, Wien: Zuckschwerdt 1984

13. HEISTER, M., MARGET, W.: Hospitalinfektionen. Med. Klin. 75, 318 (1980)

14. HÖSCH, A.: Das Infusionssystem als potentielle Infektionsquelle in der Intensivtherapie. Med. Diss., Ulm 1979

15. HUBMANN, R.: Die antiseptischen Maßnahmen bei der Harnableitung. In: Infektionsprobleme in der Intensivtherapie (ed. W. F. HENSCHEL). München, Bern, Wien: Zuckschwerdt 1984

16. HÜSCH, M., ZENZ, M., TRYBA, M.: Hygienische Probleme beim langzeitintubierten Patienten. In: Infektionsprobleme in der Intensivtherapie (ed. W. F. HENSCHEL). München, Bern, Wien: Zuckschwerdt 1984

17. INTHORN, D., SEIDE, K.: Ursachen und Prognose des respiratorischen Versagens chirurgischer Intensivpatienten. Münch. med. Wschr. 127, 1006 (1985)

18. KILIAN, J., WIEDECK, H., SCHWARZ, W., VANEK, E., MIHANOVIC, N.: Die bakterielle Kontamination zentralvenöser Katheter bei intubierten und nichtintubierten Patienten. Anästh. Intensivmed. 25, 22 (1984)

19. Kommission des Bundesgesundheitsamtes: "Erkennung, Verhütung und Bekämpfung von Krankenhausinfektionen". Krankenhausinfektionen. Bundesgesundhbl. 28, 185 (1985)

20. MAKI, D. G.: Nosocomial bacteremia. An epidemiologic overview. Amer. J. Med. 70, 719 (1981)

21. MAKI, D. G., HASSEMER, C. A.: Endemic rate of fluid contamination and related septicemia in arterial pressure monitoring. Amer. J. Med. 70, 733 (1981)

22. PHILLIPS, J., MEERS, P. D., D'ARCY, P. F.: Microbiological hazards of infusion therapy. Lancaster: MTP Press Ltd. 1976

23. POWER, J., WING, E. J., TALAMO, T. S., STANKO, R.: Fatal bacterial endocarditis as a complication of permanent indwelling catheters. Amer. J. Med. 81, 166 (1986)

24. SCHMITZ, J. E.: Bakterielle Probleme bei der Anwendung von Infusionen und Medikamenten aus der Sicht des Klinikers. In: Klinische Pharmakologie und experimentelle Medizin (eds. F. W. AHNEFELD, J. E. SCHMITZ, H. R. VOGEL). VII. Kolloquium der PMS, Bad Kreuznach 1980. Mainz: Dr. Hans Krach 1981

25. SHIELD, M. J., HAMILL, J., NEALE, D. A.: Systematic bacteriological monitoring of intensive care unit patients: The

result of a twelve month study. Intens. Care Med. <u>5</u>, 171
(1979)

26. TRYBA, M.: Streßulcusprophylaxe - brauchen wir ein neues
Konzept? Dtsch. med. Wschr. <u>111</u>, 1627 (1986)

27. VANHERWEGHEM, J. L., DHAENE, M., GOLDMAN, M., STOELEAR, J.
C., SABOT, J. P., WATERLOT, Y., SERRUYS, E., THAYSE, C.:
Infections associated with subclavian dialysis catheters:
The key role of nurse training. Nephron <u>42</u>, 116 (1986)

Zusammenfassung der Diskussion zum Thema:
„Technik der Probengewinnung und Auswahl der Antibiotika"

FRAGE:
Gibt es Möglichkeiten einer sinnvollen bakteriologischen Diagnostik am Bett des Intensivpatienten?

ANTWORT:
Die einzige zur Zeit vom Aufwand her vertretbare Form einer Bedside-Diagnostik ist das Grampräparat. Die Herstellung und die Beurteilung eines Grampräparates sollten daher zum Methodenreservoir einer Intensivstation gehören. Ein Grampräparat kann natürlich keinesfalls eine weiterführende bakteriologische Untersuchung ersetzen. Speziell für das Grampräparat aus Wundabstrichen gilt, daß die Interpretation meist sehr schwierig ist.

FRAGE:
Welche Besonderheiten sind bei der Materialgewinnung für bakteriologische Untersuchungen zu beachten?

ANTWORT:
In der Diagnostik bakterieller Infektionen bei beatmeten Patienten bietet bronchoskopisch gewonnenes Untersuchungsmaterial gegenüber normal entnommenem Trachealsekret keine Vorteile. Die Nützlichkeit bronchoskopisch gewonnenen Untersuchungsmaterials mit Hilfe spezieller Bürsten und einer bronchoalveolären Lavage wurde bei nicht intubierten Patienten und bei der Abklärung atypischer Pneumonien (z. B. Pneumocystis carinii) gezeigt. Rachenabstriche können Hinweise für die Beurteilung eines späteren pneumonischen Infekts liefern.

Die Blasenpunktion bietet insbesondere bei Patienten ohne Blasenkatheter Vorteile und sollte immer dann erwogen werden, wenn eine einwandfreie Gewinnung eines Mittelstrahlurins nicht garantiert ist oder dieser schwer interpretierbare Befunde einer Mischflora liefert.

Blutkulturen sollten bei Fieber mindestens dreimal pro Tag abgenommen werden, wobei es keine definitiven Richtlinien für den besten Zeitpunkt gibt. Unter laufender Antibiotikatherapie erscheint es sinnvoll, Blut am Ende eines Dosierungsintervalls abzunehmen, dabei sollte das Labor unbedingt auf die Antibiotikagabe hingewiesen werden. Bleibt eine Antibiotikatherapie ohne sichtbaren Erfolg, d. h. sind die Temperaturen anhaltend hoch, erscheint ein Absetzen der Antibiotika vertretbar. Nach einem Intervall von 24 h ist die Wahrscheinlichkeit größer, eine positive Blutkultur zu erhalten.

FRAGE:
Was ist bei der Probenaufbewahrung und während des Transports
besonders zu beachten?

ANTWORT:
Läßt sich Probenmaterial (insbesondere Eiter) in ausreichender
Menge gewinnen, so sollten davon ca. 2 ml in einer Spritze auf-
gezogen und nicht nur ein Abstrich oder ein Tupfer eingesandt
werden.

Da anspruchsvolle Erreger (z. B. Pneumokokken, Hämophilus, Bacteroides, anaerobe Kokken und andere) außerhalb des Infektionsherdes rasch absterben, sollte der Zeitraum zwischen Materialgewinnung und Verarbeitung 24 h nicht überschreiten. Außerdem
sind zahlreiche, weniger pathogene Keime (Pseudomonas, Acinetobacter, Serratia, Candida und andere) in der Lage, sich im
Transportmedium bei Raumtemperatur zu vermehren, so daß sich
bei längeren Transportzeiten eine völlige Verschiebung der nachweisbaren Erreger ergibt (2).

FRAGE:
Welche Bedeutung kommt dem Nachweis von Enterokokken im Trachealsekret zu?

ANTWORT:
Nachdem in der Weltliteratur erst über drei Fälle einer gesicherten Enterokokkeninfektion des Respirationstrakts berichtet
wurde, kann ein entsprechender Befund zurückhaltend beurteilt
werden; er dürfte nur in den seltensten Fällen klinische Relevanz besitzen.

FRAGE:
Kann ein Nachweis von Staphylococcus epidermidis im Untersuchungsmaterial als Verunreinigung durch Hautkontamination angesehen werden?

ANTWORT:
Der Nachweis von Staphylococcus epidermidis erfordert immer die
Differenzierung, ob eine Verunreinigung des Probenmaterials
oder eine echte Infektion vorliegt. Diese Frage stellt sich besonders bei Untersuchung von Abstrichen. Galt der Nachweis dieses Erregers noch vor wenigen Jahren lediglich als Hinweis auf
eine unsaubere Entnahmetechnik, so steht heute außer Zweifel,
daß auch durch ihn Septikämien hervorgerufen werden können.
Dies gilt insbesondere für Patienten mit Kathetern oder sonstigen Kunststoffmaterialien. Um Fehlinterpretationen zu vermeiden, sollte jedoch der gleiche Stamm mindestens in zwei unterschiedlichen Blutkulturen nachgewiesen worden sein.

Voraussetzung ist in jedem Fall eine sorgfältige Entnahmetechnik. So sollte z. B. die Punktionsnadel zur Blutentnahme nie-

mals auch zum Einbringen des Blutes in die Blutkulturflasche
verwendet werden (Hautkeime auf der Außenseite der Punktionsnadel!).

Liegt eine durch Staphylococcus epidermidis ausgelöste Infektion vor, sollten Venenkatheter und andere Katheter aus Plastik
gewechselt bzw. entfernt werden.

FRAGE:
Welche pathogenetische Bedeutung hat der Nachweis von Clostridien im Peritonealabstrich?

ANTWORT:
Der Nachweis von Clostridium perfringens bedeutet nicht automatisch "Gasbrand". C. perfringens kommt in der Darmflora ebenso
wie Escherichia coli oder Bacteroides fragilis und Enterokokken
vor. Bei einer Peritonitis sind diese Erreger insgesamt Teil einer synergistischen Mischinfektion; sie sollten daher auch alle
bei dem Therapiekonzept berücksichtigt werden, da sonst möglicherweise der nicht angegangene Erreger selektioniert wird und
seinerseits das Infektionsgeschehen bestimmt.

FRAGE:
Gibt es mikrobiologische Möglichkeiten, dem Kliniker über das
Resistenzverhalten eines Keimes gegen Antibiotika noch genauere
Informationen zu geben, als dies mit dem "Hemmhoftest" möglich
ist?

ANTWORT:
Bei septischen Patienten erscheint die Angabe der MHK-Werte
sinnvoll, um die Dosierung der eingesetzten Antibiotika optimieren zu können. Beispiel hierfür sind die Endokarditis, eine
postoperativ nicht ausheilende Peritonitis, nosokomiale Pneumonien sowie eine Meningitis. Die sogenannte Checkerboard-Tech-
nik, d. h. kreuzweise Austesten der MHK zweier Kombinationspartner, ist im Verhältnis zum Wert ihrer Aussage für die Klinik zu
aufwendig, um routinemäßig durchgeführt werden zu können.

Zusätzliche Informationen lassen sich bei Anwendung des Serum-
bakterizidie-Testes gewinnen (6, 7, 8). Es sei jedoch erwähnt,
daß das Testergebnis maßgeblich durch die bisher nicht allgemein standardisierte Testmethodik beeinflußt werden kann. Grundlage des Testes ist eine Verdünnungsreihe des Patientenserums
mit jeweils gleicher Zugabe einer bestimmten Keimzahl (Inokulum) des aus dem Patienten isolierten Erregers. Der Endpunkt,
zumeist eine 99,9%ige Abtötung des in das Serum eingebrachten
Inokulums, wird nach Bebrütung über einen bestimmten Zeitraum
durch Subkultur, d. h. Übertragung eines Volumen-Aliquots aus
dem flüssigen Serummedium auf (Blut-)Agarplatten und Auszählung
der Keimkolonien nach Bebrütung, ermittelt. In der Regel können
Serumbakterizidie-Titer 1 : $\geq$ 8 als Hinweis auf eine mögliche
Heilungschance verwertet werden.

FRAGE:
Welchen Stellenwert haben Aussagen zur Resistenzentwicklung?

ANTWORT:
Aussagen hierzu müssen grundsätzlich auf die Klinik bezogen betrachtet werden. Rückschlüsse auf andere Kliniken, ja selbst auf Bereiche im gleichen Haus sind nicht möglich. Dennoch sollte man nicht vergessen, daß allgemeine Trends bekannt sein müssen und wichtige Rückschlüsse zulassen.

Jedes Krankenhaus, insbesondere jede Intensivstation, sollte von der zuständigen mikrobiologischen Abteilung regelmäßig eine Aussage über das vorherrschende Keimspektrum und die jeweilige Resistenzentwicklung erhalten.

In multizentrischen Studien der letzten Jahre zeigte sich, daß in Mitteleuropa für alle wichtigen Substanzen praktisch keine grundsätzlichen Resistenzveränderungen der Erreger zu beobachten sind (1, 3, 4, 5). Diese Aussage bedeutet jedoch nicht, daß eine Resistenzentwicklung nicht stattfände, sie ist jedoch als lokalepidemiologisches Geschehen anzusehen.

Bei den grampositiven Keimen, insbesondere bei Staphylococcus aureus, gibt es ähnliche Ergebnisse: Die Quote der penicillinasebildenden Stämme liegt bei ca. 60 - 80 %; in der kalkulierten Chemotherapie sind penicillinasefeste Penicilline daher die Antibiotika der Wahl. Die Resistenzquote von Staphylococcus-aureus-Stämmen gegen Isoxazolylpenicilline liegt weltweit zur Zeit noch unter 5 %.

Wesentlicher als die Veränderungen in der Resistenzentwicklung ist für den individuellen Patienten der Erregerwechsel durch den Selektionsdruck unter einer Antibiotikatherapie.

FRAGE:
Gibt es Empfehlungen für den zeitlichen Abstand einer Antibiotikagabe?

ANTWORT:
Antibiotika sollten je nach Halbwertszeit in vier- bis achtstündigen Abständen als Kurzinfusion appliziert werden. Wegen der kurzen Halbwertszeit sollte bei Penicillin G ein Abstand von 4 h nicht überschritten werden. Bei kombinierter Anwendung sollten Antibiotika nur wenig zeitverschoben kurz hintereinander infundiert werden. Diese Empfehlung gilt nicht für Substanzen mit langer Halbwertszeit, wie z. B. Ceftriaxon (Halbwertszeit 8 h), die durchaus nur einmal täglich appliziert werden sollten.

Literatur

1. CULLMANN, W., OPFERKUCH, W., SCHÄFER, D., STIEGLITZ, M.: Ändert sich die Antibiotika-Resistenz? Fortschr. Med. 100, 260 (1982)

2. KRASEMANN, C.: Strategie der Antibiotikatherapie im Krankenhaus. Med. Welt 38, 100 (1987)

3. KRESKEN, M., WIEDEMANN, B.: Development of resistance in the past decade in central europe. J. Antimicrob. Chemother. 18 (Suppl. C), 235 (1986)

4. KRESKEN, M., WIEDEMANN, B.: Epidemiologie der bakteriellen Resistenz. Z. antimikrob. antineoplast. Chemother. 5, 39 (1987)

5. N. N.: Resistance in anaerobic bacteria. J. antimicrob. Chemother. 13, (Suppl. D), December 1981

6. STRATTON, C. W.: Standardization of the serum bactericidal test and its relationship to levels of antimicrobial agents. Europ. J. clin. Microbiol. 5, 61 (1986)

7. WEINSTEIN, M. P., STRATTON, C. W., ACKLEY, A., HAWLEY, H. B., ROBINSON, P. A., FISHER, B. D., ALCID, D. V., STEPHENS, D. S., RELLER, L. B.: Multicenter collaborative evaluation of a standardized serum bactericidal test as a prognostic indicator in infective endocarditis. Amer. J. Med. 78, 262 (1985)

8. WOLFSON, J. S., SWARTZ, M. N.: Serum bactericidal activity as a monitor of antibiotic therapy. New Engl. J. Med. 312, 968 (1985)

Prophylaktische Antibiotikaanwendung in der operativen Medizin

Von J. Horn

Die Antibiotikaprophylaxe ist ein Tummelplatz für Individualisten. Dabei mag zugestanden werden, daß alles, was getan wird, in bester Absicht geschieht; vergessen wird dabei, daß Nutzen und Gefahren sehr nahe beieinander liegen. Das Problem liegt darin, daß bei der Entscheidung im Einzelfall der allgemein entstehende Schaden leichtfertig in Kauf genommen wird zugunsten eines erhofften individuellen Vorteils, der in vielen Fällen allerdings nicht zu belegen ist. Es besteht die Gefahr, daß sich manch Subjektives einer ärztlichen Maßnahme gefühlsbetont fortsetzt in Entscheidungsbereiche hinein, die ausschließlich von nüchternen wissenschaftlichen Sachverhalten bestimmt sein sollen.

Die prophylaktische Anwendung von Antibiotika wurde erstmals 1957 von MILES und 1961 von BURKE definiert. Es ging dabei um die Frage, ob aus einer potentiellen Kontamination ein Infekt wird. Bei dieser Entscheidung wirkt eine Vielzahl von Faktoren zusammen - die Antibiotikaprophylaxe ist nur ein Aspekt (Abb. 1).

Im Zusammenhang mit einem operativen Eingriff ist davon auszugehen, daß eine prophylaktische Präsenz eines Antibiotikums nur wirksam sein kann, wenn wirklich mit einer Kontamination gerechnet werden muß - eine Conditio sine qua non (Abb. 2). Darüber hinaus ist die Antibiotikaprophylaxe um so mehr gerechtfertigt, je eingeschränkter die Abwehrlage des einzelnen Patienten ist - beim Risikopatienten also; die Charakterisierung des Klientels nach Grund- bzw. Begleiterkrankungen, nach Alter und Ernährungssituation ist für die Beurteilung der Prophylaxewirksamkeit unabdingbar.

Ein Zweites wird deutlich, und zwar, daß die Prophylaxe nur wirksam sein kann, wenn ein Antibiotikaschutz, d. h. ein ausreichend hoher Gewebsspiegel während der potentiellen Kontaminationszeit, gewährleistet ist. Hier müssen pharmakokinetische Gesichtspunkte mitberücksichtigt werden, ohne die etwa die Frage nach einer "One"- oder "Two-shot"-Prophylaxe nicht entschieden werden kann. Nicht mit jedem Antibiotikum ist eine "One-shot"-Prophylaxe möglich. Auf der anderen Seite braucht die Dauer der Prophylaxe nicht wesentlich länger als die eigentliche Kontaminationsphase zu sein. Die Auswahl des Antibiotikums hat sich nach den zu erwartenden Erregern zu richten. Nicht nur der Tatbestand der potentiellen Kontamination muß demnach erfüllt sein, vielmehr bedarf es der Charakterisierung der sie verursachenden Keime (Keimflora des oberen oder unteren Gastrointestinaltrakts, des Respirationstrakts, der Haut etc.). Generell folgt demnach die Antibiotikaprophylaxe klaren Konditionen; sie ist weder in der Indikation noch in der Durchführung eine willkürliche Maßnahme. Die Verfahrensweise läßt sich wie folgt definieren.

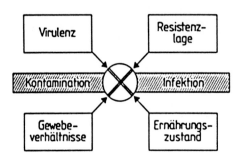

Abb. 1. Einflußgrößen auf die
Konversion von Kontamination
zur Infektion

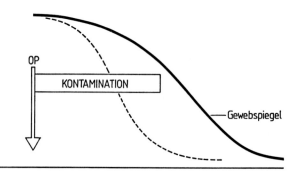

Abb. 2. Die gesamte Kontaminationsphase eines operativen Eingriffs muß durch ausreichend hohe Antibiotikum-Serumspiegel ab-
gedeckt sein

Die Antibiotikaprophylaxe hat zu erfolgen
- zeitgerecht,
- so kurz wie möglich, so lang wie nötig,
- in ausreichender Dosierung,
- erregerorientiert,
- systemisch.

Diese Richtlinien sind mittlerweile so bekannt, daß man sich
wundern muß, wie oft sie im Routinebetrieb vernachlässigt werden. Der häufigste Fehler besteht in der zu späten Applikation,
d. h. lange nach dem Beginn des operativen Eingriffs. Den Anäs-
thesisten, mit anderen, ebenso wichtigen Aufgaben während der
Narkoseeinleitung befaßt, kann die Verabfolgung des Antibiotikums nicht in dem Maße zu einem Anliegen werden, wie es vom Ope-
rateur zu erwarten ist. Wenn auch die Antibiotikaapplikation
bei bestimmten Eingriffen routinemäßig festgelegt ist, wird
doch stets der Chirurg für die Einhaltung der Richtlinien verantwortlich bleiben müssen.

Mehrere Autoren konnten den Zusammenhang zwischen Effektivität
der Antibiotikaprophylaxe und Applikationszeit sichern. Als Beispiel sollen die Ergebnisse von STONE (20) gelten (Tabelle 1).
Die Ergebnisse von STRACHAN (22) (Tabelle 2) sollen belegen,
daß es unnötig ist, die Applikationszeit auf mehrere Tage präoperativ auszudehnen, ebenso wie es unsinnig und gefährlich
ist, die Antibiotikagabe postoperativ mehrere Tage fortzusetzen

Tabelle 1. Ergebnisse einer Studie von STONE zur Applikationszeit einer Antibiotikaprophylaxe (20)

	Antibiotikum	Zeitpunkt der Applikation	Infektrate %
Magen-Darm-Operationen	Cefazolin	12 h präoperativ	4
		1 h präoperativ	3
		1 h postoperativ	15

Tabelle 2. Ergebnisse einer Studie von STRACHAN zur Applikationszeit einer Antibiotikaprophylaxe (22)

	Antibiotikum	Zeitpunkt der Applikation	Infektrate %
Gallenweg-eingriffe	Cefazolin	Erste Dosis präoperativ	3,2
		Fünf Tage präoperativ	5,5
		Kontrolle	16,9

Tabelle 3. Ergebnisse einer Studie von AZAR zur Applikationszeit einer Antibiotikaprophylaxe (1)

	Antibiotikum	Zeitpunkt der Applikation	Infektrate %
Kolon-eingriffe	Neomycin Chloramphenicol	Perioperativ	11
		Peri- und postoperativ	22
		Fünf Tage postoperativ	36

Tabelle 4. Ergebnisse einer Studie von GÖRTZ zur Antibiotikaprophylaxe bei Koloneingriffen: Cefamandol gegen Cefoxitin (8)

	Antibiotikum	Infektrate
Koloneingriffe	Cefamandol	21,7 %
	Cefoxitin	9,5 %

(1) (Tabelle 3). Jede Verlängerung der Antibiotikaapplikation
birgt die Gefahr der Selektion pathogener Keime, etwa der intestinalen Fehlbesiedlung oder auch der Resistenzentwicklung, mit
allen sich daraus entwickelnden Problemen. Der angestrebte individuelle Nutzen wandelt sich zu einem generellen Nachteil, zu
einer allgemeinen Gefährdung, nachdem jedes Selektionspotential
Anteil hat an der Gesamtproblematik des Hospitalismus. Die Zunahme resistenter Keime wird dabei immer mehr zu einem Problem.
Trotz ständiger Neuentwicklungen von Antibiotika gelingt es
nicht, die Selektionsdynamik zu kontrollieren.

Ein Weiteres betrifft die Antibiotikaauswahl entsprechend den
zu erwartenden Keimen. Die Ineffizienz des Cefamandol bei Koloneingriffen erklärt sich z. B. durch seine nur geringe Wirksam-

Tabelle 5. Ergebnisse einer Studie von BATES zur Antibiotikaprophylaxe bei der Appendektomie: Metronidazol gegen Plazebo (2)

	Antibiotikum	Infektrate
Appendektomie	Metronidazol	19,5 %
	Kontrolle	25 %

Tabelle 6. Ergebnisse einer Studie von MORRAN zur Reduzierung der Pneumonierate bei Abdominaleingriffen (14)

	Antibiotikum	Pneumonierate
Abdominaleingriffe	Cotrimoxazol	9 %
	Kontrolle	32 %

keit gegenüber anaeroben Keimen (8) (Tabelle 4). Auch ist so die nur bedingte Wirksamkeit des Metronidazol bei der Appendektomie zu erklären, die zwar lange unterschiedlich eingeschätzt wurde, heute aber eher als eingeschränkt bewertet werden muß (2) (Tabelle 5). Die Auswahl des Antibiotikums, orientiert an den jeweils zu erwartenden Keimen, entscheidet wesentlich über die Wirksamkeit oder Unwirksamkeit der Prophylaxemaßnahmen. So ist es nicht möglich, durch eine Prophylaxe etwa mit Metronidazol, die gegen Anaerobier gerichtet ist, eine Reduzierung der Pneumonierate zu erwarten. Anders verhält es sich, wenn die Senkung der Pneumonierate als ausdrückliches Ziel einer Antibiotikaprophylaxe definiert wird, wie etwa in der Untersuchung von MORRAN (14) (Tabelle 6). Mit Cotrimoxazol, welches auch das gramnegative Keimspektrum erreicht, konnte die Pneumonierate nach Abdominaleingriffen deutlich gesenkt werden. Zu fragen ist allerdings, wie sinnvoll dies in der allgemeinen Anwendung ist und inwieweit diese Ergebnisse repräsentativ sein können. Zumindest ist der Pauschalbegriff "Abdominaleingriffe" problematisch und bei der an sich differenzierten Verfahrensweise der Antibiotikaprophylaxe nicht zulässig. Jeder wird darin zustimmen können, daß durch den programmatischen Einsatz der Antibiotikaprophylaxe dieses allgemeine Problem der postoperativ entstehenden Pneumonie in seiner Bedeutung verfälscht wird. In den allermeisten Fällen geht es darum, durch geeignete physikalische Maßnahmen dem Entstehen einer postoperativen Pneumonie entgegenzuwirken. Diese wenigen Andeutungen zeigen die vielfältigen Möglichkeiten theoretischer Fehleinschätzungen und praktischen Fehlverhaltens.

Bevor die Indikationsbereiche im einzelnen dargestellt werden, einige grundsätzliche Bemerkungen zur Indikation selbst. Zwei Konditionen legitimieren die Indikation zur Antibiotikaprophylaxe: die Plausibilität und die Sicherung durch geeignete Studien.

Zur Plausibilität

Nach CRUSE (6) sind die operativen Eingriffe nach dem Grad der
Kontamination wie folgt zu klassifizieren:
- Saubere Eingriffe mit einer Infektionsrate von 1,8 %.
- Saubere bis kontaminierte Eingriffe mit einer Infektionsrate
  von 9,1 %.
- Kontaminierte Eingriffe mit einer Infektionsrate von 18,4 %.
- Sogenannte "schmutzige Eingriffe" mit einer Infektionsrate
  von 41,8 %.

Vom "Committee on Control of Surgical Infection" ist als Limit
eine Infektionsrate von 5 % festgelegt worden, unterhalb deren
eine Antibiotikaprophylaxe nicht indiziert ist. Dieser Wert
gilt als Richtwert, nicht als Doktrin. In die allgemeine Indi-
kationsabwägung fließt eine Reihe weiterer Überlegungen mit
ein, so wesentlich die Auswirkungen und Konsequenzen, die ein
eventuell entstehender Infekt für den Patienten haben würde.
Dies sei am Beispiel des Protheseninfekts nach prothetischer
Gefäßversorgung demonstriert. Die Infektinzidenz von 1 bis
maximal 2 % würde nach dem groben Raster keine Antibiotikaprophylaxe rechtfertigen. Dennoch ist ein auftretender Prothe-
seninfekt für den Patienten so gravierend (in 40 - 50 % Ampu-
tation; in 20 - 30 % Letalität), daß alles zu seiner Vermeidung
getan werden muß. Dieser Satz läßt allerdings unter Vernach-
lässigung der Plausibilitätskriterien Raum für jede Form von
Polypragmasie.

Jede plausible Indikation zur Antibiotikaprophylaxe basiert auf
den Grundvorstellungen der faktischen Zusammenhänge. Diese
seien im folgenden dargestellt:

- Ein "sauberer" Eingriff mit einer durchschnittlichen Infektrate von 1 - 2 % bedarf keiner Prophylaxe.

- Das Entstehen einer Infektion kann in vielen Fällen dann verhindert werden, wenn zum Zeitpunkt der intraoperativen Kontamination ein ausreichender Serumspiegel vorhanden ist. Die
  Prophylaxe soll dabei einen oberflächlichen oder tiefen Wundinfekt verhindern, nicht aber eine Infektion außerhalb des
  Wundbereiches wie Pneumonien oder Harnweginfekte, die oft von
  anderen Keimen verursacht werden.

- Ist bereits eine Infektion manifest (Cholangitis, Divertikuli-
  tis etc.), sollte nicht von Prophylaxe gesprochen werden;
  hier geht es um die Behandlung eines Infekts, also um Therapie. Der Begriff der Therapie sollte trotz der Überlegung bei-
  behalten werden, daß möglicherweise ihr rechtzeitiger Beginn
  durchaus imstande ist, die Wundinfektionsrate zu senken. Es
  besteht kein Zweifel, daß hier ein Bereich einer terminologi-
  schen Unschärfe besteht. Auf keinen Fall umgeht man ihn durch
  terminologische Ungereimtheiten, wie "antibiotische Ab-
  deckung".

- Es ist auch dann angezeigt von Therapie zu sprechen, wenn die
  Infektionsquelle nicht unmittelbar im Operationsgebiet liegt.

Tabelle 7. Ergebnisse einer fiktiven Studie über den Wert einer
Antibiotikaprophylaxe bei Koloneingriffen. Fiktion als Lektion

	X	Y
Wundinfekte	1	1
Anastomoseninsuffizienz	2	0
Pneumonie	2	1
Harnweginfekt	2	0
Summe:	7 (20,1 %)	2 (6,8 %)

Dies ist bei einer arteriellen Verschlußkrankheit Stadium IV
der Fall. Es gilt die eigentliche Infektionsquelle zu thera-
pieren. Inwieweit das Operationsgebiet (Gefäßrekonstruktion)
eines antibiotischen Schutzes in bezug auf eine möglicherweise auftretende Bakteriämie bedarf, wird heute noch unterschiedlich eingeschätzt.

- Ist im Zusammenhang mit einem operativen Eingriff eine Bakteriämie wahrscheinlich, etwa bei der Operation einer Diverti-
  kulitis (manifeste Infektion) oder aber durch eine mögliche
  Kontamination (Dickdarmeingriff), dann ist in bezug auf allo-
  plastisches Material, vor allem implantierte Kunststoffklap-
  pen, eine Antibiotikaprophylaxe angezeigt. Die Prophylaxe
  zielt also auf den Schutz einer heterotropen Infektionsmög-
  lichkeit in Zusammenhang mit einem Locus minoris resisten-
  tiae.

Sicherung durch geeignete Studien

Nur wenige Indikationen der Antibiotikaprophylaxe sind durch
Studien verläßlich gesichert. Zwar wurden unzählige Studien zu
diesem Problem publiziert, dennoch stößt man bei der Analyse
einzelner Ergebnisse auf eine Reihe von Schwierigkeiten. Anhand
einer fiktiven Studie über den Wert einer Prophylaxe in der Kolonchirurgie lassen sich einige von ihnen darstellen (Tabelle 7):

- Bei der Analyse fragt man sich oft nach der genauen Benennung
  der Eingriffsarten. Die Infektionsinzidenz hängt z. B. wesentlich von der Art des Koloneingriffs ab (Hemikolektomie rechts,
  - links, anteriore Rektumresektion, abdominoperineale Rektum-
  exstirpation, Anus-Praeter-Rückverlagerung etc.). Andere Studienergebnisse bestätigend, konnten wir sehr unterschiedliche
  Infektionsinzidenzen bei diesen hier genannten Eingriffsarten
  feststellen (Tabelle 8). Die erste Frage zielt demnach auf
  die Vergleichbarkeit beider Gruppen hinsichtlich der Eingriffsarten.

- Zwar kann auf die Infektrate durch Antibiotikaprophylaxe Einfluß genommen werden; dies gilt jedoch sicher nicht bzw. nur
  unter größten Vorbehalten für die Anastomoseninsuffizienz.
  Hier sind andere Faktoren wirksam, wobei an erster Stelle die
  Gewebedurchblutung und die chirurgische Technik zu nennen
  sind.

Tabelle 8. Infektraten bei verschiedenen Koloneingriffen - Ergebnisse einer eigenen Untersuchung

	Infektrate
Hemikolektomie rechts	6,8 %
Hemikolektomie links + Sigmaresektion	6,4 %
Anteriore Rektumresektion	19,2 %
Rectomia posterior	22,2 %
Abdominoperineale Rektumexstirpation	42,8 %

- Die Vermeidung von sekundären Infektionen, etwa Pneumonien und Harnweginfekte nach Koloneingriffen, folgen nicht der Zielsetzung einer klar konditionierten Prophylaxe, wie oben bereits ausgeführt wurde.

- Meist ist nur wenig ausgesagt über Begleiterkrankungen, die wesentlich über eine Infektanfälligkeit mitentscheiden. So gehört zu einer sauberen Analyse eine ausreichende Charakterisierung des Krankengutes.

- Mitteilungen über die den Infekt verursachenden Erregerspezies fehlen oft. Damit können wichtige Fragen über die Wirksamkeit und das Spektrum des Antibiotikums und ebenso über den Ursprungsort der Erreger nicht beantwortet werden.

- Die Anzahl der untersuchten Patienten ist meist so klein, daß verläßliche Daten nicht zu erhalten sind. Um eine 10%ige Unterscheidung auf dem Niveau einer 5%igen Irrtumswahrscheinlichkeit signifikant zu belegen, bedarf es immerhin ca. 1 000 Patienten. Wählt man jedoch, um diese erforderlichen Zahlen zu erreichen, den Modus der multizentrischen Studie, dann ist mit einer Zunahme der Variablen, einschließlich derjenigen des Chirurgen, zu rechnen.

- Es fehlt in vielen Studien die Definition von "Wundinfekt". Bedeutet Rötung schon Infekt oder erst der sichere Erregernachweis?

Resümiert man die fiktive Ergebnisauflistung, so gelangt man über die Aussage einer scheinbar eindeutigen Überlegenheit des Antibiotikums Y zu der notwendigen Einsicht entweder einer fehlenden Eindeutigkeit oder einer eher anzunehmenden Gleichwertigkeit beider Medikamente. Die Durchführung von Studien ist eine Kunst, sie zu interpretieren eine andere.

Gesicherte Indikationen

Folgende Indikationsbereiche können heute für eine Antibiotikaprophylaxe als gesichert angesehen werden:
Kolonchirurgie,
vaginale Hysterektomie,
prothetische Gefäßeingriffe,
Hüftprothesen,
koronarer Bypass.

Folglich ist für jeden der chirurgischen Disziplinen ein Indikationsbereich gesichert (Abdominalchirurgie, Gynäkologie, Gefäßchirurgie, Traumatologie und Herzchirurgie). Innerhalb der einzelnen chirurgischen Disziplinen gibt es jedoch eine Reihe weiterer Indikationen, die eine differenziertere Betrachtung notwendig machen.

Abdominalchirurgie

Die Antibiotikaprophylaxe bei Dickdarmeingriffen ist unbestritten. Unnötig darauf hinzuweisen, daß die Antibiotikaprophylaxe nur eine und gar nicht einmal die vorrangige Maßnahme darstellt, einen postoperativen Wundinfekt zu vermeiden. Andere Faktoren, wie die Umfeldhygiene, die Operationsübersicht, die Operationstechnik, haben ganz wesentlich daran Anteil. Die Indikation zur Antibiotikaprophylaxe in der Dickdarmchirurgie ist so eindeutig, daß es keinen Grund für ein Verlassen der Anwendungsprinzipien gibt: kurz, ausreichend hochdosiert, perioperativ, keimorientiert, systemisch.

Widersprüchlich sind die Ergebnisse in der Gallenchirurgie. Infektionsraten zwischen 0 und 37 % werden mitgeteilt. Dabei ist leicht zu zeigen, daß nicht selten Plausibilitäts- und Studienprinzipien verletzt werden. Allein der Begriff der "Gallenchirurgie" drückt aus, daß in vielen Fällen der Differenziertheit des Krankenguts nicht Rechnung getragen wird. Es ist offensichtlich, daß die Infektionsinzidenz von der zu behandelnden Erkrankung (Cholezystolithiasis, Choledocholithiasis, Cholezystitis, Gallenblasenempyem, Cholangitis etc.), vom Alter und von begleitenden Erkrankungen mitbestimmt wird. Die einfache elektive Cholezystektomie mit Infektionsraten bis zu 2 % bedarf keiner Antibiotikaprophylaxe. Immer dann jedoch, wenn begründet von einer potentiellen Kontamination ausgegangen werden muß, wie etwa bei Gallengangskonkrementen mit konkomitierender Cholangitis, ist eine Antibiotikaprophylaxe legitim und kann dann wirksam werden, wenn die Antibiotikaauswahl keimorientiert erfolgt (7, 22). DONOVAN berichtet über eine größere Anzahl von Spätinfektionen, vor allem dann, wenn die aus der Galle gewonnenen Bakterienkulturen positiv ausfielen (7). Zur Antibiotikaprophylaxe scheinen sich Penicilline besser zu eignen als manche Cephalosporine.

Ein immer noch ungelöstes Problem ist die Antibiotikaprophylaxe bei der Appendektomie - aus vielen Gründen. Auch hier ist die Spanne der mitgeteilten Infektionsinzidenzen groß und reicht von 0 - 45 %. Steht man vor der "Null" andächtig zweifelnd, so scheint allgemein die Effizienz der Prophylaxe um so wirksamer zu sein, je höher die Infektionsraten angesiedelt sind. Man wird sich dabei jedoch nicht so leicht von dem Gedanken einer verbesserungswürdigen Operationstechnik lösen können. Undiskutiert muß auch die Frage nach dem Prozentsatz innozenter "Appendizitiden" bleiben. Der Diskussion zugänglich sind allerdings zwei Fragen, die der keimorientierten Antibiotikaauswahl und der verläßlichen Infektdokumentation.

Die symbiotische Interaktion zwischen aeroben und anaeroben Erregern ließ vermuten, nur eine dieser beiden Gruppen wirksam treffen zu müssen, um einen Infekt zu verhüten, so etwa durch das Metronidazol die Anaerobier. Dies schien sich eine Zeitlang zu bewahrheiten, belegt durch eine Reihe von Studien (9, 10, 17, 18, 24, 28). Andere Untersucher allerdings konnten diese eindeutige Aussage nicht reproduzieren (2, 3, 12, 16), wobei BUCKELS in seiner Serie darauf hinweist, daß von neun Infektionen in der Therapiegruppe immerhin sechs erst nach der Entlassung aus stationärem Aufenthalt auftraten (66 %!) (3). Heute geht man davon aus, daß Metronidazol als Prophylaktikum bei der Appendektomie nicht ausreicht und einem breiteren Cephalosporin oder einer Kombination mit gleichzeitiger Berücksichtigung beider Spezies - aerob und anaerob - der Vorzug zu geben ist. Inwieweit allerdings die Indikation zu Recht besteht, bleibt weiterhin offen, zumal - bei sauberer Operationstechnik - innozente Appendektomien ihrer nicht bedürfen und perforierte Appendizitiden ohnehin wegen der bestehenden lokalen bzw. diffusen Peritonitis eine Antibiotikatherapie notwendig machen. Immerhin wird deutlich, daß eine genaue und verläßliche Infektdokumentation die Basis liefern muß für die Einschätzung der Wirksamkeit einer Antibiotikaprophylaxe.

Der Stellenwert der Antibiotikaprophylaxe in der Magenchirurgie hat sich nach Einführung und breiter Anwendung von H_2-Rezeptorenblockern grundsätzlich geändert. Dies zeigt allein eine Untersuchung von MUSCROFT (15), welcher Untersuchungen zur Keimbesiedlung in Abhängigkeit von der Azidität des Magensekrets durchführte; so waren die Ergebnisse beim Magenkarzinom und bei Patienten mit H_2-Blockade etwa vergleichbar. Dies unterstreicht auch die Untersuchung von STONE (20), welcher eine Infektinzidenz beim Ulcus duodeni von 2 %, beim Ulcus ventriculi von 29 % und beim Magenkarzinom von 31 % fand. In unserem Krankengut fand sich eine Infektionsrate bei Mageneingriffen von 16 %, wobei Unterschiede zwischen den einzelnen Erkrankungen nicht mehr feststellbar waren. Galt bislang eine Antibiotikaprophylaxe in der Magenchirurgie bei bestehender Achlorhydrie als geboten, bei normaler Azidität - beim Ulcus duodeni - als nicht indiziert, so muß man heute den Indikationsbereich ausdehnen auf alle lumeneröffnenden Eingriffe am Magen. Eine Sicherung dieser Plausibilität durch Studien wäre allerdings zu fordern. Weiterhin müssen Untersuchungen Auskunft geben über die geeignete keimorientierte Antibiotikaauswahl. Nach unseren Erfahrungen haben wir es im wesentlichen mit Enterokokken, E. coli, gelegentlich mit Staphylokokken, selten mit Anaerobiern zu tun.

Ein weiterer Punkt sei hier erwähnt. Als Folge der H_2-Rezeptorenblockade kommt es bei Intensivpatienten mit Langzeitintubation vermehrt zu gravierenden Pneumonien - gramnegative Keime spielen hier eine besondere Rolle. Eine Antibiotikaprophylaxe konnte zwar die Pneumonierate senken, an der Letalität der Intensivpatienten änderte sich jedoch nichts. UNERTL hat hier ein neues Konzept mit lokaler Applikation von Polymyxin B und Gentamycin vorgeschlagen, wodurch die Pneumonierate deutlich gesenkt wurde (26). Weitere Ergebnisse sind abzuwarten. Die Wichtigkeit dieses Problems kann kaum überschätzt werden.

Gynäkologie

Der Wert der Antibiotikaprophylaxe bei der vaginalen Hysterektomie steht außer Frage. Weniger eindeutig fällt das Urteil bei
der abdominalen Hysterektomie aus. Hier bedarf es weiterer Studien unter Berücksichtigung einer keimorientierten Antibiotikaauswahl. Nicht ganz abwegig erscheint jedoch die Frage nach der
Wirksamkeit der Prophylaxe bei diesem Eingriff, bedenkt man die
landläufige Unsitte der gleichzeitigen Appendektomie. Das Potential der Kontamination wird dadurch vergrößert, das Keimspektrum erweitert, bedenkt man die Infektionsrate, welche bei der
Appendektomie allein zu verzeichnen ist. Bevor also weitere Studien den Wert einer Antibiotikaprophylaxe bei der abdominalen
Hysterektomie belegen, sollte eine Studie Hysterektomie gegen
Hysterektomie mit Appendektomie ("hysterische Appendektomie")
die eigentliche Basis liefern.

Gefäßchirurgie

Ob eine Antibiotikaprophylaxe in der Gefäßchirurgie generell
oder selektiv durchgeführt werden soll, ist weiterhin umstritten (27). Zwar sind im allgemeinen die Infektionsraten nicht so
hoch, daß sich eine Indikation über die Plausibilitätskriterien
ergeben würde, dennoch sind die Folgen eventuell auftretender
Infektionen nicht selten gravierend. Im allgemeinen wird eine
selektierte Antibiotikaprophylaxe akzeptiert und durchgeführt.
So ist eine Antibiotikaprophylaxe indiziert bei:
- alloplastischer Prothetik,
- begleitenden Infektionen (Stadium IV; Umleitung bei infizier-
  tem Bypass),
- Rezidiveingriffen.

Traumatologie

Eine generelle Antibiotikaprophylaxe ist auch hier nicht indiziert. Die Wirksamkeit bei Hüftprothetik konnte eindeutig nachgewiesen werden. Dagegen bleibt in der übrigen Traumatologie
und Orthopädie eine Reihe von Fragen offen. Die Gasbrandprophylaxe bei offenen Verletzungen zeigt die Wichtigkeit und Richtig-
keit allein auf dem Hintergrund der deletären Konsequenzen im
Falle des Auftretens eines Gasbrandes. Die Wirksamkeit einer Antibiotikaprophylaxe ist jedoch nie belegt worden, dennoch wurde
sie zu einer empirischen Notwendigkeit. Die Antibiotikaprophylaxe zur Verhütung von Wundinfektionen bleibt bei der offenen
Fraktur problematisch, da die Zeit ihres Beginns jenseits der
Kontamination liegt. Auch ist ihre Wirkung bei der im Wundbe-
reich bestehenden Hypoxie und der konsekutiven Gewebsazidose
eingeschränkt. Dies erklärt die immer noch festzustellende unterschiedliche Einschätzung. Als grobe Orientierung für einen
Indikationsbereich der Antibiotikaprophylaxe mag gelten:
offene Frakturen II. und III. Grades,
offene Gelenke,
Hüftprothetik,
Rezidiveingriffe,
Gasbrandprophylaxe.

Herz- und Thoraxchirurgie

Zu differenzieren ist zwischen kardialen und pulmonalen Eingriffen. Innerhalb der Herzchirurgie hat sich die Antibiotikaprophylaxe beim koronaren Bypass sowie bei der Verwendung des extrakorporalen Kreislaufs durchgesetzt. Die Studienergebnisse hierzu sind allerdings nicht eindeutig. So sahen GOODMAN (11) und SUTHERLAND (23) keine nennenswerte Wirksamkeit der Antibiotikaprophylaxe beim koronaren Bypass (SUTHERLAND: mit Antibiotika 1,1 %, ohne Antibiotika 1,8 % Infektrate). Die prophylaktische Gabe beim Klappenersatz ist ebenso umstritten. Die Argumentation der Fürsprecher bezieht sich auf das Einbringen alloplastischen Materials und die verheerenden Folgen, die sich aus einer Infektion (bis hin zur Endokarditis) ergeben würden. Die Gegenargumentation macht die niedrigen Infektraten geltend mit der Konsequenz, gänzlich auf die Antibiotikaprophylaxe bei diesem Eingriff zu verzichten.

Pulmonale Eingriffe bedürfen keiner generellen Antibiotikaprophylaxe. Entsprechend den Plausibilitätskriterien scheint sie dann geboten zu sein, wenn eine Kontamination potentiell möglich ist. Dies ist bei der Eröffnung des oberen Gastrointestinaltrakts oder des Respirationstrakts (resezierende Lungeneingriffe) und bei vorbestehenden Infektionen der Fall. Die zur Verfügung stehenden Studienergebnisse sprechen für dieses Vorgehen (4, 5, 19, 21, 25). Hier ist nach den Untersuchungen von STONE (21) auf Staphylokokkenwirksamkeit des Antibiotikums zu achten.

Zusammenfassende Feststellungen

Die Antibiotikaprophylaxe folgt einem klaren Konzept. Sie hat nicht polypragmatisch zu erfolgen. Bei richtigem Einsatz kann eine Vielzahl von Infektionen vermieden werden mit allen damit verbundenen medizinischen, sozialen und ökonomischen Vorteilen. Eine unreflektierte Anwendung birgt Gefahren, die über den Einzelfall hinaus Anteil an einem zunehmenden generellen Problem haben - dem Hospitalismus. Die Antibiotikaprophylaxe setzt andere ebenso wichtige Maßnahmen zur Infektverhütung nicht außer Kraft und kann kein Ersatz für diese sein.

Zum Schluß sei noch ein Problem angesprochen, welches im einzelnen schwer zu definieren ist. Das Argument, daß Risikopatienten viel eher einer Antibiotikaprophylaxe bedürfen, kann ebenso zutreffen, wie es häufig irritiert und Wege für eine irrationale Handhabung eröffnet. Wie ist ein Risikopatient zu definieren? In diese Definition fließt eine Vielzahl schwer zu charakterisierender Größen ein, wie Alter, Ernährungszustand, Grundkrankheit und anderes, so daß es schließlich schwer ist, den Rahmen für eine wirksame Antibiotikaprophylaxe abzustecken. Zwar gibt es Studien, wie diejenige von KETCHAM (13), die bei Karzinompatienten eine Infektrate von 54 % angibt, welche durch eine entsprechende Antibiotikaprophylaxe auf 14 % gesenkt werden kann. Es gilt, solche Studien kritisch zu werten und sie streng nach den Plausibilitätskriterien zu fragen, wann ein wirklicher Erfolg von einer Prophylaxemaßnahme zu erwarten ist. Es ist weiter zu fragen, ob nicht andere Faktoren, wie die Einflußnahme auf den Ernährungszustand, allgemeine hygienische Maßnahmen, nicht zuletzt auch die operative Technik, zu optimieren und damit schon an sich bessere Ergebnisse zu erzielen sind. Die Erfolge, die durch eine begründete Antibiotikaprophylaxe im Einzelfall zu erzielen sind, zahlen sich unmittelbar aus; die Nachteile und Gefahren bei unkritischer Anwendung summieren sich zu einer mehr und mehr belastenden Hypothek.

Literatur

1. AZAR, H., DRAPANAS, Th.: Relationship of antibiotics to wound infection and enterocolitis in colon surgery. Amer. J. Surg. 115, 209 (1968)

2. BATES, T., GOQUET, F. L. R., TUTTON, M. K., MAHMOUD, S. E., REUTHER, J. W. A.: Prophylactic metronidazole in appendicectomy: a controlled trial. Brit. J. Surg. 67, 547 (1980)

3. BUCKELS, J. A. C., BROOKSTEIN, R., BONSER, R., BULLEN, B. R., ALEXANDER-WILLIAMS, J.: A comparison of the prophylactic value of cefotetan and metronidazole in appendicectomy. In: Cefotetan, a long-acting antibiotic (eds. H. LODE, P. PERITI, C. J. L. STRACHAN). Edinburgh, London, New York: Churchill Livingstone 1985

4. CAMERON, J. L., IMBOMBO, A., KIEFFER, R. F., SPRAY, S., BAKER, R. R.: Prospective clinical trial of antibiotics for pulmonary resections. Surg. Gynec. Obstet. 152, 156 (1981)

5. CAMPBELL, P. C.: Large doses of penicillin in the prevention of surgical wound infection. Lancet 1965 II, 805

6. CRUSE, P. J. F.: Incidence of wound infection on the surgical services. Surg. Clin. N. Amer. 55, 1269 (1975)

7. DONOVAN, I. A., WISE, R., DRUMM, J., DENT, J.: A comparison of cefotetan and cefazolin in prophylaxis against wound infection after cholecystectomy and the kinetics of cefotetan penetration into peritoneal fluid. 13th International Congress on Chemotherapy. Wien 1963

8. GÖRTZ, G., HÄRING, R., RAETZEL, G., RODLOFF, A.: Cephalosporine zur Infektionsprophylaxe im Rahmen der Colonchirurgie. FAC 1, 237 (1982)

9. GOTTRUP, F.: Prophylactic metronidazole in prevention of infection after appendicectomy: Report of a double-blind trial. Acta chir. scand. 146, 133 (1980)

10. GREENALL, M. J., BAKRAN, A., PICKFORD, J. A., BRADLEY, J. A., et al.: A double-blind trial of a single intravenous dose of metronidazole as prophylaxis against wound infection following appendicectomy. Brit. J. Surg. 66, 428 (1979)

11. GOODMAN, J. S., SCHAFFNER, W., COLLINS, H. A.: Infection af-
    ter cardiovascular surgery. Clinical study including exami-
    nation of antimicrobial prophylaxis. New Engl. J. Med. 278,
    117 (1968)

12. KEISER, T. A., MAC KENZIE, R. L., FELD, R., LEERS, N.: Pro-
    phylactic metronidazole in appendicectomy: A double-blind
    controlled trial. Surgery 93, 201 (1983)

13. KETCHAM, A. S., LIEBERMAN, J. E., WEST, J. T.: Antibiotic
    prophylaxis in cancer surgery and its value in staphylo-
    coccal carrier patients. Surg. Gynec. Obstet. 117, 1 (1963)

14. MORRAN, C., MCARDLE, C. S.: The reduction of postoperative
    chest infection by prophylactic co-trimoxazole. Brit. J.
    Surg. 67, 464 (1980)

15. MUSCROFT, T. J., DEANE, S. A.: Prevention of sepsis in
    gastroesophageal surgery. World J. Surg. 6, 293 (1982)

16. PÄÄKKÖNEN, M., ALHAVA, E. M.: The value of a single intra-
    venous dose of metronidazole as prophylaxis against wound
    infection after appendicectomy. Ann. Chir. Gynaec. 71, 137
    (1982)

17. RODGERS, J., ROSS, D., Mc NAUGHT, W., GILLESPIE, G.: Intra-
    rectal metronidazole in prevention of anaerobic infections
    after emergency appendicectomy. A controlled clinical
    trial. Brit. J. Surg. 66, 425 (1979)

18. SAARIO, I., WÜOKKO, E.: Metronidazole prophylaxis against
    wound infection in patients undergoing appendicectomy. Ann.
    Chir. Gynaec. 70, 71 (1981)

19. SKINNER, D. B., MYEROWITZ, P. D.: Recent advances in the
    management of thoracic surgical infections. Ann. thorac.
    Surg. 31, 191 (1981)

20. STONE, H. H., HOOPER, C. A., KOLB, L. D., GEHEBER, C. E.,
    DAWKINS, E. J.: Antibiotic prophylaxis in gastric, biliary
    and colonic surgery. Ann. Surg. 184, 443 (1976)

21. STONE, H. H., SYMBAS, P. N., HOOPER, C. A.: Cefamandole for
    prophylaxis against infection in closed tube thoracostomy.
    J. Trauma 21, 975 (1981)

22. STRACHAN, C. J. L., BLACK, J., POWIS, S. J. A., et al.: Pro-
    phylactic use of cephazolin against wound sepsis after
    cholecystectomy. Brit. med. J. 1977 1, 1254

23. SUTHERLAND, R. D., MARTINEZ, H. E., GUYNES, W. A., MILLER,
    L.: Postoperative chest wound infections in patients requi-
    ring coronary bypass: a controlled study evaluating prophy-
    lactic antibiotics. J. thorac. cardiovasc. Surg. 73, 944
    (1977)

24. TANNER, W. A., ALI, A. E., COLLINS, P. G., FAHY, A. M., LA-
    NE, B. E., MCCORMACK, T.: Single dose intra-rectal metroni-
    dazole as prophylaxis against wound infection following
    emergency appendicectomy. Brit. J. Surg. 67, 809 (1980)

25. TRUESDALE, R., D'ALESSANDRI, R., MANUEL, V., DAICOFF, G.,
    KLUGE, R. M.: Antimicrobial vs placebo prophylaxis in non-
    cardiac thoracic surgery. JAMA 241, 1254 (1979)

26. UNERTL, K., RUCKDESCHEL, G., SELBMANN, H. K., JENSEN, U.,
    FORST, H., LENHART, F. P., PETER, K.: Prevention of coloni-
    zation and respiratoy infections in long-term ventilated pa-
    tients by local antimicrobial prophylaxis. Intens. Care
    Med. 13, 106 (1987)

27. VOLLMAR, J., VOSS, E. U.: Antibiotica-Prophylaxe in der Ge-
    fäßchirurgie. Chirurg 55, 227 (1984)

28. WILLIS, A. T., FERGUSON, I. R., JONES, P. H., et al.: Metro-
    nidazole in prevention and treatment of bacteroides infec-
    tions after appendicectomy. Brit. med. J. 1976 1, 318

Infection Prevention in the ICU by Selective Decontamination of the Digestive Tract with Topical Nonabsorbable Antibiotics

From C. P. Stoutenbeek, H. K. F. van Saene, and D. F. Zandstra

Infection rate

Infection continues to be a major problem in the Intensive Care Unit (ICU). In the past ten years the infection rate is essentially unchanged. The high infection rate is explained by a combination of several factors:
1. ICU-patients have an impaired infection defence;
2. the use of invasive techniques for monitoring and support;
3. crowding healthy and colonized or infected patients in a relatively small area, where patients are subjected to multiple manipulations by the same personnel.

The infection rate is directly correlated with the duration of treatment: after one week of intensive care the infection rate increases to over 80 % (4, 7, 12). Infection often initiates a vicious circle of (multiple) organ failure, necessitating invasive therapy and a prolonged ICU-stay which in turn increases the risk of infection.

The potentially pathogenic microorganisms (PPM) involved in hospital infections, are predominantly enterobacteriaceae and pseudomonadaceae, but also staphylococcus aureus and yeast spp. Anaerobic infections are rare. The type of prevailing PPM and their sensitivity pattern is mainly determined by the antibiotics used for prophylaxis and therapy.

Pathogenesis

The understanding of the pathogenesis of infections is essential for the prevention. Infections can be either exogenous or endogenous. Endogenous infections are caused by PPM from the patients own oral or bowel-flora, whereas exogenous infections are caused by PPM from outside the patient. Endogenous infections can be divided into "primary" and "secondary" endogenous infections: "primary endogenous" infections are caused by PPM present in the oral or intestinal flora on admission, whereas "secondary endogenous" infections are caused by PPM that have been acquired in the hospital and that have secondarily colonized the oral cavity or intestines. This distinction can only be made when the oral and intestinal microflora are monitored. In healthy individuals the composition of the microflora is relatively constant, due to defence mechanisms of the oral cavity and intestines against colonization by ingested exogenous microorganisms. Table 1 gives the normal composition of the human oral and bowel flora. The anaerobic flora constitutes 99.9 % of the indigenous flora and has important physiological functions. VAN DER WAAIJ showed with animal experiments that the anaerobic

Table 1. Normal flora

Microorganisms	Concentration bact/ml	Frequency %
Oropharyngeal		
Anaerobes	$10^7 - 10^9$	100 %
Strept. viridans	10^5	100 %
Strept. pneumoniae	$10^3 - 10^5$	30 - 80 %
Haemophilus influenzae	$10^3 - 10^5$	30 - 80 %
B. catarrhalis	$10^3 - 10^5$	30 - 80 %
Staph. aureus	$10^3 - 10^5$	30 - 40 %
Gist spp.	10^3	30 - 40 %
Enterobacteriaceae/ Pseudomonadaceae	10^3	15 %
Intestinal		
Anaerobes	$10^9 - 10^{11}$	100 %
Enterococci	10^5	100 %
E. coli	10^5	90 %
Gist spp.	10^3	20 - 40 %
Enterobacteriaceae/ Pseudomonadaceae	10^3	15 %

Table 2. Colonization defence

	Oropharynx	Intestines	Decreased by
Physical clearance	Anatomy		Surgery, trauma
	Physiology		Instrumentation
	Mucus, S-IgA		Coma, sedatives
	Swallowing	Peristalsis	Paralytic ileus
	Salivary flow	Gastric acid bile	Antacids
Bacterial interference	S. viridans		Antibiotics,
		Anaerobic flora	e. g. ampicillin

flora contributes to the colonization defence and that administration of antibiotics which affect the anaerobic flora such
as penicillin, ampicillin and some cephalosporins, decreases
the colonization defence (13). However, the anaerobic flora is
not the only factor constituting the colonization defence, the
most important factors are the clearance of PPM from the oral
cavity by swallowing, salivary flow while the adherence is
blocked by mucus and S-IgA, and the elimination from the intestines by the peristalsis and by the bactericidal activity of
gastric acid. In ICU-patients many of the mechanisms constituting the colonization defence are severely impaired with or
without antibiotics (Table 2). This explains why these patients
become so easily colonized by hospital-acquired PPM ("secondary
colonization"). Although the causative PPM in "secondary endogenous" infections are exogenous, these infections are called
"endogenous" because the multiplication-phase in the oropharynx
or intestines is essential in the pathogenesis.

Selective decontamination of the digestive tract

A novel approach is based on selective elimination of aerobic
PPM from the oral and intestinal flora with topical nonabsorbable antibiotics, while the anaerobic flora is preserved as
much as possible (i. e. "selective"). However, even more important than the elimination of the PPM present in the flora on admission, is the prevention of secondary colonization by hospital-acquired PPM. The antibiotics used for flora suppression
should fulfill the following criteria:
- Low or minimal bactericidal concentrations for the typical
  ICU-associated flora such as enterobacteriaceae (including
  serratia spp.), pseudomonadaceae and acinetobacter spp.;
- be nonabsorbable and
- not be inactivated by food or faecal compounds.

PTA regimen

The topical nonabsorbable antibiotics used are polymyxin E,
tobramycin and amphotericin B (PTA regimen). Polymyxin E has a
spectrum of activity covering pseudomonadaceae and enterobacteriaceae except proteus spp. and has no effect on the indigenous flora (1). Resistance against polymyxin E is very rare
(6). It is inactivated to a large extent by faecal compounds
(5) and should therefore be given in a large dose. Tobramycin
acts synergistically with polymyxin E against pseudomonas, acinetobacter and serratia spp. Compared to other aminoglycosides,
tobramycin is least inactivated by faecal compounds and has
little influence on the indigenous flora (2). Amphotericin B is
added to prevent overgrowth by yeasts; it is readily inactivated by faeces. These antibiotics are administered both in the
gastro-intestinal canal and in the oral cavity: suppression of
the oral flora is extremely important in intubated patients. A
sticky paste (orabase) containing 2 % PTA is applied to the buc-
cal mucosa four times a day. For decontamination of the gastro-
intestinal tract a 9 ml mixture of polymyxin E 100 mg, tobramycin 80 mg, amphotericin B 500 mg is given through the gastric
tube four times daily. Gastric suction is discontinued during
1 h following administration. Absence of peristalsis is not a
contraindication. On the contrary, ileus is a condition predis-
posing to overgrowth of colonic flora in the small intestines,
stomach and even the oral cavity. In case of abnormal anatomy
of the intestines (colostomy, ileostomy, blind loops) the different parts have to be treated separately by dividing the oral
dose over the gastric tube and jejunostomy or with PTA-enemas
(half intestinal dose/200 ml NaCl 0.9 %).

Systemic antibiotic prophylaxis

Many surgical patients receive systemic antibiotic prophylaxis
during operation. However, when per- or postoperative surgical
complications necessitate a prolonged stay in the ICU, an exten-
ded prophylaxis (four days) should be given with a cephalosporin, which has no effect on the indigenous flora, to prevent

nosocomial infections of the respiratory or urinary tracts. In
this period most PPM colonizing the patient will be eliminated
by the topical antibiotics. Patients who did not receive antibiotics prior to admission to the ICU (e. g. multiple trauma
patients), should receive systemic antibiotic prophylaxis or
"early treatment" during four days to cover "community-flora",
e. g. staphylococcus aureus, streptococcus pneumoniae, bran-
hamella catarrhalis, haemophilus influenzae and escherichia
coli. For most indications for systemic prophylaxis cefotaxime
is a suitable antibiotic. Its spectrum covers both "community"
as well as "hospital flora" (most pseudomonas spp. excluded);
it has little effect on the indigenous flora (3) and it has a
broad therapeutic range with few side effects.

Prevention on colonization/infection

In the surgical ICU of the Groningen University Hospital selective decontamination of the digestive tract has been used since
1981. In a prospective open trial in 120 multiple trauma patients requiring prolonged mechanical ventilation and staying
five days or more in the ICU, the infection rate was 18 % compared to 81 % in a historical control group, which was treated
with a conventional antibiotic policy (7, 8). None of the patients developed septicaemia caused by enterobacteriaceae or
pseudomonadaceae during ICU-stay. Bedsides a reduction of infection-related morbidity, a decrease in the infection-related mortality was observed (5). This antibiotic regimen is shown to be
particularly effective for prevention of pneumonia (9): only
three out of 63 patients (5 %), who were mechanically ventilated up to 43 days (mean nine days) developed pneumonia.

Treatment of infections

In patients with established gram-negative pneumonia, the use
of selective decontamination of the digestive tract improved
the clinical and bacteriological cure rate and outcome (10).
This is explained by the increased efficacy of the treatment of
the infectious focus when the continuous supply of PPM from the
endogenous source, which maintains the colonization/infection
is eliminated.

The dilemma of differentiating colonization from pulmonary infections in mechanically ventilated patients can now easily be
solved: colonization of the respiratory tract with gram-negative PPM should not be accepted and should be treated immediately
with SDD and systemic and/or intratracheal antibiotics.

Epidemiological aspects

Often patients are admitted to the ICU heavily colonized or infected with multiply-resistant PPM; they may present a serious
epidemiological risk for other patients, unless well isolated
and maintaining strict barrier nursing. This puts an enormous

burden on the ICU-personell and moreover, isolation is often
practically impossible. With SDD it is generally possible to
eliminate the multiply-resistant gram-negative PPM within a few
days, permitting to discontinue the isolation measures. Acquired resistance against polymyxin E is extremely rare, and most
multiply-resistant PPM are sensitive to the combination of high
doses of tobramycin and polymyxin E.

Emergence of resistance

During a period of 30 months of continuous use of the same antibiotics the emergence of resistance was studied. No increase in
drug-resistant PPM was found (11). Colonization of the oropharynx or intestines by polymyxin-E-resistant strains occurred in
8 % of patients (with proteus spp., which are intrinsically in-
sensitive to polymyxin E). Tobramycin-resistant strains were
found in only 4 % of patients. Intestinal colonization with ce-
fotaxime-resistant strains occurred in 10 % of patients but in
most patients these strains were eliminated by the topical antibiotics within one week. The control of emergence of resistance
has major implications for the antibiotic policy in the ICU:
- the number of different antibiotics used is sharply reduced
  because switching of antibiotics for suprainfections is seldom necessary;
- it is possible to use the same third-generation cephalosporin
  such as cefotaxime for systemic prophylaxis for many years,
  without risk of induction of resistance.

If the promising results obtained with this technique will be
confirmed by studies from other centers as seems to be indica-
ted by their preliminary results, this approach to infection
prevention might prove to be a major step forward in intensive
care.

References

1. HAZENBERG, M. P., BOOM VAN DE, M., BAKKER, M., MERWE VAN
   DER, J. P.: Effect of antibiotics on the human intestinal
   flora in mice. Antonie Van Leeuwenhoek 49, 97 (1983)

2. HAZENBERG, M. P., PENNOCK-SCHROEDER, A. M., MERWE VAN DER,
   J. P.: Binding to and antibacterial effect of aztreonam,
   temocillin, gentamicin and tobramycin on human faeces. J.
   Hyg. Camb. 95, 255 (1985)

3. LAMBERT-ZECHOVSKY, N., AUFRANT, C., BINGEN, E., BLUM, C.,
   PROUX, M. C., MATHIEU, H.: Cefotaxime in children: efficacy,
   tolerance and effect on the intestinal bacterial flora. J.
   antimicrob. Chemother. 6, 235 (1980)

4. NORTHEY, D., ADESS, M. L., HARTSUCK, J. M., RHOADES, E. R.:
   Microbial surveillance in a surgical intensive care unit.
   Surg. Gynec. Obstet. 139, 321 (1974)

5. SAENE VAN, J. J. M., SAENE VAN, H. K. F., STOUTENBEEK, C. P., LERK, C. F.: Influence of faeces on the activity of antimicrobial agents used for decontamination of the alimentary canal. Scand. J. infect. Dis. 17, 295 (1985)

6. SOGAARD, H.: The pharmacodynamics of polymyxin antibiotics with special reference to drug resistance liability. J. vet. Pharmacol. Ther. 5, 219 (1982)

7. STOUTENBEEK, C. P., SAENE VAN, H. K. F., MIRANDA, D. R., ZANDSTRA, D. F.: The effect of selective decontamination of the digestive tract on colonisation and infection in multiple trauma patients. Intens. Care Med. 10, 185 (1984)

8. STOUTENBEEK, C. P., SAENE VAN, H. K. F., MIRANDA, D. R., ZANDSTRA, D. F., BINNENDIJK, B.: A novel approach to antibiotic prophylaxis in multiple trauma patients. In: Infections en milieu chirurgicale (ed. P. VIAR), p. 381. Librairie Arnette 1985

9. STOUTENBEEK, C. P., SAENE VAN, H. K. F., MIRANDA, D. R., ZANDSTRA, D. F., LANGREHR, D.: The effect of oropharyngeal decontamination using topical non-absorbable antibiotics on the incidence of nosocomial respiratory tract infections in multiple trauma patients. J. Trauma (In press)

10. STOUTENBEEK, C. P., SAENE VAN, H. K. F., MIRANDA, D. R., ZANDSTRA, D. F., LANGREHR, D.: Nosocomial gram-negative pneumonia in critically ill patients. A 3-year experience with a novel therapeutic regimen. Intens. Care Med. 12, 419 (1986)

11. STOUTENBEEK, C. P., SAENE VAN, H. K. F., ZANDSTRA, D. F.: Effect of oral nonabsorbable antibiotics on the emergence of resistance in ICU patients. J. antimicrob. Chemother. 19, 513 (1987)

12. THORP, J. M., RICHARDS, W. C., TELFER, A. B.: A survey of infection in an intensive care unit. "Forwarned is forarmed". Anaesthesia 34, 643 (1979)

13. WAAIJ VAN DER, D., BERGHUIS-DE VRIES, J. M., LEKKERKERK-WEES VAN DER, J. E. C.: Colonization resistance of the digestive tract in conventional and antibiotic-treated mice. J. Hyg. Camb. 69, 405 (1971)

Konzepte zur Therapie von Wundinfektionen in der operativen Medizin

Von S. Schubert und U. Ullmann

Einleitung

ALTEMEIER (2) beschreibt das Risiko für einen Patienten, eine Wundinfektion zu entwickeln, anhand folgender Gleichung:

$$\text{Wundinfektionsrisiko} = \frac{\text{Inokulumgröße x Virulenz des Erregers}}{\text{Abwehrlage des Wirtes}}$$

Kommt es nach einer Operation oder einer Wundversorgung zur Wundinfektion, so kann diese zum einen auf die oberflächlichen Hautschichten begrenzt bleiben und sich durch eitrige oder seröse Sekretion bemerkbar machen oder zur Abszeßbildung führen. In jedem Fall ist der normale Heilungsablauf gestört, es droht eine Sekundärheilung.

Daneben kann sich im Anschluß an eine Operation eine tiefe Wundinfektion entwickeln, die je nach Lokalisation der zugrundeliegenden Operation umliegende Körperregionen in den Entzündungsprozeß mit einbezieht und nicht nur die oberflächlichen Weichteile betrifft:
Abdomen - Peritonitis: Abdominalabszeß,
Thorax - Pleuritis: Pleuraempyem,
Knochen - Osteomyelitis: Gelenkempyem,
Gefäße - Protheseninfektion.

Meist haben tiefe Wundinfektionen durch ihre Neigung zur lokalen Ausbreitung und Generalisierung gravierende Folgen für den Patienten. Für die Erstellung des Therapiekonzeptes sind die verschiedensten Faktoren zu berücksichtigen, wie Art, Lokalisation, Ausdehnung der Entzündung, Gefährdung umliegender Strukturen, Durchblutung des betreffenden Gewebes, Immunlage des Patienten, drohende oder eingetretene septische Komplikationen.

Dabei kommen für die Behandlung der Wundinfektion drei grundlegende Regime in Betracht:
1. die chirurgische Therapie,
2. die lokale Therapie mit Antiseptika oder Antibiotika,
3. die systemische Therapie mit Antibiotika.

1 Chirurgische Maßnahmen

Nach wie vor haben in der Behandlung chirurgischer Infektionen die Maßnahmen Vorrang, die der lokalen Sanierung der Wunde bzw. eines Streuherdes dienen. "Ubi pus ibi evacua" - unter diesem

Motto stand und steht auch heute die Bemühung, dem Eiter einen
ungehinderten Abfluß zu verschaffen.

Bei einer relativ frischen Wunde bedeutet dies meist in erster
Linie, die Naht zu eröffnen, um sie dann offenzulassen bzw. die
Wundränder mit wenigen durchgreifenden Nähten zu adaptieren.
Eventuell vorhandene Sequester oder Fremdkörper werden entfernt
und ein sorgfältiges Wunddebridement angeschlossen. Hat sich
ein abgekapselter Abszeß oder ein Empyem gebildet, sind die
möglichst rasche Eröffnung des Eiterherdes und eine ausreichende Sekretdrainage notwendig.

Am einfachsten läßt sich ein freier Abfluß durch die Art der
Schnittführung erreichen. Die Inzision sollte am tiefsten Punkt
der Eiteransammlung geführt und nach Möglichkeit durch eine Ge-
geninzision (kreuz- oder y-förmig) ergänzt werden. Völlig ungenügend ist eine Entleerung durch bloßes Punktieren des Absze-
ses (21, 23).

Ein bereits lange bestehendes Verfahren zur Versorgung septischer Wundhöhlen ist die Wundtamponade, die folgende Eigenschaften aufweist (40):

Hohlräume werden ausgefüllt, drainiert, Sekret wird aufgesaugt,
die Blutstillung wird gefördert. Wegen seiner Nachteile wird
das Prinzip heutzutage kaum noch angewandt. Die Drainagewirkung
durch das Aufsaugen von Sekret ist nicht sehr effektiv und un-
kontrollierbar. Die Wundheilung wird nicht gefördert, sondern
sogar gefährdet, wenn es zum Sekretstau kommt, da in offenen
Wunden stets anzutreffende Bakterien in den mit Sekret vollge-
sogenen Mullbinden einen idealen Nährboden finden und schwere
lokale und auch generalisierte Infektionen hervorrufen können
(14, 33).

Sicherer ist die Ableitung von retiniertem Sekret durch Drainagen. Wunddrains werden in den unterschiedlichsten Formen benutzt. Das Angebot reicht von einfachen Gummilaschen, der Gummi-
halbrinne über Zigarren- oder Penrose-Drain bis hin zu mehrfach
gelochten Ganzröhren unterschiedlichster Größe und Konsistenz.

Dabei kommen unterschiedliche Verfahren der Drainage zur Anwendung (14):
die offene Wunddrainage,
die geschlossene Wunddrainage:
- die Heberdrainage (Bülau-Drainage),
- die Sumpdrainage,
- die tragbare Vakuumsaugflasche (Redon),
- die Spüldrainage,
- die Spül-Saug-Drainage, offen oder geschlossen.

Der Vorteil der Drainage besteht in einer insgesamt effektive-
ren Sekretableitung, auch aus tiefen, schwer zugänglichen Wundhöhlen, der geringeren sekundären Infektionsgefahr gegenüber
der Tamponade, der Möglichkeit, die Sekretionsmenge abzuschätzen, und der Möglichkeit, eine effektivere mikrobiologische
Wunddiagnostik (bakterielle Besiedelung, Antibiotikaempfindlichkeit) zu betreiben.

Offene Drainagen

Das Prinzip der offenen Drainage besteht darin, daß die Flüssigkeit vom tiefsten Punkt der Wunde durch Schwerkraft (Laschen, Halb- oder Ganzröhren) oder Kapillarkraft (Penrose-Drain) ohne zusätzlichen Sog nach außen in den Verband abgeleitet wird. Laschen oder Halbröhren finden hauptsächlich bei oberflächlichen Wunden Anwendung. Ihr Wert ist umstritten, da die Wunde häufig nicht zuverlässig offengehalten wird, und es somit trotz vermeintlicher Ableitung zu Sekretverhalt kommen kann.

Tiefere Prozesse, besonders des Bauchraums, werden mittels relativ großlumiger Rundgummi- bzw. Penrose-Drains abgeleitet.

Der Penrose-Drain funktioniert nach dem Prinzip eines Lampendochtes in einer dünnen Gummihülle. Zumindest in der Infektionsbehandlung erscheint seine Berechtigung zweifelhaft, da die Saugfähigkeit solcher Dochtdrains praktisch auf Null sinkt, wenn Körperflüssigkeiten durch einen hohen Eiweißgehalt eine hohe Viskosität besitzen (32). Auch die Effektivität der Rundgummidrains wird nicht durchgehend positiv bewertet. Selbst dicklumige Drains können, zumal wenn sie nur einfach perforiert sind, innerhalb von wenigen Tagen durch Fibrinablagerungen oder Koagelbildung funktionslos werden. Intraperitoneal gelegen üben sie einen starken Fremdkörperreiz aus. Im submesokolischen Raum verkleben sie mit einer oder mehreren Dünndarmschlingen oder dem großen Netz. Eine Drainage, die von Dünndarmschlingen abgekapselt ist, signalisiert aktuell durch seröses Exsudat die Beherrschung der Infektion, während der Abszeß in der Nachbarschaft weiterschwelt (36).

Geschlossene Drainagen

1. Heberdrainage
Die Heberdrainage stellt das einfachste Prinzip dar, bei dem ein aus einer Körperhöhle (Brust- oder Bauchhöhle) kommender Drain unter Wasser abgeleitet wird. Die Saugwirkung wird hier nach dem Heberprinzip von der Höhe der Flüssigkeitssäule im absteigenden Schenkel bestimmt. Anwendung findet die Heberdrainage in Form der sogenannten Bülau-Drainage, mit und ohne Sog, in der Behandlung des Pneumothorax und des Pleuraempyems.

2. Sumpfdrainage
Durch ständige Luftzufuhr wird ein Vakuum vermieden und damit besonders bei Drainage der Bauchhöhle eine Verlegung der Drainagelöcher durch Ansaugen von lockerem Gewebe verhindert. Das Prinzip erfordert somit neben dem eigentlichen Saugdrain noch einen Luftzufuhrdrain.

Das Hauptindikationsgebiet liegt in der Abdominalchirurgie, wo sich das Verfahren bei langwierigen Fistelungen der Bauchhöhle bewährt hat. Eine Gefahr besteht in der Ansaugung von Bakterien mit der Luft und damit der Sekundärinfektion des Wundgebiets, die allerdings durch den Einsatz eines Bakterienfilters gemindert werden kann.

3. Redondrainage
Bei der Vakuumsaugdrainage nach Redon wird ein nicht komprimier-
barer Gummischlauch luftdicht durch eine Sonderinzision nach
außen in eine Glasflasche abgeleitet, die unter Vakuum steht.
Das Hauptanwendungsgebiet der Redondrainage liegt außerhalb der
serösen Häute, also an Knochen, Muskel- und Subkutangewebe. Der
Drainageschlauch ist so konzipiert, daß eine gleichmäßige Saugwirkung entlang der gesamten Perforationslänge erzielt wird, indem die Durchmesser der Sauglöcher zum distalen Ende hin zuneh-
men. Der hohe Sog bewirkt nicht nur, daß Blut und Wundflüssigkeit zuverlässig entfernt werden, die Wundflächen werden zudem
aneinandergepreßt und stabilisiert und damit eine gewebliche
Überbrückung erleichtert.

4. Spüldrainage
Hauptanwendungsgebiet der Spüldrainage ist die Knochen- und
Weichteilchirurgie. Die offene Form der Spüldrainage kann dabei
indiziert sein, falls besondere Weichteilverhältnisse, wie sie
beispielsweise am Unterschenkel herrschen, einen spannungs-
freien Wundschluß nicht zulassen.

Der Wirkungsmechanismus der Spüldrainage besteht darin, eine infizierte Wunde durch mechanischen Spüleffekt in ein blandes Stadium zu überführen. Klinisch demonstriert sich dieser Effekt im
Abklingen der Weichteilentzündung sowie Revitalisierung und Re-
aktivierung infizierter Knochenteile. Verständlicherweise hat
sie auf nekrotische Knochenteile keinen Einfluß, diese müssen
als Keimträger nachhaltig entfernt und durch autologe Spongiosa
ersetzt werden. Einige Autoren sehen die Indikation zur Spüldrainage hauptsächlich bei frühzeitiger oder verzögerter Erst-
manifestation einer postoperativen Wundinfektion nach Osteo-
synthese:

- Durch laufende Reinigung der infizierten Oberfläche kann bei
  korrekter, interfragmentarer Kompression eine Ausbreitung in
  die Tiefe verhindert werden,
- durch ein Anhalten der Ausbreitung läßt sich das spontane Re-
  ossifikationsvermögen fördern und ausnützen.

Bei chronischen Stadien hingegen besteht ihre Bedeutung hauptsächlich in der Vorbereitung des Herdes zur definitiven chirurgischen Sanierung.

5. Spül-Saug-Drainage
Insgesamt wird die offene Spül-Saug-Drainage günstig beurteilt,
da der Infektionsherd ausreichend eröffnet, der Heilungsverlauf
ständig kontrolliert werden kann und damit die infizierte Oberfläche genügend durch die Spülung erfaßt wird. Eine Retention
von Spülflüssigkeit, die mit der Gefahr der Exazerbation und
Fortschreiten der Infektion verbunden ist, ist bei Anwendung
des offenen Verfahrens praktisch ausgeschlossen, so daß eine Indikation für das geschlossene System hauptsächlich in der Drainage infektiöser Gelenkprozesse besteht.

Nach wie vor zeigen sich also Wunddrainagen als bewährte Möglichkeiten bei der Behandlung von Wundinfektionen. Dabei ist

jedoch neben der Auswahl des richtigen Systems höchste hygienische Sorgfalt beim Legen und bei der Pflege der Drainage Voraussetzung für deren optimale Wirkung und die Vermeidung von Komplikationen, wie Retention und Sekundärinfektion, da selbst
durch eine Vakuumdrainage eine retrograde Wundbesiedelung nicht
ausgeschlossen werden kann (14).

2 Medikamentöse Lokaltherapie

Aufgrund der Annahme, daß durch die lokale Gabe von antimikrobiellen Substanzen Wirkspiegel am Ort des Geschehens erreicht
werden können, die durch die systemische Therapie, sei es wegen
Toxizität oder mangelnder Anreicherung im betreffenden Komparti-
ment, schwer zu erzielen sind, ist diese Form der Anwendung antimikrobieller Wirkstoffe eine beliebte und weit verbreitete
Maßnahme zur Behandlung von tiefen und oberflächlichen Wundinfektionen sowie anderer chirurgischer Infektionen.

Fragen und Probleme ergeben sich dabei hinsichtlich:
- Wirkungsspektrum, Resistenzquote, Wirkweise (bakterizid/bak-
  teriostatisch),
- Resistenzentwicklung,
- Gewebeverträglichkeit, Einfluß auf die Heilungstendenz und
  allgemeine Toxizität,
- Resorptionsquote,
- Stabilität (Inaktivierung durch Umwelteinflüsse bzw. biologi-
  sches Material),
- Allergisierungsrate,
- Indikation.

Grundsätzlich lassen sich die Substanzen, die bei der Lokaltherapie von Wundinfektionen eingesetzt werden, in drei Gruppen
fassen:
Antibiotika,
Antiseptika,
eine nicht näher definierte Gruppe, zu der beispielsweise das
Tetrachlordecaoxid (TCDO) und enzymatische Substanzen gehören.

Lokalantibiotika

Hauptstoffgruppen der Lokalantibiotika sind die Aminoglykoside
(Kanamycin, Neomycin, Gentamicin), Polypeptide, Polymyxine, Tetrazykline, das Chloramphenicol und Sulfonamide, die in verschiedenen Darreichungsformen angeboten werden (26, 34).

Sinn der lokalen Antibiotikatherapie

In letzter Zeit mehren sich die Stimmen, welche die Berechtigung der lokalen Antibiotikatherapie in Frage stellen oder zumindest die Indikationen deutlich einschränken (10, 11, 15, 16,
21). Das Hauptargument lieferten Resistenzentwicklungen an Kli-

Tabelle 1. Häufigste Erreger postoperativer Wundinfektionen (National Nosocomial Infection Study, Center for Disease Control, Atlanta, USA) und Häufigkeit von Resistenzen verschiedener antibakterieller Substanzen (%), die unter anderem auch lokal angewendet werden. (Daten zusammengestellt aus Antibiotika-Fibel, Resistenzstudie der Paul-Ehrlich-Gesellschaft für Chemotherapie und der National Nosocomial Infection Study, Center of Disease Control, Atlanta, USA) (Nach 10)

Häufigste Erreger postoperativer Wundinfektionen (NNIS, USA)	%	% Resistenz						
		Genta-micin	Kanamycin Neomycin	Bacitracin	Chlor-amphenicol	Sulfona-mide	Colistin	Tetra-zykline
E. coli	15,7	1,1	10	100	18	50	3	30
Staph. aureus	15,5	1	40		20	20	93	32
Enterokokken	10,3	81	96		30	100	99	61
Proteus	7,1							
indol-negativ		1,3	14	100	38	30	100	93
indol-positiv		2,4	2,4	100	28	70	100	61
Bacteroides	6,3	100	100	100	20	100	100	50
Klebsiella	5,2	21,4	38	100	42	70	5	37
Pseud. aeruginosa	4,1	12,7	88	100	96	90	2	63

niken, an denen bestimmte Antibiotika lokal eingesetzt wurden
(1). Insbesondere in Hautkliniken und Verbrennungseinheiten,
die Gentamicin lokal applizieren, konnte ein Ansteigen Gentami-
cin-resistenter Erreger beobachtet werden. Nach Verwendung von
Gentamicinsalbe in der Verbrennungslokaltherapie stieg in manchen Kliniken die Gentamicinresistenz von Pseudomonas aeruginosa auf bis zu 15 % und mehr (10). Die Resistenzquoten von Neomycin gegenüber Proteus schwankten zwischen 14 und 88 %, gegenüber Pseudomonas zwischen 25 und 90 %, gegenüber Klebsiella zwischen 10 und 38 %. Pneumokokken sind bis zu 75 %, Streptokokken
- insbesondere Enterokokken - bis zu 100 % resistent (29).

Einen Überblick über die Häufigkeit von Resistenzen gegenüber
verschiedenen antibakteriellen Lokaltherapeutika gibt eine Zusammenstellung aus Daten einer Resistenzstudie der Paul-Ehrlich-Gesellschaft für Chemotherapie und der National Nosocomial
Infection Study des Center for Disease Control in Atlanta, USA
(10) (Tabelle 1).

Durch den häufigen Gebrauch von Lokalantibiotika entwickeln besonders die klinisch wichtigen Erreger Resistenzen; auch wird
dadurch im Laufe der Zeit durch einseitigen Selektionsdruck pro-
tegiert, die Mikrobiologie klinischer Abteilungen verändert.
Kommt es nun bei Patienten zu schweren Infektionen mit derartigen Erregern, stehen wertvolle Antibiotika für die systemische
Therapie nicht mehr zur Verfügung. Besonders schwerwiegend ist
die Resistenzentwicklung bei der bedenkenlosen topischen Anwendung von Neomycin, Kanamycin und Gentamicin, weil dadurch die
gesamte Stoffgruppe der Aminoglykoside unbrauchbar wird.

Aus diesem Grunde empfehlen viele Autoren, für die Lokaltherapie keine Substanzen zu verwenden, die für eine parenterale Therapie zur Verfügung stehen bzw. die den Nachteil der Parallel-
oder Mehrfachresistenz aufweisen, wie z. B. Aminoglykoside, Tetrazykline, Chloramphenicol oder Sulfonamide.

Weitere Aspekte, die auch bei lokaler Applikation von Antibiotika nicht vernachlässigt werden sollten, sind systemische Nebenwirkungen, die durch Resorption aus großen Wundflächen auftreten können. Daneben sind allergische Reaktionen ein nicht zu un-
terschätzendes Problem. Am häufigsten werden sie gegen Neomycin
(Kontaktdermatitis durch Histaminfreisetzung aus Mastzellen) beobachtet. Kreuzallergien zu Gentamicin bestehen bis zu 40 %, zu
Kanamycin zu 56 % (15). Selten kommt es zur Allergisierung unter Chloramphenicol und Tetrazyklin (6). Tetrazykline und Chloramphenicol haben bei i.v.-Anwendung zudem durch Hemmung der Kol-
lagenbiosynthese eine Verzögerung der Wundheilung zur Folge (9,
21).

Die geschilderten Probleme und Risiken bei der Anwendung von Lokalantibiotika rechtfertigen die Empfehlung, bei der Therapie
oberflächlicher und tiefer Wundinfektionen kritische Zurückhal-
tung zu üben und neben der in jedem Falle an erster Stelle stehenden chirurgischen Versorgung des Infekts sinnvolle Begleit-
maßnahmen wie Antiseptika in Betracht zu ziehen.

Einige spezielle Anwendungsformen topischer Antibiotika bei bestimmten Infektionslokalisationen bedürfen jedoch der differenzierten Prüfung hinsichtlich klinischer Wirksamkeit und Notwendigkeit trotz der bekannten Gefahren lokaler Anwendung:
Antibiotikagabe zur Spül-Saug-Drainage,
Gentamicin-Kugeln bzw. Gentamicin-Palacos.

Antibiotikagabe zur Spül-Saug-Drainage

Effekt der Spülung ist eine bessere Granulation durch zusätzliches Debridement mit schonender mechanischer Reinigung der In-
fekthöhle. Ernährungsstörungen und Diffusionsbehinderung bedingen bei Infektionen speziell im Knochen untervaskularisierte Zo-
nen um den Infektionsherd; somit erreichen parenteral zugeführ-
te Antibiotika den Ort des Infektionsgeschehens nicht in ausreichender Konzentration (16). Unter dieser Vorstellung wird
das Antibiotikum durch die Spülung direkt in den Infektionsherd
gebracht.

WANNSKE und MOHADJER (44) verglichen anhand einer Verlaufskontrolle von 115 Patienten mit Knochen- und Gelenkinfektionen den
Effekt der chirurgischen Standardbehandlung und einer Spülung
mit antibiotikahaltiger Spülflüssigkeit (Bacitracin, Polymyxin B und Neomycin) mit dem Effekt der Standardbehandlung durch
Spülung mit Ringer-Lösung und dem einer alleinigen chirurgischen Standardbehandlung.

Der Vergleich klinischer Parameter (BKS, Leukozytose, Tempera-
turverlauf) ergab, daß die Antibiotikaspülung einen geringen zusätzlichen Vorteil hatte (lediglich die BKS zeigte unter Lokalantibiotika eine schnellere Normalisierung), und bestätigte,
daß die Bedeutung der Spül-Saug-Drainage nach wie vor in der
permanenten intermittierenden Spülung des Wundgebietes und damit der mechanischen Reinigung liegt.

Inwieweit bei der äußeren Anwendung gegen die Absonderungsrich-
tung in den Infektionsherd (Knochensklerose, Narbengewebe, Granulationsgewebe, Nekrose) auch in den tieferen morphologischen
Grenzschichten ausreichende Wirkspiegel erreicht werden können,
bleibt fraglich.

Lokale Anwendung von Antibiotika im Knochenzement und als PMMA-Kugeln bzw. -Ketten

1. Antibiotikahaltiger Knochenzement

In zunehmendem Maße finden weltweit Knochenzemente auf Methyl-
methacrylat-Methylacrylat-Basis bei alloarthroplastischen Operationen Anwendung. Anerkannte und erfolgversprechende Indikationen für den Einsatz sind zum einen die Prophylaxe postoperativer Infektionen (8, 31, 45), zum anderen die Infektionstherapie beim Austausch infizierter Endoprothesen. Zwei Methoden kommen für den Austausch infizierter Endoprothesen in Betracht:

- Die einzeitige Operation.
  Neben der Anwendung von antibiotikahaltigem Knochenzement
  sollte eine parenterale Antibiotikatherapie durchgeführt werden.

- Die zweizeitige Operation.
  Die Reimplantation findet erst nach vorangegangener Infektsa-
  nierung statt. Die Antibiotikumbehandlung kann lokal in Form
  von PMMA-Kugeln und/oder parenteral erfolgen (43).

Der antibiotikahaltige Knochenzement erfüllt folgende chemotherapeutischen Forderungen:
- Ausbildung und Erhaltung ausreichend hoher Wirkstoffspiegel
  am Ort der Infektion über einen genügend langen Zeitraum.
- Geringe Belastung des Wirtsorganismus mit dem betreffenden Antibiotikum.

In-vitro-Untersuchungen über die Freisetzungskinetik zeigen,
daß wasserlösliche Stoffe (z. B. Antibiotika) aus Polymethylmethacrylat durch Diffusion freigesetzt werden (22, 41).

In einer Langzeitstudie über fünf Jahre konnte gezeigt werden,
daß eine über den gesamten Zeitraum anhaltende Diffusion von
Gentamicin aus dem Kunststoff besteht, dabei wird die Haupt-
menge des Antibiotikums jedoch während der ersten Monate freigesetzt. Deutliche Unterschiede bestehen in der Freisetzung verschiedener Antibiotika aus einem Knochenzement oder eines Antibiotikums aus verschiedenen Zementen. Aminoglykoside (Gentamicin, Lividomycin, Neomycin) zeigten aus Palacos die höchste und
die am längsten anhaltende Freisetzung. Hohe Freisetzungsraten
wiesen Lincomycin, Clindamycin und Cefazedon auf. Ungenügend waren dagegen die Raten bei Tetrazyklin, Dicloxacillin, Colistin,
Bacitracin und Fusidinsäure. Insgesamt verhielt sich die Kombination aus Gentamicin und Palacos am günstigsten (43). Untersuchungen an Patienten, denen totale Hüftendoprothesen unter Verwendung von Gentamicin-Palacos eingesetzt wurden, ergaben in einem Zeitraum bis 69 Monate nach Einsetzen der Prothese hohe Gen-
tamicinkonzentrationen sowohl im Wundsekret als auch in Gewebe-
proben aus der Umgebung des Implantats. Die Serum- und Urinspie-
gel waren klinisch unbedeutend (43).

Insgesamt liegen heute vielfältige experimentelle und klinische
Erfahrungen vor, die bei kritischer Wertung der möglichen Nachteile des Knochenzements mit Antibiotikazusatz (Allergien, Entstehung bzw. Selektion resistenter Krankheitserreger) zu dem Ergebnis kommen, daß der Nutzen dieses Verfahrens die möglichen
Nachteile übersteigt.

2. PMMA-Kugeln und -Ketten

Im Unterschied zum Knochenzement liegt der Kunststoff hier
nicht im plastischen Zustand, sondern in Form von extrakorporal
ausgehärteten Kugeln aus Polymethylmethacrylat vor.

Die Kugeln haben einen Durchmesser von 7 mm, wiegen 0,2 g, enthalten 5,6 mg Gentamicinbase und 20 mg Zirkondioxid als Röntgen-
kontrastmittel. Sie werden meist in Form von Ketten, fixiert

auf einem polyfilen Stahldraht (30 Kugeln, ca. 30 cm lang),
oder seltener als Einzelkugeln angewandt.

Indikationen für die Anwendung von PMMA-Gentamicinkugeln nach
vorangegangener chirurgischer Revision sind (20):
- alle Formen von chronischer Osteomyelitis ohne fortgeschritte-
  ne Sklerosierung des Knochens (infizierte Osteosynthesen, Endoprothesen, Pseudoarthrosen),
- abszedierende Weichteilinfektionen als Folge von Verletzungen,
- abszedierende Infektionen in den großen Körperhöhlen (z. B.
  subphrenischer Abszeß).

In-vitro-Messungen ergaben eine hohe und langanhaltende Freisetzung von Gentamicin. Das Tiermodell sowie Pharmakokinetikstu-
dien an Patienten zeigten hohe Gentamicinspiegel in Wundsekret,
Bindegewebe, Spongiosa und Kortikalis bei niedrigen Serum- und
Urinspiegeln, die sogar unter denen bei Gentamicin-Palacos lagen. Dabei scheint sich das Trägermaterial nicht negativ auf
die Wundheilung auszuwirken, wie Tier- und Zellkulturversuche
an Kaninchennierenfibroblasten zeigten (42). Der Sekretabfluß
bleibt unbehindert und die Biomechanik wird durch die relativ
kleinen Kugeln nicht beeinflußt. Die klinischen Erfahrungen bei
der Anwendung von PMMA-Gentamicinketten zeigen ein überwiegend
positives Bild (25, 27, 39). MÜLLER UND BIEBRACH (27) untersuchten die Heilungsverläufe von 171 Patienten (95 % Osteomyelitiden, 5 % Weichteilinfektionen) unter PMMA-Gentamicinbehandlung.
Insgesamt konnte bei 43 % der Patienten eine primäre, bei 50 %
eine sekundäre Infektberuhigung festgestellt werden. In 7 % be-
stand der Infekt weiter.

Vergleiche gegenüber der Therapie mit Spül-Saug-Drainage zeigen
hinsichtlich Behandlungsdauer und notwendiger Wiederholung der
Behandlungsmethoden Vorteile für die Kettenimplantation (4,
25). Einen neuen Ausblick hat die Entwicklung von Gentamicin-
PMMA-Miniketten für die Versorgung handchirurgischer Operationen, kindlicher Knochen, kleiner osteomyelitischer Höhlen im Bereich der Kieferchirurgie und kleiner infizierter Weichteilwun-
den gebracht, für die eine wirksame lokalantibiotische Therapie
bisher nicht möglich war. Besonders auf dem Gebiet der septischen Chirurgie der Hand haben sich dabei wesentliche Behand-
lungsvorteile ergeben:
- Durch die Möglichkeit des primären Wundverschlusses und die
  hohe lokalantibiotische Wirksamkeit des Gentamicins ist mit
  einer beschleunigten Wundheilung zu rechnen.
- Die langfristige Ruhigstellung entfällt, hierdurch sind bessere funktionelle Ergebnisse möglich.
- Die Behandlungsdauer wird verkürzt.
- Besseres kosmetisches Ergebnis durch primären Wundverschluß
  (5).

Generell ist festzustellen, daß die Anwendung von PMMA-Ketten
bei Knocheninfekten eine Alternative zur Spül-Saug-Drainage darstellt. Das Verfahren bedeutet mit Sicherheit eine Erleichte-
rung für den Patienten durch frühe Mobilisierung, eine Entlastung des Pflegepersonals und eine Verbesserung der Kranken-

Tabelle 2. Antiseptika zur lokalen Therapie

	Wirkstoff	Präparat	Konzentration
Chlorhaltige Lösungen	Chlor	Chloramin	Verdünnung 1 : 500
Jodhaltige Lösungen	freies Jod	Polyvinyl-pyrrolidon = PVP	Salbe 10 % Lösung 0,075 - 7,5 % je nach Anwendungs-bereich
Organische Silber-verbindungen	freies Silber	Ag-Citrat	0,05 - 1 %
Peroxide	O_2	H_2O_2	3 %
Biguanide		Chlorhexidin	

haushygiene durch Eliminierung der von Spül-Saug-Drainagen ausgehenden Naßkeime.

Lokale Therapie der Wundinfektionen mit Desinfektionslösungen

In der Vorantibiotikaära wurden verschiedene chemische Substanzen zur antiseptischen Behandlung benutzt, wie beispielsweise Hypochloride (Eau de Chavelle) und Kalziumhypochloride (Dakni-sche Lösung). Die chemotherapeutische Ära verdrängte vorerst die chemischen Desinfektionsverbindungen. Die Renaissance der bakteriziden chemischen Substanzen wurde eingeleitet, als sich zeigte, daß Antibiotika oft sehr rasch, gerade bei lokaler Anwendung, Resistenzen erzeugen. Die Resistenzbildung und Hospitalismus zwingen zur Einschränkung der Antibiotikatherapie auf absolut dringende Situationen und damit zur Notwendigkeit, für die Behandlung infizierter Wunden lokale Desinfizienzien an die Stelle von Lokalantibiotika treten zu lassen. Ähnlich den Forderungen, die an ein Antibiotikum gestellt werden, sollten auch Desinfektionslösungen, die für die Wundinfektionstherapie eingesetzt werden, folgende Eigenschaften aufweisen:
- bakterizide Wirkung,
- breites Wirkungsspektrum,
- fehlende Resistenzbildung,
- gute Gewebsverträglichkeit,
- geringe Inaktivierung durch biologisches Material (z. B. Blut, Eiter),
- geringe Resorptionsquote und keine Toxizität,
- schmerzlose Anwendung.

Eine Übersicht über heute hauptsächlich zur Therapie von Wundinfektionen verwendete Antiseptika gibt Tabelle 2.

Bakterizidie/Resistenzentwicklung

Alle heute gebräuchlichen Antiseptika erfüllen die Forderungen
nach Bakterizidie und fehlender bzw. geringer Resistenz. Die
verschiedenen Wirkstoffe bewirken letztendlich eine Zerreißung
der Zellmembran und Denaturierung der Eiweißstruktur (Bakterizidie). Obwohl selbst gegenüber chemischen Bioziden resistente
Bakterien bekannt sind, z. B. Pseudomonas aeruginosa gegen qua-
ternäre Ammoniumbasen, erschwert doch die protoplasmaschädigen-
de Wirkung chemischer Antiseptika eine Adaptation und resistenz-
bildende Mutation der Bakterien.

Gewebetoxizität

Eine wichtige Frage bei der Anwendung antiseptischer Substanzen
ist, inwieweit sie den Wundheilungsprozeß hemmen. Verschiedentlich wurde versucht, diese Wirkung zu quantifizieren (18, 19,
28).

Für die Prüfung der Gewebsverträglichkeit stehen verschiedene
Methoden zur Verfügung:
- Prüfung der Verträglichkeit an kultivierten Zellen.
- Prüfung der Gewebsverträglichkeit in vitro im sogenannten Ex-
  plantationstest.
- Wundheilungsversuche an Tieren.

Insgesamt zeigen sämtliche Desinfizienzien in bakteriziden Konzentrationen und klinikkonformer Einwirkdauer volle Toxizität
gegenüber kultivierten Fibroblasten. Unversehrte und regenera-
tionsfähige Zellen finden sich nur nach kurzen Einwirkzeiten
bakterizider Konzentrationen, bei Biguaniden und Chlorhexidin,
die sich damit zellkompatibler zeigen als die jodhaltigen Substanzen. Bei den Antibiotika Gentamicin und Polybactrin (= Polymyxin + Bacitracin + Neomycin) liegt die zellverträgliche Konzentration um ein Vielfaches über der minimalen bakteriziden
Konzentration (18). Trotzdem schließt eine toxische Wirkung des-
infizierender Lösungen auf Zellkulturen deren Anwendung nicht
zwangsläufig aus, da die Zellen unter Kulturbedingungen als sogenannte "Monolayer" vorliegen, die in toto mit den Lösungen in
Kontakt treten. Bei der Anwendung in infizierten Wunden kommt
das Antiseptikum jedoch in erster Linie mit einer Oberfläche in
Kontakt, die aus Fibrin und Zelltrümmern besteht. Solange es
nur zu einer Beeinträchtigung der ohnehin schon geschädigten
Oberflächenschicht kommt und nicht zur Zerstörung des darunter-
liegenden Granulationsgewebes, ist der Einsatz von Antiseptika
zu verantworten (15).

Mit Hilfe sogenannter Explantationstests wird die Prolifera-
tionsfähigkeit behandelten Gewebes aus Kontaktzone und tieferen
Schichten getrennt beurteilt. Während die Proliferation der In-
nenschichten nach ein- bis vierstündiger Einwirkung von Chlorhexidin im Normbereich lag, zeigte PVP-Jod ohne Detergenzien
eine leichte Depression, die jedoch im Kontrollbereich lag,
PVP-Jod mit Detergenzien sowie andere Jodophore sind wachstums-
hemmend. Die Außenschicht wurde erwartungsgemäß durch sämtliche

Substanzen stärker gehemmt, wobei Chlorhexidin noch im Kontrollbereich der mit Ringer-Lösung getränkten Vergleichskulturen lag
(18).

NIEDNER und SCHÖPF untersuchten den Einfluß von Farbstoffen
(Pyoctanin 0,5 %, Brilliantgrün 0,5 %, Eosin 0,5 %), von Chlorhexidin 0,5 %, Chloramin-T 10 %, Povidon-Jod 5 % und AgNO$_3$ 1 %
auf dorsale Hautwunden von Meerschweinchen. Um die Ergebnisse
zu quantifizieren, wurden histologische Schnitte des Wundgewe-
bes auf Stärke der Granulationsschicht der nekrobiotischen
Schicht und der Fibrinschicht untersucht. Alle geprüften Farb-
stoffe zeigten während der Wundheilung eine Granulationsstö-
rung. Die stärksten Wirkungen wurden beim Pyoctanin beobachtet,
die schwächsten beim Eosin. Von den Antiseptika zeigte nur
Chlorhexidin eine signifikante Hemmung (28).

Anwendung von PVP-Jod

Wie kein anderes Antiseptikum hat das komplexgebundene Polyvi-
nylpyrrolidonjod (PVP-Jod) in der Krankenhausmedizin, insbesondere in der operativen Medizin, als lokales Chemotherapeutikum und als Desinfektionsmittel eine sprunghaft zunehmende
Verbreitung gefunden. Die Vorteile einer breiten bakteriziden
Wirksamkeit bei fehlender Resistenzentwicklung schienen die
Nachteile einer den Antibiotika gegenüber vergleichsweise
schlechten Gewebsverträglichkeit aufzuwiegen und eine großzügige Anwendung bei oberflächlichen und tiefen Wundinfektionen
zu rechtfertigen. Erst in jüngster Zeit wurde von Endokrinolo-
gen und Pharmakologen zunehmend auf die Diskrepanz zwischen der
von den Herstellerfirmen geltend gemachten Unschädlichkeit des
an Polyvinylpyrrolidon gebundenen Jods einerseits und den Risiken bei der äußeren Anwendung von PVP-Jod nachweisbaren, unter
bestimmten Bedingungen beträchtlichen Jodresorption andererseits hingewiesen (30).

Für die mikrobizide Wirksamkeit ist die Konzentration an freiem
Jod - J$_2$ - ausschlaggebend. Sie hängt in wäßriger PVP-Jodlösung
in charakteristischer Weise von der PVP-Jodkonzentration ab: In
der handelsüblichen 10-%-Lösung beträgt ihr Wert bei 25 °C lediglich 2 mg/l. Mit zunehmender Verdünnung nimmt ihr Wert jedoch zu und durchläuft in der 0,1-%-Lösung einen Maximalwert
von ca. 25 mg/l. Der Anteil an freiem Jod beträgt daher in der
10-%-Lösung weniger als 0,1 % des Gesamtjods. Der Anteil des gebundenen Jods beträgt mehr als 99,95 %. In der 0,1-%-Lösung
liegt der Anteil an gebundenem Jod noch immer bei 75 % des Gesamtjods. Man geht davon aus, daß der Anteil an gebundenem Jod
in reversiblem Gleichgewicht mit dem freien Jod steht. Er bildet ein Reservoir, aus dem im Falle des Jodverbrauchs durch eine mikrobizide Reaktion, durch Wundflüssigkeit oder sonstige
Verunreinigungen freies Jod rasch nachgeliefert wird (35).
Trotz der angegebenen Reservoirfunktion des PVP-Polymerkomple-
xes ist der sogenannte Eiweißfehler (teilweise Inaktivierung in
Gegenwart von Eiweiß) bei der Therapie mit PVP-Lösungen zu berücksichtigen. Wie auch bei chlorhaltigen Substanzen und bei
quaternären Ammoniumbasen ist auch hier mit einer Einschränkung

der Wirkung bei stark sezernierenden, ödematösen Wunden zu rechnen. Versuche, bei denen die Absterbekinetik von Staphylococcus
aureus unter PVP mit und ohne Blutzusatz erstellt wurde, ergaben eine starke Wirkungseinbuße in Gegenwart von 10 und 20 %
Blut (46).

Bei der Durchführung einer Therapie mit PVP-Jod müssen die Vorteile - gute bakterizide Wirkung, mangelnde Resistenzentwicklung - sorgfältig gegen die Nachteile abgewogen werden. So sprechen nicht nur in-vitro-Versuche und Tiermodelle für eine mögliche Störung der Wundheilung, klinische Beobachtungen zeigten
bei mehrwöchiger Therapie mit PVP-Jodsalbe eine Stagnation der
spontanen Epithelialisierung der Wunde mit reversiblem Verlust
der frischen Granulation (13).

Ein weiterer wichtiger Faktor ist die Resorption von Jod mit
Übertritt in die Blutbahn. Zwar ist eine gesunde Schilddrüse in
der Lage, sich an ein vermehrtes Jodangebot zumindest über kurze Zeit ohne erkennbaren Schaden anzupassen, bei prädisponier-
ten Personen besteht jedoch das Risiko der Auslösung einer Hyperthyreose bis hin zur thyreotoxischen Krise. Aus diesem Grunde sind folgende Risikopatienten außer bei vitaler Indikation
von der Therapie mit jodhaltigen Antiseptika auszuschließen:
Patienten mit autonomen Adenomen und Patienten mit einer flori-
den oder abgelaufenen Schilddrüsenerkrankung.

Da für Feten besonders im letzten Schwangerschaftstrimenon sowie für Säuglinge, insbesondere Früh- und Neugeborene, die Gefahr einer Hyperthyreose besteht, sollte von der Verwendung jod-
haltiger Lösungen bei Schwangeren (z. B. Vaginalspülungen) abgesehen werden (30). Aber auch für klinisch und laborchemisch eu-
thyreote Personen besteht das Risiko einer Hyperthyreoseentste-
hung, zumal in Ländern mit endemischem alimentärem Jodmangel,
wie z. B. der Bundesrepublik Deutschland. Daher ist auch für
die Therapie von Patienten, die nicht der Risikogruppe angehören, eine strenge Indikationsstellung hinsichtlich Ort und
Dauer einer PVP-Jodbehandlung nötig:

Spülungen von Körper- oder großen Wundhöhlen mit PVP-Jod oder
dessen Instillation sind nicht indiziert (30). Dies gilt insbesondere für die Peritonitisbehandlung (7, 13, 36).

PVP-Jod zur vaginalen Anwendung bei Entzündungen oder aus hygienischen Gründen ist nicht zu empfehlen (30).

Indiziert ist die Behandlung von oberflächlichen Wunden unter
folgenden Einschränkungen (13):
- Die Behandlung muß in kurzen Abständen (sechsstündig) erfolgen, um eine ausreichende bakterizide Wirkung zu erzielen.
- Wegen der gewebeschädigenden Wirkung soll die Behandlung nur
  kurzzeitig (über mehrere Tage) und nur dann erfolgen, wenn
  ein zusätzlicher chirurgischer Eingriff (Nekrotomie und/oder
  Hauttransplantation) geplant ist. Durch diesen Eingriff werden die stets vorhandenen Nekrosen entfernt.
- PVP-Jod sollte nur bei schweren, eitrig-nekrotisierenden Infektionen verwendet werden. Eine Lokalbehandlung von hochdif-

ferenziertem Gewebe, z. B. hyalinem Gelenkknorpel, verbietet
sich, da hier die zelltoxische Wirkung den therapeutischen
Effekt überwiegen kann.

Denkbar ist eine Spülbehandlung mit PVP-Jod bei abgegrenzten
intraabdominalen Entzündungsprozessen, da hier die antibakterielle Wirksamkeit von PVP-Jod ohne größere Nachteile zum Tragen kommen kann (37).

Insgesamt ergibt sich, daß die möglichen Nachteile einer lokalen Jodtherapie eine differenzierte Bewertung des Nutzens von
PVP-Jod, je nach Anwendungsgebiet, erforderlich machen. Die
gleiche Sorgfalt, die bei der Nutzen-Risiko-Beurteilung anderer
lokaltherapeutischer Maßnahmen, wie Drainagen, Lokalantibiotika, gefordert wird, muß auch für die Therapie mit PVP-Jod und
anderen Antiseptika gelten.

Tetrachlordecaoxid (TCDO)

Einen neuen Aspekt für die Therapie von Wundheilungsstörungen
und Wundinfektionen hat die Entwicklung von TCDO, eines nicht-
metallischen Sauerstoffträgers, gebracht. Die zugrundeliegende
Idee, die auf den pathophysiologischen und pathobiochemischen
Erkenntnissen über den Einfluß eines erniedrigten Gewebesauer-
stoffdrucks für die Entwicklung von Wundheilungsstörungen basiert, hatte schon früher eine gewisse Auswirkung auf die Therapie chronischer Wunden gezeigt. Versuche, durch hyperbare
Sauerstofftherapie bzw. Behandlung mit Ozon, H_2O_2 oder Kalium-
permanganatlösung Sauerstoff von außen in die Wunde zu bringen,
zeigten allerdings keine beeindruckenden Erfolge, da bei diesen
Methoden der Sauerstoff nicht in biologisch verfügbarer Form in
das Gewebe gelangt.

Mit der Entwicklung des TCDO wurde jedoch ein Wirkstoff geschaf-
fen, der nachweisbar Sauerstoff in unterversorgtes Gewebe zu
transportieren vermag. Nach Diffusion in das Gewebe wird der
Sauerstoffträger durch Biokatalysatoren, wie Hämoglobin, Myoglo-
bin, Peroxidasen und Cytochrom C, in die physiologischen Metabolite O_2 und Chloridionen umgesetzt. Dabei sollen keine toxischen Radikale, wie Hydroxylradikal, Superoxydradikal und Per-
oxyd entstehen.

Für die antiinfektiöse und heilungsfördernde Wirkung des TCDO
werden verschiedene Mechanismen diskutiert (24, 47):
- Direkte Bakterizidie des aktivierten TCDO.
- Steigerung des "Respiratory burst" in Phagozyten durch häm-
  katalysierte TCDO-Komplexe, ähnlich den körpereigenen, aktivierten Sauerstoffmolekülen (Superoxydradikale, Hydroxylradi-
  kale, Singulett-Sauerstoff). Als Folge der beschleunigten Pro-
  teolyse und Nekrolyse kommt es zur verbesserten Wundreinigung
  mit pH- und PO_2-Normalisierung im hypoxisch geschädigten Wund-
  bezirk.
- Stimulation von Makrophagen und Fibroblasten durch TCDO und
  damit verbesserte Bedingungen für eine Wundheilung.
- Erhöhung des zellulären Redox-Potentials wirkt als Wachstums-
  barriere gegen Anaerobier.

Aufgrund seines von den Antibiotika und Antiseptika völlig verschiedenen Wirkungsmechanismus treten die Nachteile dieser Therapieformen bei der Anwendung von TCDO nicht auf.

Untersuchungen an lebenden Kulturen, Tieren und auch die klinische Anwendung zeigen eine gute lokale Verträglichkeit des Präparates. Dabei erwiesen sich die klinischen Erfolge auch bei
komplizierten Wunden als gut.

In einer kontrollierten Studie wurde an 60 Patienten die Wirkung von TCDO und Betaisodona (PVP-Jod) bei lokaler Anwendung
verglichen. Bewertet wurden Epithelialisierung, Granulation und
Verschmutzungsgrad. Hinsichtlich der Wundflächenverkleinerung
durch Epithelialisierung zeigte TCDO statistisch signifikant
bessere Ergebnisse als PVP-Jod. Sowohl die Größe als auch die
Qualität der Granulationsinseln über freiliegendem bradytrophem
Gewebe zeigten sich in der mit TCDO behandelten Gruppe deutlich
überlegen, während der Verschmutzungsgrad sowohl mikrobiologisch als auch makroskopisch keine Unterschiede zeigte (47).

Eine randomisierte Doppelblindstudie an 271 Patienten mit postoperativen oder posttraumatischen Problemwunden, venösen oder
arteriellen Ulzera und Dekubitalgeschwüren ergab signifikante
Vorteile für die mit TCDO behandelten Patienten gegenüber der
Kontrollgruppe, die mit 0,9%iger Kochsalzlösung therapiert wurden. Die Beurteilung wurde im Hinblick auf Wundreinigung, Bildung von Granulationsgewebe, Epithelialisierung und Abnahme der
Wundfläche getroffen. Kein Unterschied ergab sich für die Verträglichkeit zwischen TCDO und Kochsalzapplikation (17).

Nicht berücksichtigt wurden bakteriologische Befunde. Die klinische Erfahrung zeigt jedoch, daß postoperative Problemwunden
häufig septisch sind; damit liegt die Vermutung nahe, daß ein
nicht unerheblicher Teil der Wirkung des TCDO in der direkten
Bakterizidie und Aktivierung der Wundphagozytose liegt (38).

Insgesamt rechtfertigen klinische und theoretische Studien den
Einsatz von TCDO für die Therapie posttraumatischer oder postoperativer Wundheilungsstörungen, einschließlich Wundinfektionen, Dekubitalulzera, chronischer Ulcera crura sowie Wundheilungsstörungen bei arteriellen Durchblutungsstörungen, diabeti-
scher Mikroangiopathie und Wundheilungsstörungen nach Verbrennungen dritten Grades. Besonders hervorzuheben ist dabei, daß
die Substanz nicht nur symptomatisch wie andere Lokaltherapeutika wirkt, sondern das ätiologische Agens für die Ausbildung
von Wundheilungsstörungen, die Gewebshypoxie, direkt beeinflußt.

Durch Anhebung der Gewebssauerstoffspannung wird ein günstiger
Einfluß auf die Regenerationsfähigkeit des Gewebes ausgeübt,
durch Stimulierung der Phagozytenfunktion und direkte Bakterizidie die Infektbekämpfung vorangetrieben. Dabei wird die Substanz durch biologische, im Körper vorkommende Stoffe aktiviert, ohne eine lokale oder allgemeine Toxizität hervorzuru-
fen.

3 Systemische Antibiotikatherapie

Wenn eine Gefährdung des Patienten vorliegt, die nicht oder
nicht zuverlässig durch operative oder lokaltherapeutische Maßnahmen beseitigt werden kann, sollte die systemische Behandlung
mit Antibiotika erfolgen.

Als Indikationen gelten hierbei eine hohe Ausbreitungstendenz
der Infektion, bestimmte Lokalisationen, besonders in der Nähe
gefährdeter Körperregionen, sowie bedrohliche Infektionen mit
multiresistenten und virulenten Erregern (12, 15):
- Erysipel,
- Phlegmone,
- Lymphangitis,
- Infektionen im Gesichtsbereich,
- Panaritium tendinosum, ossale bzw. articulare,
- Gelenkempyem,
- Osteomyelitis,
- Gasbrand,
- Peritonitis,
- septische Allgemeininfektion.

Bei abwehrgeschwächten Patienten (Transplantierte, Karzinompatienten, Diabetiker etc.) sollte die Indikation zur systemischen Antibiotikatherapie auch bei oberflächlichen Wunden ohne
expansive Tendenz großzügig gestellt werden, um schwerwiegende
Komplikationen zu vermeiden.

Eine Orientierungshilfe für die Beziehung zwischen operativer
Intervention und medikamentöser Infektbekämpfung bietet eine
Eingruppierung der chirurgischen Infektionen auf der Basis der
Pathophysiologie und therapeutischen Notwendigkeit in drei
Gruppen (3):

1. Bevor eine Lokalisierung eingetreten ist, ist eine medika-
   mentöse Behandlung ohne chirurgische Intervention korrekt,
   vorausgesetzt, die Gewebe am Ort der bakteriellen Infektion
   sind gut vaskularisiert. Lymphangitis, Lymphadenitis, Zellge-
   websentzündung und Entzündungen in serösen Hohlorganen im
   Frühstadium entsprechen diesen Kriterien.

2. Ist eine Lokalisation des Prozesses durch die entzündlichen
   Abwehrmechanismen, z. B. in Form eines Abszesses, eingetreten, steht die Notwendigkeit zur chirurgischen Entlastung
   außer Frage. Die durch Druck verminderte Durchblutung des
   Gewebes behindert die Ausbildung hoher antimikrobieller
   Wirkspiegel am Ort der Entzündung. Antibiotika sollten nur
   angewandt werden, falls sich eine örtliche Invasion der Infektion in gesundes Gewebe anbahnt bzw. eine septische Allgemeininfektion droht.

3. Infektionen, bei denen dichte, avaskuläre Schranken aus Narbengewebe zwischen dem Ort der bakteriellen Aktivität und
   Blut-Lymph-Kanälchen bestehen, so daß der Kontakt von systemisch angewandten antibakteriellen Substanzen mit dem Ort

Tabelle 3. Charakteristische Befunde bei Wundinfektionen (Nach 34)

Erreger	Eiterbeschaffenheit	Charakteristischer mikroskopischer Befund	Typische Konstellation
Staphylococcus aureus	gelbrahmig	grampositive Haufenkokken	Operationen von Knochen, Muskeln, Gelenken; Implantationen von Fremdkörpern
Streptokokken Serogruppe A	dünnflüssig	grampositive Kettenkokken, kurz bis mittellang	Bagatelltraumen bei Kindern; selten nach Operationen, Verbrennungen (erste Woche)
Anaerobe Misch- infektionen (Bacteroides sp., Peptococcus sp.)	stinkend, meist dünn, zum Teil hämorrhagisch	buntes Bild mit polymorphen gramnegativen Stäbchen, grampositive Kokken	nach HNO-, Kolon- und gynäkolo- gischen Operationen; bei fäkal konta- minierten Wunden, Menschenbißver- letzungen, Gangrän, Peritonealabszeß
Pseudomonas aeruginosa	dünnflüssig, häufig grün	plumpe gramnegative Stäbchen	nach urologischen Operationen, offenen Frakturen; oft Sekundärerreger
Gasbrand- Clostridien	dünnflüssig, Gas	plumpe grampositive Stäbchen, oft polymorph, Mischinfektion	kontaminierte Wunden; nach Operationen wegen arteriosklerotischer Gangrän
Pasteurella multocida	dünnflüssig, oft hämorrhagisch	zarte gramnegative Stäbchen	Katzenbiß, seltener Hundebiß
Tuberkulose	zum Teil krümelig, zum Teil dünnflüssig	keine Keime im Grampräparat; Ziehl-Neelsen-Färbung: säure- feste Stäbchen (spärlich)	fistelnde Eiterung nach Inzision eines Lymphknotens bzw. eines Senkungs- abszesses

der Infektion beeinträchtigt wird. Beispiele sind Höhlen und Fisteln mit dicken, starren Wänden und Ulzerationen mit dichtem fibrotischem Ulkusgrund. Ziel der Behandlung muß in erster Linie die Entfernung des avitalen Gewebes und die Wiederherstellung einer ausreichenden örtlichen Blutversorgung sein.

Ist die Indikation für eine systemische Antibiotikatherapie gegeben, so sollte diese gezielt nach Keimbestimmung und entsprechend dem Antibiogramm durchgeführt werden.

Da es aus zeitlichen Gründen häufg nicht möglich ist, den Keimnachweis bzw. die Resistenzbestimmung abzuwarten, muß eine kalkulierte Initialtherapie nach verschiedenen Kriterien konzipiert werden:

- Je nach Lokalisation der Operation variiert das Spektrum der vermutlich verursachenden Erreger. Nach Bauchoperationen findet sich meist eine Mischinfektion aus Anaerobiern, Enterobacteriaceae, Staphylokokken und Streptokokken, während Infektionen nach Knochen-, Weichteil- und neurochirurgischen Operationen häufig durch Monoinfektionen mit Staph. aureus hervorgerufen werden. Einen wertvollen Hinweis darüber, welche Erreger an der Infektion beteiligt sind, kann bereits das Grampräparat bzw. die Konsistenz und Farbe des Eiters geben (Tabelle 3).

- Die verschiedenen Erreger weisen in unterschiedlichem Maße natürliche und erworbene Resistenzen auf. Eine ungezielte Therapie muß sich daher an den bekannten Empfindlichkeiten der zu erwartenden Erreger orientieren und nach der Lokalisation der Infektion.

Tritt durch die initial eingeleitete Therapie keine Besserung der Symptomatik ein, muß das Therapiekonzept überdacht und an inzwischen vorliegenden mikrobiologischen Ergebnissen orientiert werden. Auch bei bereits vorliegendem Befund sollte ein Erregerwechsel mit berücksichtigt werden.

Die systemische Antibiotikatherapie hat bei korrekter Indikationsstellung einen festen Platz in der Behandlung oberflächlicher und insbesondere tiefer Wundinfektionen. Unter Berücksichtigung der oben genannten Kriterien als Ergänzung chirurgischer und lokaltherapeutischer Maßnahmen oder als alleinige Therapie durchgeführt, ermöglicht sie die Behandlung und Prophylaxe lokaler sowie systemischer entzündlicher Komplikationen.

Literatur

1. ALDER, V. G., GILLESPIE, W. A.: Influence of Neomycin spray on the spread of resistant staphylococci. Lancet 1967 II, 1062

2. ALTEMEIER, W. A., CULBERTSON, W. R.: Surgical infection. In: Surgery, principles and practice (ed. C. MOYER), 3rd ed. Philadelphia: Lippincott 1965

3. American College of Surgeons: Infektionsbekämpfung in der Chirurgie. Stuttgart, New York: Schattauer 1979

4. ASCHE, G.: Spül-Saugdrainagen oder Gentamicin-PMMA-Kugeln in der Therapie infizierter Osteosynthesen. Unfallheilkunde 6, 463 (1978)

5. ASCHE, G.: Die Verwendung von Gentamicin-PMMA-Miniketten in der septischen Chirurgie der Hand. In: Lokalbehandlung chirurgischer Infektionen. Aktuelle Probleme in Chirurgie und Orthopädie (eds. C. BURRI, Ch. HERFARTH, M. JÄGER), Bd. 12, p. 187. Bern, Stuttgart, Wien: Huber 1979

6. BRAUN-FALCO, O., PLEWIG, G., WOLFF, H. H.: Dermatologie und Venerologie. Berlin, Heidelberg, New York, Tokyo: Springer 1984

7. BRINKKÖTTER, U., GÖRTZ, G., HÄRING, R., KAMPF, W. D.: Die Bauchhöhlenspülung mit PVP-Jod bei polybakterieller Peritonitis - Experimentelle Untersuchungen an Ratten. In: PVP-Jod in der operativen Medizin (eds. G. HIERHOLZER, G. GÖRTZ), p. 177. Berlin, Heidelberg, New York, Tokyo: Springer 1984

8. BUCHHOLZ, H. W., GARTMANN, H.-D.: Infektionsprophylaxe und operative Behandlung der schleichenden tiefen Infektion bei der totalen Endoprothese. Chirurg 43, 446 (1972)

9. CAULFIELD, J. B., BURKE, J. F.: Inhibition of wound healing by chloramphenicol. Arch. Path. 92, 119 (1971)

10. DASCHNER, F.: Probleme der antibakteriellen Lokaltherapie. In: Lokalbehandlung chirurgischer Infektionen. Aktuelle Probleme in Chirurgie und Orthopädie (eds. C. BURRI, Ch. HERFARTH, M. JÄGER), Bd. 12, p. 18. Bern, Stuttgart, Wien: Huber 1979

11. DASCHNER, F.: Antibiotika am Krankenbett. Berlin, Heidelberg, New York, Tokyo: Springer 1984

12. GIERHAKE, F. W.: Antibiotika und ihre Indikationen in der Chirurgie. Chirurg 46, 10 (1975)

13. GÖRTZ, G., HÄRING, R.: Indikationen und Kontraindikationen von PVP-Jod in der Chirurgie. In: PVP-Jod in der operativen Medizin (eds. G. HIERHOLZER, G. GÖRTZ), p. 73. Berlin, Heidelberg, New York, Tokyo: Springer 1984

14. HÄRLE, A.: Wunddrainage. Hyg. + Med. 7, 51 (1982)

15. HEBERER, G., KÖHLE, W., TSCHERNE, H.: Chirurgie, 3. Auflage. Berlin, Heidelberg, New York: Springer 1980

16. HIERHOLZER, G.: Grundlagen der lokalen chemotherapeutischen Infektbehandlung. In: Lokalbehandlung chirurgischer Infektionen. Aktuelle Probleme in Chirurgie und Orthopädie (eds. C. BURRI, Ch. HERFARTH, M. JÄGER), Bd. 12, p. 11. Bern, Stuttgart, Wien: Huber 1979

17. HINZ, J., HAUTZINGER, H., STAHL, K.-W.: Theoretische Basis und empirische Ergebnisse einer randomisierten Doppelblindtherapiestudie mit dem Tetrachlordecaoxygen-Anionenkomplex in der Wundheilung. Übersetzt aus dem Englischen. Lancet 1986 I, 825

18. KALLENBACHER, A.: Experimentelle Untersuchungen zur Gewebsverträglichkeit von Desinfektionslösungen. In: Lokalbehandlung chirurgischer Infektionen. Aktuelle Probleme in Chirurgie und Orthopädie (eds. C. BURRI, Ch. HERFARTH, M. JÄGER), Bd. 12, p. 87. Bern, Stuttgart, Wien: Huber 1979

19. KALLENBACHER, A.: Untersuchungen zur Zelltoxizität von PVP-Jod. In: PVP-Jod in der operativen Medizin (eds. G. HIERHOLZER, G. GÖRTZ), p. 40. Berlin, Heidelberg, New York, Tokyo: Springer 1984

20. KLEMM, K.: Indikation und Technik zur Einlage von Gentamicin-PMMA-Kugeln bei Knochen- und Weichteilinfektionen. In: Lokalbehandlung chirurgischer Infektionen. Aktuelle Probleme in Chirurgie und Orthopädie (eds. C. BURRI, Ch. HERFARTH, M. JÄGER), Bd. 12, p. 121. Bern, Stuttgart, Wien: Huber 1979

21. KNAPP, U., EISELE, K.: Die Wunde. Pathophysiologie - Behandlung - Komplikationen. Stuttgart, New York: Thieme 1981

22. KNAPPWOST, A., FREITAG, R.: Zum Mechanismus der Abgabe von Antibiotika aus sogenannten Knochenzementen. Naturwissenschaften 63, 195 (1976)

23. KOSLOWSKI, L., IRMER, W., BUSHE, K.-A.: Lehrbuch der Chirurgie. Stuttgart, New York: Schattauer 1982

24. KÜHNE, H. H., ULLMANN, U., KÜHNE, F. W.: New aspects on the pathophysiology of wound infection and wound healing - the problem of lowered oxygen pressure in the tissue. Infection 13, 52 (1985)

25. LAMBRIS, E., FRIEDEBOLD, G., ZILCH, H.: Lokalbehandlung chirurgischer Infektionen mit PMMA-Kugeln und -Ketten - Ergebnisse aus Berlin. In: Lokalbehandlung chirurgischer Infektionen. Aktuelle Probleme in Chirurgie und Orthopädie (eds. C. BURRI, Ch. HERFARTH, M. JÄGER), Bd. 12, p. 161. Bern, Stuttgart, Wien: Huber 1979

26. LANG, E.: Antibiotikatherapie - Ein praktischer Leitfaden, p. 202. Wien: Zeitschriften-Verlagsgesellschaft 1984

27. MÜLLER, K. H., BIEBRACH, M.: Die lokale Antibiotikatherapie von Knochen- und Weichteilinfektionen mit Gentamicin-Kunststoffketten - Ergebnisse und Erfahrungen am "Bergmannsheil" in Bochum. In: Lokalbehandlung chirurgischer Infektionen. Aktuelle Probleme in Chirurgie und Orthopädie (eds. C. BURRI, Ch. HERFARTH, M. JÄGER), Bd. 12, p. 133. Bern, Stuttgart, Wien: Huber 1979

28. NIEDNER, R., SCHÖPF, E.: Inhibition of wound healing by antiseptics. Brit. J. Derm. 115 (Suppl.), 41 (1986)

29. OTTEN, H., PLEMPEL, M., SIEGENTHALER, W.: Antibiotika-Fibel, 4. Auflage. Stuttgart: Thieme 1975

30. REBENTISCH, E.: Zur Anwendung von Polyvinylpyrrolidon-Jod-Komplexen (Povidonjod: PVP-Jod). Mitteilung des wissenschaftlichen Beirates der Bundesärztekammer. Hyg. + Med. 10, 276 (1985)

31. RÖTTGER, J., BUCHHOLZ, H. W., ENGELBRECHT, E., SIEGEL, A.: Ergebnisse beim Prothesenwechsel unter Verwendung von Refobacin-Palacos in Hamburg. In: Lokalbehandlung chirurgischer Infektionen. Aktuelle Probleme in Chirurgie und Orthopädie (eds. C. BURRI, Ch. HERFARTH, M. JÄGER), Bd. 12, p. 211. Bern, Stuttgart, Wien: Huber 1979

32. SCHMITT, W., KIENE, S.: Chirurgie der Infektionen. Berlin, Heidelberg, New York: Springer 1981

33. SEDLANK, K. M.: Wundheilung - klinische und experimentelle Aspekte. Jena: Fischer 1984

34. SIMON, C., STILLE, W.: Antibiotika-Therapie in Klinik und Praxis, 6. Auflage. Stuttgart, New York: Schattauer 1985

35. SONNTAG, H.-G.: Stellungnahme zur Bedeutung und Anwendung von PVP-Jod im medizinischen Bereich. Hyg. + Med. 8, 175 (1983)

36. STEMMEL, W.: Lokale Infektbehandlung in der Abdominalchirurgie II. In: Lokalbehandlung chirurgischer Infektionen. Aktuelle Probleme in Chirurgie und Orthopädie (eds. C. BURRI, Ch. HERFARTH, M. JÄGER), Bd. 12, p. 38. Bern, Stuttgart, Wien: Huber 1979

37. TUNG, L. C., HÄRING, R.: Die Therapie von Leberabszessen. In: PVP-Jod in der operativen Medizin (eds. G. HIERHOLZER, G. GÖRTZ), p. 208. Berlin, Heidelberg, New York, Tokyo: Springer 1984

38. ULLMANN, U., KÜHNE, F. W.: In vitro investigations on the antibacterial action and the influence on the phagocytic chemiluminescence of tetrachlorodecaoxide. A new, non-metallic oxygen complex. Infection 12, 225 (1984)

39. VECSEI, V.: Klinische Ergebnisse der Lokalbehandlung chirur-
    gischer Infektionen mit Gentamicin-Kugeln/Ketten in Wien.
    In: Lokalbehandlung chirurgischer Infektionen. Aktuelle
    Probleme in Chirurgie und Orthopädie (eds. C. BURRI, Ch.
    HERFARTH, M. JÄGER), Bd. 12, p. 153. Bern, Stuttgart, Wien:
    Huber 1979

40. VOELCKER, F.: Die Extraperitonealisierung entzündlicher Her-
    de. Ein Beitrag zur Frage der Drainage und Tamponade des
    Bauchfells. Bruns Beitr. klin. Chir. 72, 633 (1911)

41. WAHLIG, H., HAMEISTER, W., GRIEBEN, A.: Über die Freiset-
    zung von Gentamicin aus Polymethylmethacrylat. I. Experi-
    mentelle Untersuchungen in vitro. Langenbecks Arch. Chir.
    331, 169 (1972)

42. WAHLIG, H., DINGELDEIN, E., BERGMANN, R., REUSS, K.: The re-
    lease of Gentamicin from Polymethylmethacrylate beads. An
    experimental and pharmacokinetic study. J. Bone Jt Surg. B
    60, 270 (1978)

43. WAHLIG, H.: Experimentelle Grundlagen für die Anwendung von
    antibiotikahaltigem Polymethylmethacrylat. In: Lokalbehand-
    lung chirurgischer Infektionen. Aktuelle Probleme in Chirur-
    gie und Orthopädie (eds. C. BURRI, Ch. HERFARTH, M. JÄGER),
    Bd. 12, p. 103. Bern, Stuttgart, Wien: Huber 1979

44. WANNSKE, M., MOHADJER, M.: Wert des Antibiotikazusatzes zur
    Spülflüssigkeit bei der Spül-Saugdrainage. In: Lokalbehand-
    lung chirurgischer Infektionen. Aktuelle Probleme in Chirur-
    gie und Orthopädie (eds. C. BURRI, Ch. HERFARTH, M. JÄGER),
    Bd. 12, p. 75. Bern, Stuttgart, Wien: Huber 1979

45. WANNSKE, M., TSCHERNE, H.: Ergebnisse prophylaktischer An-
    wendung von Refobacin-Palacos bei der Implantation von Endo-
    prothesen des Hüftgelenkes in Hannover. In: Lokalbehandlung
    chirurgischer Infektionen. Aktuelle Probleme in Chirurgie
    und Orthopädie (eds. C. BURRI, Ch. HERFARTH, M. JÄGER), Bd.
    12, p. 201. Bern, Stuttgart, Wien: Huber 1979

46. WERNER, H.-P., HEUBERGER, E.: Jodophore zur Desinfektion?
    2. Mitteilung: Verminderte bakterizide Wirksamkeit in Gegen-
    wart von Blut. Hyg. + Med. 9, 142 (1984)

47. ZENKER, W., THIEDE, A., DOMMES, M., ULLMANN, U.: Die Wirk-
    samkeit von Tetrachlordecaoxid (TCDO) zur Behandlung kompli-
    zierter Wundheilungsstörungen. Chirurg 57, 334 (1986)

Hygienemaßnahmen im Bereich der operativen Medizin

Von F. Daschner

Einleitung

Die häufigsten Krankenhausinfektionen im Bereich der operativen Medizin sind nicht Wundinfektionen, sondern Harnweginfektionen, wenn zur Harndrainage nicht suprapubische Katheter, sondern Blasenkatheter verwendet werden. Die folgenschwersten Krankenhausinfektionen im operativen Bereich sind Pneumonie und Sepsis. Die häufigsten Sepsisursachen sind Venenkatheter, Blasenkatheter, postoperative Wundinfektionen und Pneumonie. In diesem Beitrag möchte ich mich auf die wichtigsten Maßnahmen zur Verhütung postoperativer Wundinfektionen beschränken und vor allem versuchen, notwendige von weniger notwendigen bzw. sinnlosen Hygienemaßnahmen zu trennen. Notwendige Hygienemaßnahmen sind nachweislich alle diejenigen, die in prospektiven, kontrollierten Studien die postoperative Wundinfektionsrate senken konnten. Alle Hygienemaßnahmen müssen dahingehend überprüft werden, ob sie in der Lage sind, bestimmte Krankenhausinfektionen zu verhüten oder zu reduzieren. Der Nachweis, daß die Hygienemaßnahme möglicherweise ein Erregerreservoir eliminiert, genügt heute nicht mehr.

Notwendige Hygienemaßnahmen

Es ist sicher unbestritten, daß Erfahrung und beispielgebende Disziplin des Chefs und aller seiner Mitarbeiter unersetzlich sind (Tabelle 1). Obwohl es so einfach ist und auch klingt, sind Händewaschen und Händedesinfektion die wichtigsten Maßnahmen zur Verhütung von Kreuzinfektionen auch im Operationssaal. Der Typus der eisenharten Operationsschwester, die nicht nur ihre Mitarbeiter, sondern auch den Chef diszipliniert, ist wieder mehr gefragt; Mikroorganismen haben es noch nicht gelernt, sich demokratischen Spielregeln anzupassen. Viel Personal und viel Bewegung, aber auch Sprechen erhöhen die Luftkeimzahl im Operationssaal. Die wichtigsten Erregerreservoire für postoperative Staphylokokken-Wundinfektionen sind der Nasen-Rachen-Raum und die Hautflora des Patienten, vor allem aber die Nasen-Rachen-Flora des Operationsteams. Es gibt keinen Mundschutz mit 100 % Effektivität (Tabelle 2). Obwohl 99 % Wirksamkeit hoch erscheinen mögen, wird durch den besten Mundschutz beispielsweise eine Keimzahl von 10^6/ml Speichel nur auf ca. 10^4/ml reduziert. Trotz Mundschutz gelangen somit beim Sprechen immer noch Tausende von Mikroorganismen in das Operationsfeld.

Ohne fachlich geschultes Spezialpersonal ist heute optimale Krankenhaushygiene nicht möglich. Von größter Bedeutung, allein schon aus juristischen Gründen, ist die kontinuierliche prospektive Erfassung postoperativer Wundinfektionen, möglichst opera-

Tabelle 1. Notwendige Hygienemaßnahmen

- Erfahrener, sorgfältiger Chirurg und Anästhesist
- Disziplin (Chefarzt als Vorbild!)
- Händewaschen, Händedesinfektion, Hautdesinfektion
- Möglichst wenig Bewegung, Sprechen und Personen im OP
- Optimale Pflegetechniken (Venenkatheter, Verband, Blasenkatheter usw.)
- Fachlich geschultes Personal (Hygienefachschwester, -pfleger, Krankenhaushygieniker)
- Erfassung postoperativer Wundinfektionen
- Desinfektion, Sterilisation
- Immunisierung (z. B. Hepatitis B)
- Personalüberwachung
- Antibiotikaprophylaxe festlegen
- Bestimmte bauliche Maßnahmen, z. B. Klimaanlagen im Operationssaal

Tabelle 2. Effektivität von Mundschutz (Nach U. RANSJÖ: J. Hosp. Infection $\underline{7}$, 289 (1986))

Material	% Partikelreduktion
Gaze	15 - 98
Polypropylen	95 - 99
Polyester	45 - 98
Fiberglas	95 - 99
Mehrlagenpapier	33 - 86

teurbezogen. Verschiedentlich ist gezeigt worden, daß allein schon durch die Erfassung von Wundinfektionen die Wundinfektionsrate sinkt. Die Study on the Efficacy of Nosocomial Infection Control der Centers for Disease Control (DENIC), Atlanta (USA), hat gezeigt, daß durch hauptamtliches Krankenhaushygienepersonal (Hygienefachschwester, Krankenhaushygieniker) und kontinuierliche prospektive Analyse von beispielsweise Wundinfektionen die postoperative Wundinfektionsrate um 35 % gesenkt werden konnte (Tabelle 3). In Krankenhäusern ohne Infektionskontrollteam stiegen alle Krankenhausinfektionen an.

Bauliche Maßnahmen spielen demgegenüber eine völlig untergeordnete Rolle (Tabelle 4). In einem alten und einem neuen Operationssaal war sogar die aseptische postoperative Wundinfektionsrate identisch. Es kommt somit vorwiegend auf die Art und Weise des Operierens an und nicht so sehr, wo die Eingriffe durchgeführt werden.

Personal in operativen Bereichen sollte gegen Hepatitis B geimpft sein. Ein routinemäßiges Screening aller zu operierenden Patienten auf AIDS ist unsinnig, da bei Zehntausenden von operativen Eingriffen an AIDS-Patienten bzw. AIDS-Antikörper-positiven Patienten bisher niemals eine AIDS-Übertragung stattgefunden hat.

Tabelle 3. Auswirkungen einer Krankenhaushygiene auf die Infektionsrate (Aus: Study on the Efficacy of Nosocomial Infection Control der Centers for Disease Control, Atlanta (USA). Zit. nach 4)

	Pneumonie	Wund-infektion	Harnweg-infekt	Sepsis
Krankenhäuser ohne Infektionskontrolle	↑ 9 %	↑ 35 %	↑ 19 %	↑ 26 %
mit Infektionskontrolle	↓ 27 %	↓ 35 %	↓ 31 %	↓ 35 %

Tabelle 4. Der Einfluß baulicher Maßnahmen auf die Krankenhausinfektionsrate (Nach D. G. MAKI et al.: New Engl. J. Med. 307, 1562 (1982)

1. Altes Krankenhaus: 1924 erbaut, OP: 16facher Luftwechsel/h
   Neues Krankenhaus: 1979 erbaut, alle Zimmer klimatisiert,
                       OP: 25facher Luftwechsel/h

2. Umgebungskontamination identisch (Luft, Gegenstände, Boden)

3. Krankenhausinfektionsraten identisch:
   Altes Krankenhaus 6,9 %, neues Krankenhaus 6,9 %

4. Aseptische Wundinfektionsrate identisch:
   Altes Krankenhaus 1,0 %, neues Krankenhaus 1,5 %

Jede operative Abteilung sollte schriftliche Richtlinien über Antibiotikatherapie und vor allem Antibiotikaprophylaxe haben. Jede perioperative Antibiotikaprophylaxe über den Operationszeitraum hinaus ist unsinnig. Die erste Dosis wird unmittelbar präoperativ, bei längerdauernden Eingriffen nur eine zweite Dosis unmittelbar vor Wundverschluß appliziert.

Unnötige Hygienemaßnahmen

Routinemäßige Luftkeimzahlbestimmungen, routinemäßige Umgebungsuntersuchungen sind ebenso unnötig wie routinemäßige Personaluntersuchungen. Routinemäßig heißt, ohne gegebenen Anlaß, z. B. Epidemien von postoperativen Staphylokokken-Wundinfektionen. Aber auch dann sucht man die Staphylokokken nicht primär auf dem Operationstisch, in der Luft oder auf dem Fußboden, auch sind praktisch nie defekte Klimaanlagen die Ursache, sondern meist finden sich die epidemischen Stämme im Nasen-Rachen-Raum des Operationsteams. Routinemäßige Abklatschuntersuchungen erhöhen allenfalls das Einkommen des Mikrobiologen, aber nicht die Sicherheit im Operationssaal (Tabelle 5). Desinfektionsklebematten und Raumsprühdesinfektionen sollten ebenso der Vergangenheit angehören wie routinemäßige Desinfektion von Toiletten, Waschbeckenabflüssen und Gullys. UV-Licht reduziert die postoperative Wundinfektionsrate nicht. Bisher konnte nicht gezeigt

Tabelle 5. Unnötige Hygienemaßnahmen

- Routinemäßige Umgebungsuntersuchungen (Flächen, Gegenstände), routinemäßige Luftkeimzahlbestimmungen
- Routinemäßige Personaluntersuchungen (Rachen, Nase)
- Desinfektionsklebematten
- UV-Licht
- Routinemäßiger Wechsel von Beatmungsgeräten
- Wechsel von Atemgasanfeuchtung und Beatmungsschläuchen alle 8 h
- Absaugsysteme (z. B. Rezeptal), Atemgasanfeuchtungssysteme, Abdeckmaterialien, Kittel als Einwegmaterial
- Sprühdesinfektion von Räumen
- Sprühdesinfektion von Betten, Matratzen, Kissen, Bettdecken usw.
- Fußbodendesinfektion
- Routinemäßige Desinfektion von Toiletten, Bädern, Duschen
- Routinemäßiger Wechsel von Blasenkathetern, Abklemmen des Blasenkatheters
- Folienverbände
- Desinfektion von Gullys und Waschbeckensiphons
- Perioperative Antibiotikaprophylaxe länger als 24 h
- Inzisionsfolien
- Kleiderwechsel nach Toilettenbesuch
- Bauliche Trennung von septischen und aseptischen OP-Sälen
- "Hochaseptische" OP-Säle
- Häufiger Verbandwechsel

---

werden, daß Einwegabsaugsysteme, Einweg-Atemgasanfeuchtungssysteme, Einwegabdeckmaterialien und Einwegkittel die postoperative Wundinfektionsrate senken. Einwegabdeckmaterialien sind jedoch unter bestimmten Voraussetzungen häufig ökonomischer als Tuchabdeckung. Inzisionsfolien reduzieren die postoperative Wundinfektionsrate nicht. Bei der Verwendung von Einwegmaterialien, zu deren Notwendigkeit der Nachweis meist noch nicht erbracht ist (z. B. Einwegschläuche, Einwegredondrainagen, Einwegpleuradrainagen usw.) muß bedacht werden, daß sie das Müllvolumen einer Klinik bedeutend erhöhen. Auch Müllentsorgung kostet Geld, Verbrennung der Plastikmaterialien ist extrem umweltschädlich, Einwegmaterialien verrotten erst in Jahrzehnten und füllen die Mülldeponien meist unnötig.

Bisher konnte nicht gezeigt werden, daß die bauliche Trennung septischer und aseptischer Operationseinheiten einen Einfluß auf die Wundinfektionsrate hat. Mikrobiologisch besteht kein Unterschied zwischen septischen, aseptischen und sogenannten "hochaseptischen" Operationssälen. Die Bezeichnung "hochaseptisch" ist ein semantischer Fehlgriff, da es aseptischer als aseptisch nicht gibt. Andere Länder, wie z. B. USA, Kanada oder die skandinavischen Länder, kennen weder die Vorschrift einer strikten baulichen Trennung von septischen und aseptischen Operationseinheiten noch sogenannte "hochaseptische" Operationseinheiten, führen aber die gleichen Eingriffe durch und berichten über keine höheren infektiösen Komplikationen.

Tabelle 6. Kosten für Verbandwechsel in chirurgischen Abteilungen (DM/Jahr)

Kostenart	Urologie	Herz- und Gefäß-chirurgie	Orthopädie	Unfall-chirurgie	Allgemein-chirurgie
Verbandmaterial	1,859	6,144	2,027	2,072	2,461
Aufbereitung für Instrumente					
– Verpackung	0,095	1,938	1,938	1,938	1,938
– Reinigen	1,743				
– Reinigungsmittel	0,068				
– Sterilisation	0,032	1,938	1,938	1,938	1,938
Personal					
– Schwester	3,485				
– Arzt	5,303	8,788	8,788	8,788	8,788
Pro Verbandwechsel	12,585	16,870	12,753	12,798	13,187
Anzahl der Operationen	800	1 069	1 114	2 681	2 319
Anzahl der Verbandwechsel	2 600	5 840	1 040	3 640	7 488
Gesamtkosten für Verbandwechsel	32 721	98 521	13 263	46 585	98 744

Tabelle 7. Kosten für Umkleiden nach Toilettenbesuch in Operationssälen

---

- 13 operative Abteilungen im Universitätsklinikum Freiburg
- 132 hauptamtliches Personal, ca. 30 Besucher pro Tag
- Kosten für einmal Umkleiden: ca. DM 1,--
- Kosten bei durchschnittlich nur einmal Toilettenbesuch pro Tag: ca. DM 150,--
- Jahreskosten: ca. DM 36 000,--

Häufiger Verbandwechsel, der sehr personalintensiv ist (Tabelle 6), und Kleiderwechsel nach Toilettenbesuch im Operationssaal sind nicht notwendig (Tabelle 7). Die häufigsten Erreger postoperativer Wundinfektionen in der Orthopädie, Traumatologie und Herzchirurgie sind Staphylokokken, die häufigsten Erreger von Wundinfektionen nach abdominellen Eingriffen sind E. coli, deren Erregerreservoir der Gastrointestinaltrakt ist. Staphylokokken werden nicht durch Toilettenbesuch übertragen, die Urogenitalregion von Operationssaalpersonal ist mit an Sicherheit grenzender Wahrscheinlichkeit extrem selten so sehr mit Keimen verunreinigt, daß die Gefahr einer Erregerübertragung besteht, zumal präoperativ ja noch eine Händedesinfektion erfolgt.

Desinfektion, Müll

Im Normalfall, also in der täglichen Routine, werden die Flächen mit Flächendesinfektionsmitteln gescheuert in Konzentrationen, wie sie den sogenannten 6-Stunden-Werten der Liste der Deutschen Gesellschaft für Hygiene und Mikrobiologie entsprechen (Tabelle 8). Nur im Ausnahmefall sind die wesentlich höheren Konzentrationen und längeren Einwirkungszeiten entsprechend den Vorschriften des Bundesgesundheitsamtes notwendig, z. B. nach Operation eines Patienten mit Hepatitis B. Sehr selten ist eine Raumdesinfektion durch Verdampfung von Formaldehyd notwendig, z. B. nach Operation eines Patienten mit Diphtherie, Lungenmilzbrand oder hämorrhagischem Fieber.

Der Fußboden ist - wenn überhaupt - ein sehr unwesentliches Erregerreservoir für Krankenhausinfektionen (Tabelle 9). Auf chirurgischen Stationen genügt Fußbodenreinigung ohne Zusatz von Desinfektionsmitteln.

Die häufig mehr emotionale als sachliche Formaldehyddiskussion hat dazu geführt, daß die meisten Hersteller formaldehydfreie Desinfektionsmittel auf den Markt gebracht haben. Diese enthalten jedoch häufig andere Aldehyde mit einem geringeren Wirkungsspektrum meist in Kombination, so daß sie in höheren Konzentrationen eingesetzt werden müssen und somit häufig teurer sind (Tabelle 10).

Zur präoperativen Haut- und Händedesinfektion können entweder alkoholische Präparate oder solche auf der Basis von PVP-Jod eingesetzt werden (Tabelle 11). Eine sogenannte "Staphylokokkenlücke" von PVP-Jod-Präparaten gibt es nicht, verschiedene

Tabelle 8. Flächendesinfektion (Nach RÜDEN, 1986)

1. Normalfall
   Wisch-Scheuer-Desinfektion:
   DGHM-6-Stunden-Konzentration

2. Ausnahmefall
   Wisch-Scheuer-Desinfektion:
   BGA-Konzentration

3. Sonderfall (sehr selten)
   Raumdesinfektion durch Verneblung oder Verdampfung von
   Formaldehyd,
   anschließend
   Wisch-Scheuer-Desinfektion:
   DGHM-6-Stunden-Konzentration

Tabelle 9. Fußboden ein wichtiges Erregerreservoir? (Centers for Disease Control, USA: Infection Control 4, 256 (1983))

"Although microorganisms may be present on walls, floors, and table-tops in rooms used for patients on isolation precautions, these environmental surfaces, unless visibly contaminated, are rarely associated with transmission of infections to others."

Tabelle 10. Formaldehydfreie Desinfektionsmittel, die jedoch andere Aldehyde enthalten (meist teurer, weniger toxisch??, höhere Konzentrationen!)

Präparat	Aldehyde
Antifekt FF	Glyoxal
Bacillocit forte	Glutaraldehyd
Incidur	Glyoxal, Glutaraldehyd
Lysoformin 3 000	Glyoxal, Glutaraldehyd
Melsept SF	Glutaraldehyd, Glyoxal
Tegodor FF	Glutaraldehyd
Apesin AP 200	Glyoxal, Glutaraldehyd

Tabelle 11. Vergleich verschiedener Wirkstoffe zur Hautdesinfektion (Nach GUNDERMANN et al.: J. Hosp. Infection 6 (Suppl.), 51 (1985))

| Einwirkzeit | Logarithmischer Reduktionsfaktor von | | |
	70 % Isopropanol	60 % Isopropanol	PVP-JOD
1 min	1,58	1,45	1,36
10 min	1,58	1,35	1,06
60 min	1,51	1,35	1,39
3 h	1,27	1,24	1,16
24 h	1,19	1,49	1,56

Tabelle 12. Müll in einem Universitätsklinikum.
Klinikhygiene, Universitätsklinikum Freiburg, 1986

Ca. 2 000 t/Jahr
Pro Jahr DM 140 000,-- für Deponie
Pro Jahr DM 110 000,-- Öl für Verbrennung
DM 50 000,-- Bauunterhaltung
DM 10 000,-- Strom
DM 160 000,-- Personal

Tabelle 13. Ökonomisch und ökologisch fragwürdige Einwegmaterialien

---

Beatmungsschläuche
Absaugsystem (Rezeptal)
Pleuradrainagen
Urindrainagesysteme mit Wechselbeuteln
PVC-Einweghandschuhe
Leberblindpunktionsbestecke
Redonflaschen
Plastikinzisionsfolien
Verneblersysteme
Geschirr

Tabelle 14. Dichtigkeit von Einweghandschuhen (Nach P. GLEICH: Hyg. + Med., Nov. 1986)

Fabrikat	Anzahl	Undicht in %	Beurteilung
Material: Latex			
Hartmann	100	0	sehr gut
Mölnlycke	100	2	sehr gut
Semperit	100	4	noch akzeptabel
Braun Melsungen	50	4	noch akzeptabel
Peter Seidel mpm	50	4	noch akzeptabel
Asid Bonz	50	4	noch akzeptabel
Best Manufacturing Comp. USA	50	22	schlecht
Material: Vinyl			
Becton & Dickinson	50	12	schlecht
Hartmann	100	38	schlecht
pfm	70	50	schlecht
Beiersdorf	100	76	sehr schlecht
Travenol	200	84,5	sehr schlecht

in-vitro-Untersuchungen haben allerdings gezeigt, daß PVP-Jod gegen Staphylokokken etwas langsamer wirkt als Alkohol. Die Unterschiede sind jedoch gering und für die klinische Praxis irrelevant (Tabelle 11). Operateure, die sich die Hände mit PVP-Jod-Präparaten waschen, haben keine höhere Wundinfektionsrate als solche, die alkoholische Präparate benutzen.

Zum Abschluß noch einige Hinweise zu Einwegprodukten, die angeblich aus hygienischen Gründen notwendig sind. Großkliniken erzeugen ungeheure Mengen an Müll, zu dessen Beseitigung wiederum erhebliche Finanzmittel notwendig sind. Es ist modern geworden, möglichst viele Produkte als Einwegmaterialien zu verwenden, weil dies angeblich hygienischer sei. In den meisten Fällen steht jedoch der Nachweis aus, daß der Ersatz eines wiederverwendbaren Produkts durch Einwegmaterial tatsächlich einen Einfluß auf die Krankenhausinfektionsrate hat. Es kann sicher nicht so weitergehen, daß wir hemmungslos, z. B. um Personal wegzurationalisieren und um angeblich hygienisch einwandfrei arbeiten zu können, immer mehr Produkte durch Einwegmaterialien ersetzen, die häufig umweltschädlich und teuer zu entsorgen sind und völlig unnötig die Mülldeponien weiter auffüllen (Tabelle 13). Besonders unsinnige Beispiele von Einwegmaterialien sind Einwegbeatmungsschläuche, Einwegabsaugsysteme, Einwegpleuradrainagen, Einweggeschirr und Urindrainagesysteme mit Wechselbeuteln. Beim Urindrainagesystem mit Wechselbeuteln fällt mehrmals täglich ein mit Urin gefüllter Beutel an, der geöffnet oder ungeöffnet auf die Deponie wandert oder gar verbrannt wird, während es sehr gute geschlossene Urindrainagesysteme gibt, deren Beutel hygienisch einwandfrei täglich mehrmals entleert werden können.

Einweghandschuhe aus PVC, das umweltschädlich ist, sollten durch Einweghandschuhe aus Latex ersetzt werden. Seit 1.1.1987 sind im Universitätsklinikum Freiburg nur noch Latex-Einweghandschuhe verfügbar. Allein durch diese Umstellung fallen jährlich 18,3 t PVC-Müll weniger an! Wer glaubt, sich durch Einweghandschuhe 100%ig schützen zu können, wurde durch eine Untersuchung von P. GLEICH enttäuscht (Tabelle 14).

Literatur

1. BENNETT, J. V., BRACHMANN, P. S.: Hospital infections, 2. Auflage. Boston, Toronto: Little, Brown & Company 1987

2. DASCHNER, F.: Forum hygienicum. München: MMV Medizin Verlag 1987

3. THOFERN, E., BOTZENHART, K.: Hygiene und Infektionen im Krankenhaus. Stuttgart, New York: Gustav Fischer 1983

4. WENZEL, R. P.: Prevention and control of nosocomial infections. Baltimore, London, Los Angeles, Sydney: Williams & Wilkins 1987

Zustandsdefinition des Immunsystems

Von H. Wagner und K. Heeg

1 Einleitung

Im Rahmen dieses Beitrags möchte ich mich vornehmlich mit den
Mechanismen der "erworbenen" (adaptiven) Immunität auseinander-
setzen. Dementsprechend vernachlässige ich eine wesentliche Komponente des Immunsystems, nämlich die der angeborenen Abwehrmechanismen. Impft man einen Menschen z. B. mit einem attenuier-
ten Poliovirus, so geht der Empfänger von einem für das Poliovirus anfälligen Zustand in einen immunen Zustand über; er er-
wirbt sich eine Immunität. Träger dieser Immunität sind Antikörper sowie eine Garnitur von Immunzellen, die entweder auf die
Produktion von Antikörpern spezialisiert sind oder aber selbst
Effektorfunktionen besitzen. Im Rahmen der Immunreaktion lassen
sich zwei Phasen unterscheiden, nämlich die Phase der "Induk-
tion" (Erwerb bzw. Aufbau der Immunität) und zum anderen die Ef-
fektorphase (Einsatz der Immunität).

2 Aufbau und Funktion des Immunsystems

Aus medizinischer Sicht ist es die Aufgabe des Immunsystems, in-
dividualfremdes Material zu identifizieren und so zu verändern,
daß es eliminiert werden kann. Dementsprechend ist das Immunsystem ein Organ der Wahrnehmung und der Diskriminierung zwischen
"selbst" und "fremd" (Beurteilung). Offensichtlich vermag es
Reize (Stimuli) zu empfangen, zu verarbeiten und systemadäquat
zu beantworten. Für das Immunsystem stellen Mikroareale an Makromolekülen die entsprechenden Reize (Stimuli) dar. Makromoleküle, deren Strukturen vom Immunsystem als spezifische Stimuli
erkannt werden, nennt man Antigene. Antigene müssen zwei Eigenschaften haben. Erstens muß ihr Molekulargewicht größer als
2 000 Dalton sein und zweitens müssen sie über stabile bzw.
starre Teilstrukturen (Determinanten) verfügen. Damit haben Antigene zwei Funktionselemente, nämlich den makromolekularen Träger und die als Determinanten (Epitope) bezeichneten Außenstruk-
turen.

Das Wahrnehmungsorgan des Organismus für Determinanten an indi-
vidualfremden Makromolekülen (Antigene) stellen die Lymphozyten
(Immunzellen) dar. Lymphozyten sind als Einzelzellen im draini-
renden Lymphsystem zu finden, in Form von spezialisierten Zell-
verbänden finden sie sich im lymphatischen Gewebe (sekundäre
Lymphoidorgane wie z. B. Lymphknoten und Milz). Ihre Erneue-
rung, Reifung und Differenzierung in immunkompetente Zellen erfolgt in den beiden primären Lymphoidorganen, dem Thymus und
dem Knochenmark (Bone marrow). Abhängig vom Ort ihrer Entstehung werden funktionsunterschiedliche Lymphozyten gebildet. Im
Thymus entwickeln sich die sogenannten T(Thymus)-Lymphozyten,

im Knochenmark die B-Lymphozyten. Während T-Lymphozyten für zellvermittelte Immunreaktionen verantwortlich sind, sezernieren B-Lymphozyten lösliche Eiweißprodukte, die Antikörper.

Der Mensch verfügt über ca. 1 x 10^{12} B- und T-Lymphozyten. Jeder dieser Lymphozyten besitzt auf seiner Oberfläche Rezeptoren (Eiweißmoleküle), die so konstruiert sind, daß sie jeweils mit einem bestimmten Epitop eines Antigens nach dem "Schlüssel-Schloß"-Prinzip reagieren können. Bei B-Zellen stellen diese Rezeptoren membrangebundene Antikörper dar, die nach Aktivierung der B-Zellen und ihrer Differenzierung in Plasmazellen in Form von löslichen Antikörpern sezerniert werden (humorale Immunantwort). Der Antigenrezeptor an T-Zellen ist zwar ähnlich gebaut wie der an B-Zellen, besteht jedoch nur aus zwei (alpha und beta) Eiweißketten mit einer Antigenbindungsstelle. Während B-Zellen über ihre (Antikörper-)Rezeptoren lösliches Antigen direkt binden (erkennen) können, ist T-Zellen diese Fähigkeit nicht gegeben. T-Zellen erkennen fremdes Antigen nur in Verbindung mit autologen Membranproteinen, den sogenannten Transplantationsantigenen (Restriktionselemente). Dieses Faktum erklärt, warum T-Zellen ihr jeweiliges Antigen nur dann "sehen", wenn es ihnen von antigenpräsentierenden Zellen (APCs) dargestellt wird. In diesem Falle bieten die APCs über das prozessierte (verdaute) Antigen hinaus noch die notwendigen syngenetischen Transplantationsstrukturen (Restriktionselemente) an.

Innerhalb der Familie der T-Lymphozyten gibt es Mitglieder mit funktionell unterschiedlichen Phänotypen, wie z. B. T-Helferzellen, T-Killerzellen und T-Suppressorzellen. T-Helferzellen erkennen Fremdantigene dann, wenn es von antigenpräsentierenden (dendritischen) Zellen im Kontex mit Klasse-II-Transplantationsantigenen dargestellt wird. Eine Rezeptor-Antigen-Interaktion (Signal 1) führt zur Aktivierung der T-Helferzellen, wenn die antigenpräsentierenden Zellen gleichzeitig Interleukin 1 (Signal 2) sezernieren. Im Rahmen ihrer Aktivierung produzieren T-Helferzellen eine Vielfalt von Mediatoren, wie z. B. Interleukin 2, Interleukin 3 (CsF), Gammainterferon und Interleukin 4 (B-cell growth factor 1). Jeder dieser Faktoren hat ein für ihn charakteristisches Wirkungsspektrum. Gammainterferon z. B. verstärkt die Expression von Klasse-II-Transplantationsantigenen, während Interleukin 4 als T-Helferzellprodukt für die T-B-Zellkooperation wichtig ist.

Interleukin 2 ist für die Aktivierung von T-Killerzellen essentiell. Nach Antigenerkennung (Signal 2) exprimieren diese Zellen einen Rezeptor für IL-2. Die Bindung des T-Helferzellprodukts IL-2 wirkt quasi als Wachstumssignal und bewirkt eine klonale Proliferation der aktivierten T-Killerzellen. T-Killerzellen sind nicht zu verwechseln mit den sogenannten "natürlichen Killerzellen" (NK-Zellen). Bei diesen handelt es sich um zytotoxische Lymphozyten, die fremde Zellen ohne vorherige Sensibilisierung und ohne spezifische Antigenerkennung abtöten können.

B-Lymphozyten stellen quasi Antikörperfabriken dar. Im ruhenden Zustand können sie über die membranständigen Rezeptoren (Antikörper) mit Antigenen reagieren. Erstkontakt mit Antigenen (Sig-

nal 1) bei gleichzeitiger Einwirkung von T-Helferzellfaktoren,
wie z. B. Interleukin 4 (Signal 2), bewirkt zwei Dinge: klonale
Expansion und/oder Differenzierung in Plasmazellen. Bei der klonalen Expansion entsteht ein Vielfaches an Tochterzellen mit
identischer Rezeptorengarnitur. Diese "Gedächtniszellen" können
nur bei erneutem Antigenkontakt schneller und rascher Antikörper produzieren (Sekundärreaktion). Die Hauptfunktion der Plasmazellen liegt in der Produktion von großen Mengen an identischen Antikörpern (ca. 2 000 Antikörper pro Sekunde). Plasmazellen sind Endzellen und sterben nach ein paar Tagen ab.

Die von den B-Zellen (Plasmazellen) sezernierten Antikörper
sind Glykoproteine, die bei der Elektrophorese überwiegend in
der Gammaglobulinfraktion wandern. Fünf Klassen lassen sich unterscheiden. IgM ist der Antikörper, der während einer Primärim-
munantwort gebildet wird, sich quasi aus fünf IgG-ähnlichen Ein-
heiten zusammensetzt und mit seinen zehn Antigenbindungsstellen
für die humorale Infektabwehr von besonderer Bedeutung ist. Bei
der Sekundärimmunantwort werden hauptsächlich IgG-Antikörper gebildet. Seine Konzentration im Serum ist mit 1 250 mg% etwa
zehnfach höher als die von IgM. IgA findet sich zwar im Serum
(200 mg%), als Vermittler der lokalen Abwehrfunktion aber hauptsächlich in Schleimhautsekreten. An der Oberfläche von Mastzellen läßt sich IgE nachweisen. Bei Antigen-(Allergen-)kontakt
führt es über eine Degranulation der Mastzellen zur Freisetzung
von vasoaktiven Aminen (Histamin, Serotonin), die wiederum eine
allergische Sofortreaktion bewirken. Über die biologische Funktion von sezerniertem IgD ist noch wenig bekannt.

Normalerweise reagieren Immunzellen nicht gegen körpereigene An-
tigenstrukturen; man sagt, sie sind tolerant gegen Selbstantigene. Man kann jetzt fragen, ob Toleranz gegen Selbstantigene eine vorgegebene funktionelle Zuständigkeitslücke darstellt oder
ob sie im Lauf der Ontogenese erworben ist. Für die Beantwor-
tung dieser Frage sind folgende Informationen wichtig. Erstens
kann man davon ausgehen, daß in der pränatalen Phase der Entwicklung des Immunsystems potentiell selbstreaktive Immunzellen
gebildet werden; die Zellen sind jedoch immunologisch noch in-
kompetent. Nach Erlangung der Immunkompetenz findet sich - zumindest bei T-Zellen - keine Selbstreaktivität mehr. Schließlich weiß man, daß unreife Immunzellen nach der Diversifizie-
rung ein kritisches Reifungsstadium durchlaufen, und daß ein Antigenkontakt während dieser Phase nicht eine Aktivierung bewirkt, sondern zur Ausschaltung der Zellen führt. Es soll dabei
offen bleiben, ob damit eine "Erblindung" oder eine Zellvernich-
tung gemeint ist. Jedenfalls erklärt dieser Mechanismus, warum
in reifen Immunzellen jene Garnitur von Lymphozyten fehlt, die
gegen körpereigene Strukturen immunologisch reagieren kann.

3 Pathophysiologie des Immunsystems

Obwohl sich auf der klonalen Ebene die (Immun-)Zuständigkeit
für ein Antigen auf Einzellymphozyten zurückführen läßt, ist eine funktionierende Immunreaktivität abhängig von einem Netzwerk
an Informationen, in dem antigenpräsentierende Zellen, Regula-

tor-T-Lymphozyten (T-Helfer, T-Suppressor) und B-Zellen entscheidende Elemente darstellen. Störfaktoren, die dieses System
funktionell beeinträchtigen, führen klinisch zu einer mehr oder
weniger einheitlichen Konsequenz, der Immuninsuffizienz (Abwehrschwäche). Als Periode physiologischer Abwehrschwächen gelten
die "Neonatalzeit" und das hohe Alter. In der ersten Phase der
frühen Kindheit ist das Immunsystem funktionell noch unreif
(IgM-Serumkonzentrationen sind erst nach fünf Monaten und IgG
nach fünf Jahren normalisiert). Im hohen Alter sinkt die Quanti-
tät der Serumimmunglobuline, und die T-zellvermittelte zelluläre Immunreaktivität schwächt sich ab. Angeborene Defekte der
spezifischen Abwehr sind relativ selten. Bei der Brutonschen
Agammaglobulinämie (Ausfall der B-Zellen bei meist intakten T-
Zellen) leiden die Patienten bereits in den ersten Lebensjahren
an schweren eitrigen Infektionen der Haut und Schleimhäute, während bei angeborenen T-Zelldefekten (Di-George-Syndrom) schwere
Pilz- und Virusinfektionen im Vordergrund stehen. Darüber hinaus werden häufig infektiöse Krankheitsbilder, die durch intra-
zellulär wachsende Keime wie z. B. Mykobakterien, Listerien bedingt sind, beobachtet. Klinisch weitaus häufiger sind dagegen
die erworbenen Abwehrdefekte, wobei ich mich in diesem Zusammenhang auf Defekte der spezifischen Abwehr beschränken möchte. Im
Rahmen therapeutischer Maßnahmen, die die Verwendung von zyto-
statisch wirkenden Pharmaka beinhalten, wie z. B. bei der Therapie von Tumorerkrankungen, werden die zellulären Elemente des
Immunsystems mehr oder weniger mit beeinflußt. Offensichtlich
schädigen Alkylanzien oder Antimetabolite auch Lymphozyten, die
im Rahmen ihrer Aktivierung Zellteilungsraten durchlaufen. Im
Prinzip wirken Zytostatika als Immunsuppressiva.

Einen zweiten Formenkreis mit Immunregulationsstörungen stellen
hämatologisch-onkologische Krankheitsbilder dar. Bei Leukämien,
Hodgkin- und Non-Hodgkin-Lymphomen, Plasmozytomen findet sich
gehäuft eine Störung der Lymphopoese, die dann sekundär zu einer Immuninsuffizienz führt. Bestimmte Viren wie z. B. Masern
und Röteln zerstören aufgrund ihres Lymphozytentropismus die be-
fallenen Immunzellen; der Kliniker spricht dann von einer post-
bzw. parainfektiösen Immunschwäche. Schließlich kann eine Immunschwäche als Folge einer allgemeinen Stoffwechselstörung auftreten. Polytraumata, die mit Proteinverlusten einhergehen, wie
z. B. Blutverlust bei Polytraumata, Verbrennungen, Proteinurie,
seien hier genannt. Aber auch im Rahmen von Mangelernährung und
schweren, konsumierenden Erkrankungen ist das Auftreten von Abwehrschwächen bekannt.

Neuere Befunde weisen darauf hin, daß operative Traumata, kombiniert mit bestimmten Anästhetika, mit einer kurzfristigen Depression T-zellvermittelter Immunreaktivität einhergehen. Obwohl zur Zeit nicht bekannt ist, ob eine kausalanalytische Beziehung existiert zwischen dieser Beobachtung einerseits und einer möglichen postoperativ erhöhten Infektionsinzidenz andererseits, sollte diese Problematik wissenschaftlich analysiert werden.

4 Abwehrschwäche und Infektionsanfälligkeit

Vereinfacht dargestellt stellen die Virulenz eines Infektionser-
regers (Pathogen) und die individuelle Abwehrlage die beiden
Hauptkomponenten dieses "Gast-Wirt"-Verhältnisses dar. Bei antibiotischer Behandlung kommt als dritte Komponente die Antibiotikawirkung bzw. deren Nebenwirkungen hinzu. Abwehrgeschwächte Patienten zeigen einen schweren Infektionsverlauf und ein schlechtes Ansprechen auf die antibiotische Therapie. Auffallend ist,
daß bei Immunschwächen a priori wenig virulente Infektionsene-
pen die klinische Symptomatik dominieren, wie wir es besonders
deutlich bei AIDS-Patienten erleben. Diese Beobachtung und das
Wissen, daß bei Granulozytopenien die Erfolge einer Antibiotikabehandlung nur mäßig sind, führen zu dem Schluß, daß letztlich
ein intaktes Immunsystem essentiell für die Überwindung einer
Infektion ist.

Kombinationseffekt von Antibiotika und Immunglobulinen

Von A. Dalhoff

Einleitung

Die Opsonophagozytose von Bakterien sowie deren intraleukozytäre Abtötung sind bedeutende Faktoren der körpereigenen Abwehr gegenüber bakteriellen Infektionserregern. Eine Chemotherapie und/oder Immuntherapie stellen wesentliche Maßnahmen in der Behandlung von Infektionskrankheiten dar. Widersprüchliche Daten liegen hinsichtlich des Effektes von Chemotherapeutika auf polymorphkernige Leukozyten (PMN) vor (Zusammenfassung in 1, 11, 13, 14, 15, 16). Bestimmte Antibiotika können immunmodulierende Effekte entfalten; so hemmen z. B. in konzentrationsabhängiger Weise einige Cephalosporine, wie Cefoxitin und Lamoxactam, die Funktion mononukleärer Leukozyten oder PMN. Andere Antibiotika bewirken eine Steigerung der Chemotaxis und der Chemilumineszenz. Andere Antibiotika, wie z. B. Mezlocillin, wirken nicht immunmodulierend, sondern beeinflussen die Empfindlichkeit von Bakterien gegenüber der intraleukozytären Abtötung. So konnte z. B. gezeigt werden, daß Betalaktam-Antibiotika die Empfindlichkeit von Listeria, E. coli, Staph. aureus, Streptokokken und P. aeruginosa gegenüber der intraleukozytären Abtötung steigern (Zusammenfassung in 6, 15).

In diesem Beitrag wird die Interaktion von Mezlocillin und Azlocillin mit einem handelsüblichen Immunglobulin-G(IgG)-Präparat (Polyglobin, Cutter Biologicals, Miles Laboratories) dargestellt. Zur exakten Beschreibung der verwendeten Materialien und der angewandten Techniken sei auf die entsprechende Originalliteratur verwiesen (2, 3, 4, 6, 7, 8, 9, 18).

1 In-vitro-Untersuchungen

Basierend auf frühen, in ihren ursächlichen Zusammenhängen nicht erklärten Beobachtungen, daß Immunglobuline in vitro in Abwesenheit immunkompetenter Zellen die antibakterielle Effektivität von Antibiotika zu steigern vermögen (19, 20), wurden systematische in-vitro-Untersuchungen mit grampositiven und gramnegativen Mikroorganismen durchgeführt, die entweder penicillinaktivierende Betalaktamasen produzierten oder betalaktamasenegativ waren. Die in Abb. 1 zusammengefaßten Ergebnisse demonstrieren eindeutig, daß der Zusatz eines handelsüblichen Immunglobulins (Polyglobin, Cutter Biologicals, Miles Laboratories) die antibakterielle Aktivität von Mezlocillin gegenüber E. coli signifikant zu steigern vermochte, sofern für diese Untersuchungen Betalaktamase bildende Stämme verwendet wurden; ein in-vitro-Kombinationseffekt zwischen dem Betalaktam-Antibiotikum und dem Immunglobulin war nicht zu beobachten, sofern betalaktamasenegative Mikroorganismen untersucht wurden. Ana-

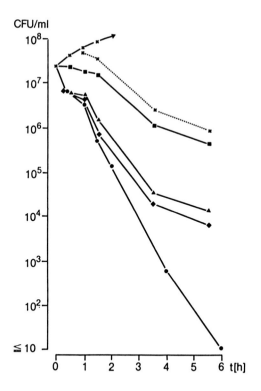

Abb. 1. Interaktion von Mezlocillin und IgG (Polyglobin) gegen-
über einem Betalaktamase bildenden klinischen Isolat von E. coli
X___X Präparatefreie Kontrolle
X---X Mezlocillin
●   Mezlocillin (16 mg/l) + 2,5 mg/l IgG
◆   Mezlocillin (16 mg/l) + 1,25 mg/l IgG
▲   Mezlocillin (16 mg/l) + 0,6 mg/l IgG
■   Mezlocillin (16 mg/l) + 0,3 mg/l IgG
CFU/ml = Colony forming units/ml = Keime/ml

loge in-vitro-Ergebnisse wurden für weitere Bakterienspezies erhalten (Abb. 1 in Zitat 8). Dieser in-vitro-Effekt, der in Abwesenheit immunkompetenter Zellen unter ausschließlicher Verwendung von in Nährbouillon gezüchteten Bakterien und dem simultanen Zusatz des Antibiotikums und des Immunglobulins zu verzeichnen war, erklärt sich aus der Anwesenheit Betalaktamase in-
aktivierender Antikörper in der untersuchten Immunglobulinpräpa-
ration (8). Diese gegen die Betalaktamasen gerichteten Antikörper vermögen die enzymatische Aktivität der Betalaktamasen zu
inhibieren und schützen somit Mezlocillin vor der Hydrolyse
durch die Betalaktamase. Diese in-vitro-Befunde konnten tierexperimentell bestätigt werden. Trotz unterbundener Phagozytose
und reduzierter körpereigener Abwehr in dem verwendeten Tierver-
suchsmodell wurde die therapeutische Effektivität von Mezlocillin durch die gleichzeitige Applikation des Immunglobulins deutlich gesteigert (3, 8).

Eine Steigerung der antibakteriellen Effektivität von Betalaktam-Antibiotika war in vitro auch in betalaktamasenegativen
Bakterien zu verzeichnen, sofern schlecht penetrierende Antibiotika für diese Untersuchungen Verwendung fanden. Die äußere Membran gramnegativer Bakterien stellt für viele Antibiotika eine
wesentliche Permeationsbarriere dar und limitiert somit deren
antibakterielle Effektivität. Aufgrund der Impermeabilität der
äußeren Membran gramnegativer Bakterien ist z. B. die Anwendung
der Isoxazolyl-Penicilline auf den grampositiven Bereich beschränkt. Aufgrund der sterischen Konfiguration des 7S-Immunglo-
bulin-G-Moleküls interagiert dieses mit artifiziellen Membranen
derart, daß sie ihre physikochemischen Eigenschaften verändern
(4). Ausgehend von diesen Befunden konnte auch eine membranakti-
ve Wirkkomponente des 7S-Immunglobulin-G-Moleküls bei gramnegativen Bakterien nachgewiesen werden. In Anwesenheit von IgG wurde die Permeationsbarriere von E. coli für Oxacillin derart her-
abgesetzt, daß nunmehr Oxacillin das Wachstum von E. coli nahezu gleichermaßen gut hemmen konnte (minimale Hemmkonzentration
(MHK) von Oxacillin gegenüber E. coli D280 in Anwesenheit von
Polyglobin = 1,0 mg/l im Vergleich zu 16 mg/l in Abwesenheit
von IgG) wie das ausgezeichnet E.-coli-wirksame Mezlocillin in
Abwesenheit von IgG (MHK = 0,25 mg/l). Untersuchungen anderer
Autoren bestätigen, daß Antikörper gegen gramnegative Bakterien
die Permeabilität der äußeren Membran wesentlich beeinflussen
(12, 17). Dieser Befund läßt sich unter Umständen durch die spezifische Antigen-Antikörper-Reaktion und die dadurch bedingten
sterischen Änderungen an der Antikörper-Bindungsstelle der äußeren Bakterienmembran erklären.

2 Ex-vivo-Untersuchungen

Die in diesem Kapitel beschriebenen Versuche wurden mit einem
Testsystem durchgeführt, das den in-vivo-Bedingungen am Infektionsort wahrscheinlich mehr gerecht wird als die zumeist gebräuchlichen in-vitro-Testsysteme, in denen polymorphkernige
Leukozyten (PMN) im Puffer suspendiert werden und der Effekt
der zu untersuchenden Prüfsubstanzen in dem Puffersystem mit
eventuellem Zusatz von Komplement untersucht wird. Für die folgenden Versuche fanden künstliche Explantate Verwendung, die
mit einem entzündlichen Exsudat durchtränkt waren und ca. 10^9
PMN/l Exsudat enthielten (zur exakten Methodenbeschreibung siehe Zitat 18). Wie aus Tabelle 1 hervorgeht, vermögen sowohl
Mezlocillin als auch IgG die intraleukozytäre Abtötung von E.
coli zu steigern. Im Vergleich zu den jeweiligen Einzelpräparaten bewirkt die Kombination von Mezlocillin mit IgG eine wesentliche Verstärkung der intraleukozytären Abtötung. Somit verursacht sowohl jede Substanz für sich als auch deren Kombination eine Steigerung der intraleukozytären Abtötung der Bakterien. Der Effekt des Immunglobulins allein ist auf die bekannte
spezifische Antigen-Antikörper-Reaktion zurückzuführen. Die
Steigerung der Phagozytose und der intraleukozytären Abtötung
durch Mezlocillin ist auf eine gesteigerte Empfindlichkeit der
Bakterien gegenüber der bakteriziden Effektivität der Leukozyten zurückzuführen, da immunmodulatorische Effekte des Mezlocillins ausgeschlossen werden können (10). In detaillierten Unter-

Tabelle 1. Steigerung der intraleukozytären Abtötung von E. coli resp. P. aeruginosa durch Mezlocillin bzw. Azlocillin und deren Kombination mit IgG (Polyglobin). Die Zahlen geben in $\log_{10}$ Bakterien/ml den Unterschied im Vergleich zu den antibiotikafreien Kontrollen wieder

Stamm	Präparate-konzentrationen	IgG	Inkubationsdauer (h)		
			1	2	3
E. coli	Mezlocillin				
F 492	0,5	−	0	0,48	0,70
F 492	0,5	+	1,46	2,79	2,55
F 639	0,5	−	1,01	1,30	1,48
F 639	0,5	+	1,14	2,40	2,79
F 459	0,5	−	0,70	0,70	0,70
F 459	0,5	+	1,24	2,30	1,04
P. aeruginosa					
B 6289	2,0	−	0,47	2,39	2,95
B 6289	2,0	+	1,08	2,82	3,73
B 6511	16	−	0,29	0,95	0,95
B 6511	16	+	0,72	1,93	2,40

suchungen konnte demonstriert werden, daß die durch subinhibitorische Betalaktamkonzentrationen bedingte Filamentierung der Bakterien direkt zu einer gesteigerten intraleukozytären Abtötung der Teststämme korreliert (6). Diese gesteigerte Empfindlichkeit gegenüber der intraleukozytären Abtötung aufgrund der Filamentierung konnte nur an solchen Bakterien beobachtet werden, die Mannose-sensitive Adhäsine an ihrer Oberfläche exprimieren. Unter der Annahme, daß die Oberfläche eines Bakteriums mit normaler Länge einerseits und die eines Filaments andererseits gleichermaßen mit Adhäsinen besetzt ist, scheint es denkbar, daß im Vergleich zu einem Bakterium normaler Größe ein Filament mit einer wesentlich größeren Oberfläche eine gesteigerte Adhäsion zu den PMN aufweist, gefolgt von einer gesteigerten Phagozytose und intraleukozytären Abtötung (6). Die im Vergleich zu den jeweiligen Einzelsubstanzen durch die Kombination von Mezlocillin bzw. Azlocillin und IgG deutlich erhöhte Phagozytoserate und intrazelluläre Abtötung wird vermutlich auf eine Summation der durch die jeweiligen Substanzen allein bedingten Veränderungen der Bakterien zurückzuführen sein. Diese Annahme wurde bislang experimentell nicht untersucht. Die in-vitro-Untersuchungen zum simultanen Einfluß von Mezlocillin und IgG auf die Phagozytose und intrazelluläre Abtötung wurden sowohl unter statischen (Abb. 2) als auch dynamischen Bedingungen (Abb. 3) durchgeführt, d. h. es wurden entweder konstante Mezlocillinkonzentrationen verwendet, oder es wurde die Kinetik von Mezlocillin simuliert. Im statischen Modell (Abb. 2) reduzierte Mezlocillin allein in Abwesenheit von IgG innerhalb von 4 h im Vergleich zur präparatefreien Kontrolle die Lebendzellzahlen um ca. 4 $\log_{10}$ Titrationsstufen. Das Immunglobulin allein verzögerte

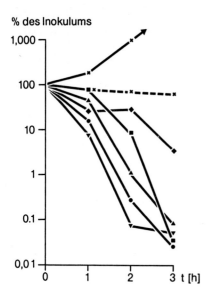

% des Inokulums

Abb. 2. Effekt von Mezlocillin allein sowie in Kombination mit
verschiedenen IgG-Handelspräparaten (2,5 mg/ml) auf die intra-
leukozytäre Abtötung von K. pneumoniae im statistischen ex-vi-
vo-Modell.
X——X Präparatefreie Kontrolle
X---X Mezlocillin (10 mg/ml) (MEC)
●——● MEC + MISG
◆----◆ MEC + pepsingespaltene Präparation
■——■ MEC + Betapropiolacton-behandelte Präparation
▲——▲ MEC + pH-4-behandelte Präparation mit Spuren von Pepsin
▼——▼ MEC + HES/PEG
MISG = modifiziertes Immunserumglobulin (Polyglobin)
Pepsingespaltene Präparation = Behring Werke GmbH, Marburg (Lahn)
Betapropiolacton behandelte Präparation = Biotest GmbH, Frankfurt
HES/PEG = Armour Pharma, Krefeld
pH 4 + Pepsin = Sandoz AG, Basel/Schweiz

im Vergleich zur präparatefreien Kontrolle das exponentielle
Wachstum des Teststammes um ca. 2 - 4 h. Auch unter dynamischen
Bedingungen steigerten sowohl Mezlocillin und IgG als auch deren Kombination die intraleukozytäre Abtötung der Testkeime.
Der simultane Einsatz einer konstanten IgG-Konzentration zu den
die Serumkinetik simulierenden variierenden Mezlocillinkonzentrationen (Abb. 3) steigerte die intraleukozytäre Abtötung wesentlich. Im Vergleich zur alleinigen Exposition der Bakterien
gegenüber Mezlocillin bewirkte der simultane Einsatz von Mezlocillin und IgG eine Steigerung der intraleukozytären Abtötung
um weitere 2 $\log_{10}$ Titrationsstufen, d. h. im Vergleich zur präparatefreien Kontrolle wurden die Bakterien um 6 $\log_{10}$ Titrationsstufen reduziert.

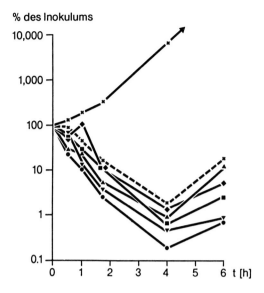

Abb. 3. Einfluß von Mezlocillin allein oder in Kombination mit unterschiedlichen IgG-Handelspräparaten auf die intraleukozytäre Abtötung von K. pneumoniae im dynamischen ex-vivo-Modell, die Pouch-Pharmakokinetik von Mezlocillin simulierend (Symbole wie in Abb. 2)

3 In-vivo-Studien

In einem Infektionsmodell an der Ratte, das eine lokale Infektion einer entzündeten Körperhöhle repräsentiert, wurde der Einfluß intravenös verabreichten Mezlocillins oder Immunglobulins bzw. deren Kombination auf die Phagozytose von K. pneumoniae untersucht. Im Vergleich zu den unbehandelten Kontrolltieren vermochte die alleinige Applikation eines jeden Präparates zwar die Anzahl der phagozytierten Bakterien zu steigern, jedoch konnte zwischen den einzelnen Versuchsgruppen keine statistische Signifikanz gesichert werden; die Differenzen zwischen den unbehandelten Kontrolltieren und den Behandlungsgruppen hinsichtlich der Anzahl phagozytierter Bakterien betrug im Mittel 15 - 20 %. Hingegen vermochte die simultane Applikation sowohl von Mezlocillin als auch IgG die Anzahl der in vivo phagozytierten Bakterien signifikant zu steigern. Die Steigerungsrate betrug im Vergleich zu den unbehandelten Kontrolltieren 60 % und war damit statistisch hochsignifikant.

Zusammenfassend läßt sich feststellen, daß die oben dargestellten Experimentalergebnisse auf eine vielfältigere Wirkungsweise der Immunglobuline hindeuten, als dies bislang angenommen wurde:

1. IgG beeinflußt die Phagozytose von Bakterien aufgrund der bekannten Antigen-Antikörper-Reaktion spezifisch und
2. unspezifisch aufgrund der Proteinnatur des IgG-Moleküls (vergl. Zitate 3, 5);

248

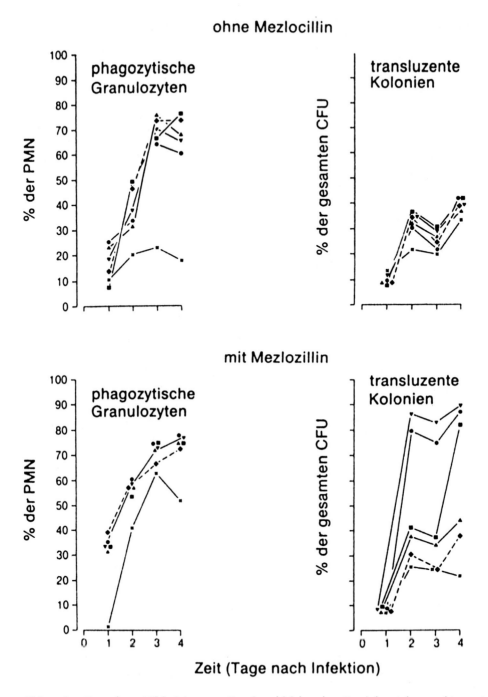

ohne Mezlocillin

phagozytische
Granulozyten

transluzente
Kolonien

mit Mezlozillin

phagozytische
Granulozyten

transluzente
Kolonien

Zeit (Tage nach Infektion)

Abb. 4. In-vivo-Effekt von Mezlocillin in Kombination mit unterschiedlichen IgG-Handelspräparaten auf die Phagozytoserate von K. pneumoniae im Granuloma-Pouch-Modell der Ratte. Die Tiere wurden zweimal täglich mit 100 mg Mezlocillin/kg KG intravenös behandelt, die IgG-Präparate wurden einmalig unmittelbar vor der Infektion in einer Dosis von 3 mg/kg KG appliziert. Die transluzenten Kolonien spiegeln die phagozytierten Bakterien wider, d. h. Phagozytoserate und Prozent transluzenter Kolonien sind identisch

3. IgG hemmt die enzymatische Aktivität von Betalaktamasen;
4. IgG sensitiviert gramnegative Bakterien gegenüber Betalaktam-Antibiotika aufgrund einer Desorganisation der äußeren Membran. Sowohl die spezifische als auch die unspezifische Phagozytose lassen sich in Anwesenheit subinhibitorischer Mezlocillin- bzw. Azlocillinkonzentrationen signifikant steigern.

Zusätzlich sensitivieren Betalaktam-Antibiotika die Bakterien gegenüber der intraleukozytären Abtötung. Die simultane Anwendung von Betalaktamen und IgG-Präparaten resultierte in signifikanten Steigerungen der intraleukozytären Abtötung der Testkeime im Vergleich zu den jeweiligen Einzelpräparaten.

Literatur

1. ALEXANDER, J. W., GOOD, R. A.: Effect of antibiotics on the bactericidal activity of human leukocytes. J. Lab. clin. Med. 71, 971 (1968)

2. DALHOFF, A.: In vitro und in vivo Untersuchungen zur Wirkung von Acylureidopenicillinen mit Immunglobulin G bei Problembakterien. Münch. med. Wschr. 125 (Suppl. 2), S150 (1983)

3. DALHOFF, A.: Synergy between Acylureido-penicillins and immunoglobulin G in experimental animals. Amer. J. Med. 76, 91 (1984)

4. DALHOFF, A.: In vitro and in vivo effect of immunoglobulin G on the integrity of bacterial membranes. Infection 12, 214 (1984)

5. DALHOFF, A.: Phagozytosebeeinflussung durch Azlocillin, Mezlocillin auch kombiniert mit Polyglobin. In: Securopen[R], Baypen[R]. Simultane Anwendung mit anderen Wirkstoffen (eds. B. WIEDEMANN, J. HENGSTMANN, D. ADAM), p. 41. Stuttgart, New York: Schattauer 1984

6. DALHOFF, A.: Interaction of ß-lactam antibiotics with the bactericidal activity of leukocytes against Escherichia coli. Med. Microbiol. Immunol. 175, 341 (1986)

7. DALHOFF, A.: The granuloma pouch. In: Experimental models in antimicrobial chemotherapy (eds. SANDE, O. ZAK), vol. 1, p. 123. London: Academic Press 1986

8. DALHOF, A., BRUNNER, H.: Mode of interaction between immunoglobulin G and mezlocillin against beta-lactamase producing bacteria. Arzneimittel-Forsch./Drug Res. 33, 1666 (1983)

9. DALHOFF, A., STÜBNER, G.: Comparative analysis of the antimicrobial action of polymorphonuclear leukocytes in vitro, ex vivo and in vivo. J. antimicrob. Chemother. 15 (Suppl. A), 283 (1985)

10. DUNCKER, D., ULLMANN, U.: Influence of various antimicrobial agents on the chemiluminescence of phagocytosing human granulocytes. Chemotherapy 32, 18 (1986)

11. FINCH, R.: Immunomodulating effects of antimicrobial agents. J. antimicrob. Chemother. 6, 691 (1980)

12. KATSUMUMA, H.: Zur Immunglobulinwirkung auf Bakterienzellen. Die gelben Hefte 24, 21 (1984)

13. LAGRANGE, P. H.: Immunomodulating activities of antibiotics. In: The future of antibiotherapy and antibiotics research (eds. L. NINET, P. E. BOST, D. H. BOUAUCHAUD, J. FLORENT), p. 325. London: Academic Press 1981

14. MANDELL, L. A.: Effects of antimicrobial and antineoplastic drugs on the phagocytic and microbicidal function of the polymorphonuclear leukocyte. Rev. Infect. Dis. 4, 683 (1982)

15. MILATOVIC, D.: Antibiotics and phagocytosis. Europ. J. clin. Microbiol. 2, 414 (1983)

16. OLESKE, J. M.: Effects of antimicrobials on host defence mechanisms. J. antimicrob. Chemother. 13, 413 (1984)

17. STÜBNER, G.: Indirect evidence of cell wall alterations in Pseudomonas aeruginosa by immunoglobulin preparations. Infection 12, 223 (1984)

18. STÜBNER, G., DALHOFF, A., VOIGT, W. H.: Bacteriological and ultrastructural studies on the effect of subinhibitory ß-lactam concentrations on intraphagocytic killing of Pseudomonas aeruginosa by human polymorphonuclear leukocytes. Arzneimittel-Forsch./Drug Res. 36, 899 (1986)

19. ZWISLER, O., JOACHIM, J.: Ampicillinresistente Mutanten von Staph. aureus durch Gammaglobulin reduziert. Diagnost. Intensivther. 2, 11 (1978)

20. ZWISLER, O., RONNEBERGER, H.: Steigerung der Wirkung von Ampicillin durch intravenös applizierbares 5S-Immunglobulin. Verh. dtsch. Ges. Inn. Med. 84, 1509 (1978)

AIDS und HIV-Infektion im Bereich der operativen Intensivmedizin

Von W. Kern

AIDS ist die englische Abkürzung für erworbenes Immundefektsyndrom. Innerhalb weniger Jahre nach sprunghaftem Anstieg der
Zahl der an diesem Syndrom Erkrankten konnte seine virale Ätiologie nahezu vollkommen aufgeklärt werden. AIDS ist nicht
gleichbedeutend mit HIV-Infektion. Ein Defekt im Immunsystem
nach Infektion mit dem Human immunodeficiency virus (HIV) entwickelt sich nicht sofort. Mit zunehmender Beobachtungsdauer
steigt jedoch die Rate der klinischen Manifestation dieser Infektion als Immundefekt (1, 11). Ob und nach welcher Zeit ein
Plateau in dieser Manifestationsrate unter der 100-%-Marke erreicht wird, ist offen. Vor Ablauf der nächsten zehn Jahre läßt
sich diese Frage nicht beantworten.

Im Stadium des manifesten Immundefekts beherrschen sonst sehr
selten diagnostizierte, rezidivierende opportunistische Infektionen, weniger häufig auch Neoplasien das klinische Bild. Eine
Reihe weiterer Infektionen ist bei Patienten nach HIV-Infektion
gehäuft beobachtet worden, das Vollbild des AIDS ist jedoch
klar definiert (Tabelle 1). Auf die diagnostischen und therapeutischen Möglichkeiten hinsichtlich dieser für den Patienten
lebensbedrohlichen Infektionen wird hier nicht näher eingegangen. Sie sind an anderen Stellen ausführlich und wiederholt dargestellt (5, 7, 8). Festzuhalten bleiben das hohe Risiko des Rezidivs der opportunistischen Infektion und die mit jeder neu
auftretenden oder rezidivierenden Infektion schnell ansteigende
Letalität. Wesentlich für die Diskussion der Thematik dieser Ar-
beit ist zum zweiten, daß auch mit den derzeit verfügbaren und
in Erprobung befindlichen Behandlungsmöglichkeiten eine Elimination des Virus nicht gelingt. Alle HIV-Infizierten, unabhängig
vom Stadium des Immundefekts und von aktuellen antiviralen Be-
handlungsversuchen, sind damit mögliche Virusüberträger mit
wahrscheinlich graduellen, nicht aber substantiellen Unterschieden im Übertragungsrisiko.

HIV-infizierte Patienten werden zunehmend aus verschiedenen Indikationen ärztlich betreut werden und einer Krankenhauspflege
bedürfen. Drei wichtige Fragen stellen sich vor diesem Hintergrund: Die Frage nach den Erfordernissen im Umgang mit HIV-Infizierten zur Minimierung des Infektionsrisikos im ärztlichen und
pflegerischen Bereich, die Frage nach dem Risiko nosokomialer
Übertragung HIV-assoziierter opportunistischer Infektionen und
drittens die Frage, wie die Indikation zur intensivmedizinischen Behandlung HIV-assoziierter Erkrankungen einzugrenzen
ist.

Tabelle 1. Opportunistische Infektionen bei HIV-induziertem Immundefekt

Enthalten in der CDC-Definition von AIDS	Sonstige gehäuft auftretende Infektionen
Pneumocystis-carinii-Pneumonie	Orale haarige Leukoplakie
Ösophagitis durch Candida, Herpes-simplex-Virus, Zytomegalovirus	Rezidivierende Salmonellen-Sepsis
ZNS-Toxoplasmose	Candida-Stomatitis
	Multifokaler Herpes zoster
Ausgedehnte mukokutane Herpes-simplex-Infektion	Nocardiose
Chronische Kryptosporidien- oder Isospora-Enterokolitis	Tuberkulose
	Legionella-Infektion
Meningitis/Enzephalitis, Pneumonie bzw. disseminierte Infektion durch Candida, Kryptokokken, Mukor, Aspergillus, atypische Mykobakterien, Zytomegalovirus, Herpes-simplex-Virus	Amöbiasis/Lambliasis
	"Seborrhoische" Dermatitis
Progressive multifokale Leukenzephalopathie (PMLE)	

Risiko einer Übertragung von HIV auf ärztliches und Pflegepersonal

Die HIV-Infektion ist eine sexuell übertragbare Erkrankung. Wie die Hepatitis-B-Virus(HBV)-Infektion ist sie dies jedoch trotz sachlicher Nähe nicht im Sinne des Gesetzes zur Bekämpfung sexuell übertragbarer Erkrankungen. Beide Infektionen folgen aber den gleichen Übertragungswegen. In nahezu allen Körpersekreten und im zirkulierenden Blut läßt sich das HIV nachweisen. Oberflächliche Exposition gegenüber Blut und Sekreten beinhaltet jedoch kein Infektionsrisiko. Massive Exposition von Schleimhäuten und verletzter Haut sowie vor allem Schnitt- und Stichverletzungen mit kontaminierten Skalpellen oder sonstigen Bestecken enthalten ein gewisses Infektionsrisiko im medizinischen Bereich. Das Risiko bleibt jedoch auch bei solchen Ereignissen relativ klein. Nach bisherigen Erfahrungen ist es wesentlich geringer als bei vergleichbarer Exposition in der Pflege und ärztlichen Betreuung HB_e-positiver Patienten.

Mehrere Untersuchungen stützen diese Aussage. Aus den Vereinigten Staaten sind mehrere retro- und prospektive Untersuchungen bekannt, aufgrund deren Ergebnisse eine Infektion nach Nadelstichverletzung oder Schleimhautexposition mit einer Rate von zwischen 1 : 50 bis 1 : 200 beziffert werden konnte (3, 9, 10,

Tabelle 2. Empfehlungen zur Minimierung des HIV-Infektionsrisikos bei medizinischem und Laborpersonal

1. Handschuhe sollen getragen werden bei Kontakt mit Blut, Blutbestandteilen und Sekreten, die möglicherweise HIV-kontaminiert sind

2. Händedesinfektion soll vor und nach Patientenkontakt und Umgang mit erregerhaltigem Material durchgeführt werden

3. Mundschutz und Schutzbrille sind zu verwenden, wenn Verspritzen von Blut, blutigen Sekreten oder Körperflüssigkeiten zu erwarten ist

4. Mundschutz ist vom Pflegepersonal darüber hinaus dann zu tragen, wenn eine massive Ausscheidung von Krankheitserregern, insbesondere von Mykobakterien erfolgt

5. Nadeln, Spritzen und andere scharfe Instrumente sollen in stabilen Behältern, nicht in Müllsäcken entfernt werden

6. Zur weiteren Vermeidung von Verletzungen sollen Kanülen nicht in die Schutzkappe zurückgesteckt werden

7. Wäsche ist als "infektiöse Wäsche" zu entsorgen

8. Untersuchungsmaterial soll mit einem Aufkleber "infektiös" versehen werden

9. Kontaminierte Flächen sollen mit Desinfektionsmitteln behandelt werden

13, 17, 25). Diese Untersuchungen bezogen Notfall- und intensivmedizinische Behandlungen und verschiedene diagnostische und therapeutische Eingriffe mit ein. In einer Untersuchung aus Kinshasa, Zaire, fand sich zum anderen kein Unterschied in der Anti-HIV-Seroprävalenz zwischen medizinischem und nicht-medizinischem Personal eines Großkrankenhauses bei über 2 000 getesteten Personen (15). Schließlich ist der Anteil der AIDS-Patienten aus Heilberufen in den USA seit 1981 nicht angestiegen.

HIV wird durch HBV-wirksame Desinfektionsmaßnahmen inaktiviert (16, 26). Diese Eigenschaft hat zusammen mit den obigen Angaben dazu geführt, daß die von den Centers for Disease Control, Atlanta, (CDC) publizierten detaillierten Empfehlungen zum Schutz von klinischem und Laborpersonal weiterhin ihre volle Gültigkeit behalten (2). Sie entsprechen weitgehend den Richtlinien, die zur Vermeidung einer HBV-Infektion bei medizinischem Personal erstellt wurden (Tabelle 2).

Diese Richtlinien immer wieder in Erinnerung zu rufen, ist gemeinsame Aufgabe der leitenden Krankenhausärzte und Pflegekräfte, der Hygienebeauftragten und arbeitsmedizinischen Institutionen. Zu welchem Anteil auch immer bei Patienten ein Anti-HIV-Screening veranlaßt werden sollte, ein Mangel an wiederholter

Bekanntgabe und Erläuterung dieser Richtlinien kommt einer mangelnden Fürsorgepflicht nahe. Anti-HIV-Screening ist kein Ersatz für mangelnde Hygiene und Sorgfalt. Dies gilt insbesondere für Notfall- und Intensivmedizin, wo das Ergebnis eines solchen Screenings in der Regel erst bekannt werden wird, wenn die Masse der Eingriffe und Prozeduren mit möglicher Exposition bereits erfolgt ist.

Risiko einer Übertragung HIV-assoziierter Sekundärinfektionen auf andere Patienten

Ein durch die HIV-Infektion ausgelöster Defekt im zellulären Immunsystem prädisponiert vor allem zu sogenannten opportunistischen Infektionen. Nur wenige dieser Sekundärinfektionen sind zum Zeitpunkt ihres Auftretens exogen erworben. In der Mehrzahl handelt es sich um endogene Reaktivierungen. Bei schwerstem Immundefekt kann es nicht selten zu einer massiven Ausscheidung entsprechender Erreger in Körpersekreten kommen. Die Kenntnis der jeweiligen Art der Sekundärinfektion und der eventuellen Ausscheidung ihrer Krankheitserreger ist notwendig. So können rechtzeitig Maßnahmen ergriffen werden, die das nosokomiale Infektionsrisiko minimieren helfen. Ein Risiko besteht naturgemäß vor allem wiederum bei Patienten mit Immundefekt. Kinder sind mehr gefährdet als Erwachsene, Schwangerschaft als Sonderfall wegen der möglichen Übertragung von Toxoplasma und Zytomegalovirus auf den Feten ausgenommen.

Es gilt nicht die Regel, wonach generell alle HIV-Patienten mit opportunistischer Infektion isolierungspflichtig seien. Viele der aufgelisteten opportunistischen Infektionen lassen sich auch bei Verwendung sehr sensitiver Methoden nur sehr selten nachweisen. Vom klinisch-pragmatischen Standpunkt aus ist wie bei anderen nicht HIV-infizierten symptomatischen Patienten zu verfahren. Eine sorgfältige mikrobiologische Untersuchung ist notwendig bei Patienten mit Fieber, Diarrhö, Dyspnoe, Lungeninfiltraten, neurologischer Symptomatik und/oder konstitutionellen Beschwerden. Hinsichtlich der Minimierung nosokomialer Infektionsrisiken dient die Untersuchung in erster Linie dem Ausschluß einer Ausscheidung von Mykobakterien, bakteriellen Diarrhöerregern und enteropathogenen Protozoen.

Asymptomatische HIV-infizierte Patienten ohne Hinweis auf einen schweren Immundefekt sind hinsichtlich einer möglichen nosokomialen Übertragung opportunistischer Krankheitserreger als unbedenklich einzustufen. Eine Unterbringung schwerstkranker Patienten mit voll ausgebildetem Immundefektsyndrom im Mehrbettzimmer ist dagegen nur nach sicherem Ausschluß einer Erregerausscheidung zu verantworten. Sofern andere Patienten mit schwerem Immundefekt, Kinder oder Schwangere davon betroffen sind, sollte eine solche Unterbringung allerdings grundsätzlich nicht erfolgen.

Mehr als bisher muß es zur Routine werden, bei konstitutionellen Beschwerden eine offene Tuberkulose auszuschließen. Es gibt inzwischen ausreichend Belege dafür, daß die Infektion mit M.

Tabelle 3. Initiale opportunistische Infektionen und Infektionen als Todesursache bei AIDS (Nach 4, 18, 20, 23)

	Inzidenz initialer opportunistischer Infektionen (%)	Opportunistische Infektionen als Todesursache (%)
Pneumocystis-carinii-Pneumonie	63	24 - 50
Candida-Ösophagitis	14	-
Zytomegalovirus	7	31 - 56
Kryptokokkose	7	6
Herpes simplex	4	0 - 6
Kryptosporidiose	4	< 1
Toxoplasmose	3	0 - 15

tuberculosis im Rahmen der HIV-Epidemie erschreckend häufig auftritt (6, 14).

Intensivmedizinische Behandlung von Patienten mit AIDS

Klinische Situationen, in denen die behandelnden Ärzte über die Indikation zu intensivmedizinischer Betreuung zu entscheiden haben, werden bei der Mehrzahl der Patienten mit voll ausgebildetem Immundefektsyndrom früher oder später entstehen. Das größte Problem ist die schwere respiratorische Insuffizienz, die bei etwa einem Drittel der AIDS-Patienten mit Lungenaffektionen auftritt (19). Sie entwickelt sich selten bei der ersten Pneumocystis-carinii-Pneumonie, soweit sie frühzeitig diagnostiziert wurde, häufig jedoch bei Rezidiven. Aus klinischen Untersuchungen und Autopsieserien ist bekannt, daß in späten Phasen häufig mehrere Sekundärerkrankungen für den klinischen Verlauf verantwortlich sind (Tabelle 3). Ein Rezidiv einer Pneumocystis-carinii-Pneumonie mit Entwicklung einer respiratorischen Insuffizienz, die auf die übliche Therapie nicht anspricht, stellt sich nach wiederholter Diagnostik oder autoptisch häufig als disseminiertes Kaposi-Sarkom oder Zytomegalovirus-Infektion oder auch beides heraus. Ist zunächst bronchoskopisch die Diagnose nicht zu stellen, ist die Wahrscheinlichkeit, daß es sich um eine Pneumocystis-carinii-Pneumonie handelt, immer noch recht groß (Tabelle 4).

Die Pneumocystis-carinii-Pneumonie ist die häufigste opportunistische Infektion und auch die häufigste Lungenerkrankung bei AIDS (Tabelle 5). Sie gilt als relativ gut behandelbar unter den AIDS-assoziierten Sekundärinfektionen. Aufgrund dieser Aussage wird in einer entsprechenden Situation die Indikation zur maschinellen Beatmung prinzipiell bejaht. Allerdings sollten

Tabelle 4. Diagnose von Lungenaffektionen nach wiederholter Diagnostik oder Autopsie und initial nicht-diagnostischer Bronchoskopie (Nach 19)

Diagnose	n	(%)
Pneumocystis carinii	8	(26)
Pneumocystis carinii/Kaposi-Sarkom	2	(6)
Pneumocystis carinii/Zytomegalovirus	1	(3)
Kaposi-Sarkom	9	(29)
Legionella	2	(6)
Kryptokokkus	1	(3)
Herpes-simplex-Virus	1	(3)
Keine Diagnose	7	(23)

Tabelle 5. Art und Häufigkeit von Lungenerkrankungen bei AIDS (Nach 19)

	n	(%)
Pneumocystis carinii allein	255	(43)
Pneumocystis carinii mit		
Zytomegalovirus	50	
M. avium intracellulare	37	
M. tuberculosis	15	(21)
Legionella	9	
Kryptokokkus	8	
Sonstige	3	
M. avium intracellulare	37	
Zytomegalovirus	18	
Zytomegalovirus/M. avium intracellulare	5	
Zytomegalovirus/Kryptokokkus	1	
Legionella	10	(16)
M. tuberculosis	4	
Herpes-simplex-Virus	2	
Toxoplasma	1	
Sonstige Bakterien/Pilze	17	
Kaposi-Sarkom	36	(6)

zusätzlich vorliegende, nicht oder nur mit geringer Erfolgsaussicht (Tabelle 6) behandelbare Sekundärerkrankungen ausgeschlossen sein. Dies ist in der Praxis meist, aber leider nicht immer möglich. Die Entscheidung für oder gegen eine Intensivtherapie

Tabelle 6. Behandlungserfolge bei AIDS-assoziierten opportunistischen Infektionen

Erfolgsaussichten gering	Erfolgsaussichten mäßig bis gut
Zytomegalovirus-Infektion	Pneumocystis-carinii-Pneumonie
M. avium intracellulare	ZNS-Toxoplasmose
Kryptosporidiose	Candida-Ösophagitis
Disseminierte Kryptokokkose	Mukokutane Herpes-simplex-Infektion
Mukormykose	Herpes-Enzephalitis
Aspergillose	

ist dann schwierig. Folgende Überlegung ist im Fall der Pneumocystis-carinii-Pneumonie hilfreich. Außerhalb experimenteller Therapieprotokolle stehen zur Behandlung nur zwei Optionen offen, einmal hochdosiert Trimethoprim und Sulfamethoxazol oder zweitens Pentamidin. Der Therapieerfolg kann relativ zuverlässig innerhalb der ersten Behandlungswoche beurteilt werden anhand klinischer und röntgenologischer Parameter. Daraus läßt sich der Schluß ziehen, daß den Patienten auch unter notwendiger Intensivbehandlung eine Woche Therapie mit diesen Substanzen ermöglicht werden sollte. Handelt es sich um ein mehrfaches Rezidiv bei einem Patienten, der früher bereits mit beiden Substanzen behandelt wurde, wird eine eventuell notwendig werdende maschinelle Beatmung in der Regel kaum mehr als prognostisch entscheidend angesehen werden können. Von den AIDS-Patienten, die wegen schwerer respiratorischer Insuffizienz beatmet werden müssen, überleben nach den Erfahrungen aus den USA nur etwa 10 - 20 % ([19]).

Außer der respiratorischen Insuffizienz durch Lungenaffektionen sind es nur wenig Bereiche, in denen Entscheidungen zur Indikation einer Intensivbehandlung relevant werden können. Zu erwähnen sind Schockzustände und Multiorganversagen bei bakteriellen oder Pilzseptikämien, disseminierte Zytomegalovirus-Infektionen, weiterhin ZNS-Erkrankungen und akutes Nierenversagen. Von einer Akutdialyse profitiert nur eine kleinere Gruppe von Patienten mit AIDS, vor allem diejenigen, bei denen medikamentöstoxische Ursachen wahrscheinlich sind ([22]). ZNS-Erkrankungen bei AIDS sind in Ausprägung und Ätiologie vielfältig ([12], [24]). Darunter sind einige, vor allem die relativ häufige ZNS-Toxoplasmose, therapeutisch angehbar ([21]). Auch hier ist jedoch eine generelle Aussage zum Sinn einer intensivmedizinischen Betreuung nicht möglich. Die Entscheidung muß die Behandelbarkeit der jeweiligen Sekundärerkrankung sowie das klinische Stadium und die Progression des zugrundeliegenden Immundefekts berücksichtigen. Dabei bleibt die Regel unangetastet, wonach Patienten mit konservativ nicht beherrschbaren klinischen Problemen, bevor die für eine ärztlich verantwortbare Entscheidung notwendigen Informationen nicht vorliegen, eine intensivmedizinische Betreuung nicht verwehrt werden kann.

Literatur

1. BRODT, H. R., HELM, E. B., WERNER, A., JOETTEN, A., BERG-
   MANN, L., KLÜVER, A., STILLE, W.: Spontanverlauf der LAV/
   HTLV III-Infektion. Dtsch. med. Wschr. 111, 1175 (1986)

2. Centers for Disease Control: Acquired immune deficiency syndrome (AIDS): precautions for clinical and laboratory
   staffs. Morb. Mort. Weekly Rep. 31, 577 (1982)

3. Centers for Disease Control: Update: Evaluation of human T-
   lymphotropic virus type III/lymphadenopathy-associated virus in health care personnel - United States. Morb. Mort.
   Weekly Rep. 34, 575 (1985)

4. Centers for Disease Control: Update: acquired immunodeficiency syndrome - United States. Morb. Mort. Weekly Rep.
   35, 542 (1986)

5. DeVITA, V. T., BRODER, S., FAUCI, A. S., KOVACS, J. A.,
   CHABNER, B. A.: Developmental therapeutics and the acquired
   immunodeficiency syndrome. Ann. intern. Med. 106, 568
   (1987)

6. HANDWERGER, S., MILDVAN, D., SENIE, R., McKINLEY, P. A.: Tuberculosis and the acquired immunodeficiency syndrome at a
   New York City hospital: 1978 - 1985. Chest 91, 176 (1987)

7. HELM, E. B., STILLE, W.: AIDS. München: Zuckschwerdt 1985

8. HELM, E. B., STILLE, W., VANEK, E.: AIDS II. München: Zuckschwerdt 1986

9. HENDERSON, D. K., SAAH, A. J., ZAK, B. J., et al.: Risk of
   nosocomial infection with human T-cell lymphotropic virus
   type III/lymphadenopathy-associated virus in a large cohort
   of intensively exposed health care workers. Ann. intern.
   Med. 104, 644 (1986)

10. HIRSCH, M. S., WORMSER, G. P., SCHOOLEY, R. T., et al.:
    Risk of nosocomial infection with human T-cell lymphotropic
    virus III (HTLV III). New Engl. J. Med. 312, 1 (1985)

11. HOLZMAN, R. S., WALSH, C. M., KARPATKIN, S.: Risk for the
    acquired immunodeficiency syndrome among thrombocytopenic
    and nonthrombocytopenic homosexual men seropositive for the
    human immunodeficiency virus. Ann. intern. Med. 106, 383
    (1987)

12. LEVY, R. M., BREDESEN, D. E., ROSENBLUM, M. L.: Neurologi-
    cal manifestations of acquired immunodeficiency syndrome
    (AIDS): experience at UCSF and review of the literature. J.
    Neurosurg. 62, 475 (1985)

13. LIFSON, A. R., CASTRO, K. G., McGRAY, E., JAFFE, H. W.: Na-
    tional surveillance of AIDS in health care workers. JAMA
    256, 3231 (1986)

14. MAAYAN, S., WORMSER, G. P., HEWLWETT, D., et al.: Acquired immunodeficiency syndrome (AIDS) in an economically disadvantaged population. Arch. intern. Med. 145, 1607 (1985)

15. MANN, J. M., FRANCIS, H., QUINN, T. C., et al.: HIV seroprevalence among hospital workers in Kinshasa, Zaire. Lack of association with occupational exposure. JAMA 256, 3099 (1986)

16. MARTIN, L. S., McDOUGAL, J. S., LOSKOSKI, S. L.: Disinfection and inactivation of the human T-lymphotropic virus type III/lymphadenopathy-associated virus. J. infect. Dis. 152, 400 (1985)

17. McGRAY, E., and the Cooperative Needlestick Surveillance Group: Occupational risk of the acquired immunodeficiency syndrome among health care workers. New Engl. J. Med. 314, 1127 (1986)

18. MOSKOWITZ, L., HENSLEY, G. T., CHAN, J. C., ADAMS, K.: Immediate causes of death in acquired immunodeficiency syndrome. Arch. Path. Lab. Med. 109, 735 (1985)

19. MURRAY, J. F., FELTON, C. P., GARAY, S. M., et al.: Pulmonary complications of the acquired immunodeficiency syndrome. New Engl. J. Med. 310, 1682 (1984)

20. NIEDT, G. W., SCHINELLA, R. A.: Acquired immunodeficiency syndrome: clinicopathologic study of 56 autopsies. Arch. Path. Lab. Med. 109, 727 (1985)

21. POHLE, H. D., EICHENLAUB, D.: ZNS-Toxoplasmose und generalisierte Kryptokokkose bei AIDS. In: AIDS II (eds. E. B. HELM, W. STILLE, E. VANEK), p. 136. München: Zuckschwerdt 1986

22. RAO, T. K. S., FRIEDMAN, E. A., NICASTRI, A. D.: The types of renal disease in the acquired immunodeficiency syndrome. New Engl. J. Med. 316, 1062 (1987)

23. SCHMIDTS, H. L., FALK, S., MÜLLER, H., BERGER, K.: Obduktionsbefunde beim erworbenen Immundefektsyndrom (AIDS). In: AIDS II (eds. E. B. HELM, W. STILLE, E. VANEK), p. 85. München: Zuckschwerdt 1986

24. SNIDER, W. D., SIMPSON, D. M., NIELSEN, S., et al.: Neurological complications of acquired immune deficiency syndrome: analysis of 50 cases. Ann. Neurol. 14, 403 (1983)

25. WEISS, S. H., SAXINGER, W. C., RECHTSMAN, D., et al.: HTLV-III infection among health care workers: Association with needle-stick injuries. JAMA 254, 2089 (1985)

26. ZEICHHARDT, H., SCHEIERMANN, N., SPICHER, G., DEINHARDT, F.: Stabilität und Inaktivierung des human immunodeficiency virus (HIV). Dtsch. Ärztebl. 84, 874 (1987)

Zusammenfassung der Diskussion zum Thema: „Infektionsprophylaxe in der Intensivmedizin durch Darmdekontamination und andere Maßnahmen"

FRAGE:
Handelt es sich bei der selektiven Darmdekontamination um ein bereits etabliertes Verfahren, dessen Anwendung empfohlen werden kann?

ANTWORT:
Bei der in Groningen durchgeführten und von anderen Kliniken aufgenommenen Untersuchung handelt es sich um eine Pionierarbeit, deren Ergebnisse noch nicht endgültig beurteilbar sind. Zu beachten ist, daß es sich um Untersuchungen an einem ausgewählten Patientenkollektiv handelt, dessen Resultate zur Zeit noch nicht verallgemeinert werden dürfen.

Andere Krankenhäuser, die an diesen Untersuchungen ebenfalls interessiert sind, sollten sich strikt an das von Groningen erarbeitete Konzept halten, die pathophysiologischen Hintergründe berücksichtigen und die Auswahl der eingesetzten Antibiotika beim heutigen Stand der Kenntnisse keinesfalls modifizieren. Nur so sind tatsächlich vergleichbare Ergebnisse zu erwarten und die notwendige Beurteilung der Methode anhand einer größeren Patientenzahl möglich. Vor einer unkritischen Übernahme der Methode ohne die Möglichkeit einer entsprechenden bakteriologischen Überwachung der Patienten muß wegen der Möglichkeit einer nicht erkannten Resistenzentwicklung gewarnt werden.

Der Begriff "Dekontamination" erscheint mißverständlich, eine Dekontamination wird mit Desinfektionsmitteln durchgeführt. Sinn der Studie ist jedoch die Eliminierung von Keimen im Verdauungstrakt, d. h. es handelt sich hier um eine Dekolonisation. RUCKDESCHEL spricht daher von "Kolonisationsprophylaxe". Das Prinzip dieser Kolonisationsverhütung ist keineswegs neu, es wird bei immunsupprimierten Patienten schon seit langem angewendet. Durch Verwendung nichtresorbierbarer Antibiotika soll die Wirkung tatsächlich nur im Bereich der Schleimhäute erzielt werden. Auf diese Weise wird die unerwünschte Resistenzentwicklung soweit wie möglich hintangehalten.

FRAGE:
Im Groninger Programm ist zu Beginn der Behandlung eine systemische Gabe von Cefotaxim über vier bis fünf Tage vorgesehen. Warum ist diese vom Prinzip her unverständliche Forderung aufgestellt worden?

ANTWORT:
Im ersten Ansatz wurden in Groningen nur nichtresorbierbare An-

tibiotika zur Darmdekontamination gegeben. Die Ergebnisse haben gezeigt, daß die Zahl der Septikämien, der Urin- und der Wundinfektionen zurückging, nicht jedoch die Zahl der Pneumonien. Im nächsten Schritt wurde daraufhin die orale Dekontamination mit Hilfe einer Antibiotikapaste eingeführt. Bei kombinierter Anwendung beider Verfahren ging die Rate später gramnegativer pulmonaler Infekte drastisch zurück. Nicht beeinflußt wurde dadurch jedoch die Frühpneumonie durch die patienteneigene Keimflora. Dies gelang erst durch den frühen systemischen Einsatz eines Antibiotikums mit hoher Wirkung gegen diese Bakterien.

FRAGE:
Wo liegt der Unterschied zwischen den Studien von STOUTENBEEK und UNERTL?

ANTWORT:
STOUTENBEEK empfiehlt aus den oben genannten Gründen die systemische Vorgabe eines Antibiotikums, außerdem verwendet er Tobramycin statt Gentamicin. Weiterhin bestehen Unterschiede in der Dosierung und der Applikationsart von Amphotericin B (STOUTENBEEK: 500 mg als klebrige Paste, UNERTL: 300 mg in wäßriger Lösung).

FRAGE:
Aus Autopsiepräparaten, aber auch aufgrund röntgenologischer Befunde weiß man, daß alle längerliegenden intravasalen Katheter von einem Fibrinmantel umgeben sind. Kommt es zu einer Keimbesiedlung dieses Fibringerinnsels, ist es schwer vorstellbar, daß die Entfernung des Katheters allein eine wirksame Therapie im Hinblick auf eine Beseitigung eines möglichen bakteriellen Streuherds darstellt.

ANTWORT:
Die klinische Erfahrung zeigt, daß nach Entfernung des Fremdkörpers (Kathetermaterial) das Immunsystem des Organismus normalerweise in der Lage ist, mit den im Fibrin lokalisierten Bakterien fertigzuwerden. Es kommt zu einer Auflösung des Fibringerinnsels, damit werden die Bakterien für die normalen Abwehrmechanismen des Organismus angreifbar und werden eliminiert. Dies gilt natürlich dann nicht, wenn die Infektion die Intima der Gefäßwand betrifft. Hier ist die Heilung der Phlebitis Voraussetzung, diese dauert länger als die Auflösung des Fibringerinnsels.

FRAGE:
Sind die aus der Katheterspitze gewonnenen Bakterien repräsentativ für die sepsisverursachenden Keime?

ANTWORT:
Um wirklich die eine Thrombophlebitis oder eventuell auch septi-

sche Symptome hervorrufenden Bakterien zu erfassen, empfiehlt
es sich, vor dem Ziehen des Katheters die Einstichstelle zu des-
infizieren und den Katheter unter sterilen Kautelen zu entfernen. Neben der Katheterspitze wird auch noch Spülflüssigkeit
aus dem Katheterlumen zur bakteriologischen Untersuchung eingesandt.

FRAGE:
In den Richtlinien der Kommission des Bundesgesundheitsamtes
"Erkennung, Verhütung und Bekämpfung von Krankenhausinfektionen" (1) wird gefordert, daß zur Desinfektion der Einstichstelle bei Punktionen von Gelenken und Körperhöhlen einzeln steril
verpackte Tupfer zu verwenden sind. Ist diese Forderung von klinischer Seite her anerkannt?

ANTWORT:
Selbstverständlich gibt es Situationen, wo einzeln verpackte
sterile Tupfer notwendig sind, z. B. bei immunsupprimierten Patienten. Für den Routinebetrieb ist wesentlich wichtiger die
sorgfältige Hautdesinfektion. Zu fordern ist die sichere Sterilisation der Tupfer durch den Hersteller und die unbeschädigte
Verpackung bis zum Verbraucherort. Dort jedoch ist - mit den genannten Einschränkungen - eine sterile Aufbewahrung nicht mehr
notwendig. Bisher liegt weder der Beweis vor, daß einzeln steril verpackte Tupfer die Infektionsrate zu senken vermögen,
noch gibt es Befunde, wonach bei Verwendung nicht steril aufbe-
wahrter Tupfer bei sachgerechter Hautdesinfektion eine erhöhte
Rate von Infektionen der Punktionsstelle auftreten würde. Ehe
solche Empfehlungen apodiktisch formuliert werden, sollten Ergebnisse vorliegen, die die Notwendigkeit dieser auch finan-
ziell belastenden Empfehlung rechtfertigen.

FRAGE:
Wodurch kommt es zu der von ULLMANN genannten Gewebsschädigung
durch PVP-Jod?

ANTWORT:
Nicht das PVP-Jod per se ist gewebsschädigend, sondern der aus
Gründen der Stabilität notwendige pH der Lösung. Möglichkeiten
zur Verbesserung gibt es; die Erfahrungen von MEYER zeigen, daß
es möglich ist, eine 1%ige Lösung auf ein pH von 6,88 einzustel-
len, die über ein halbes Jahr stabil ist. Diese Lösung kann lokal bei Osteomyelitiden, bei rektalen Fisteln usw. problemlos
angewendet werden.

FRAGE:
Gibt es Kriterien zur Beurteilung einer Immunsuppression bei Intensivtherapiepatienten? Ergeben sich aus der Untersuchung eventuell relevanter Faktoren therapeutische Konsequenzen?

ANTWORT:
Der Begriff "Immunsuppression" beschreibt zwei klinische Situationen: Einmal benützt der Kliniker den Ausdruck dann, wenn ein Patient offensichtlich mit einer Infektion nicht fertig wird, zum anderen muß von einer Immunsuppression ausgegangen werden, wenn der Patient z. B. mit Immunsuppressiva behandelt wird. Im ersten Fall versagen häufig die Kriterien, die im zweiten Fall zur Beurteilung des Zustandes des Immunsystems herangezogen werden. Hier klafft ohne Zweifel noch eine Lücke, die dem Kliniker Schwierigkeiten bei der Beurteilung des tatsächlichen Zustandes des Immunsystems des Patienten bereitet. Die Schwierigkeit bei der Beurteilung der Immunfunktionen besteht darin, daß eine Vielzahl von Funktionen betroffen ist, die unterschiedlich hinsichtlich der Wertigkeit im Einzelfall einzuschätzen sind. So ist sicher ein Unterschied zu sehen zwischen der zellulär und der humoral vermittelten Immunität. Dies im Einzelfall abzuschätzen, ist zur Zeit jedoch noch nicht möglich.

Zumindest in tierexperimentellen Studien hat sich gezeigt, daß leukopenische Tiere durch Applikation von gentechnologisch hergestellten hochgereinigten Faktoren der "Colony stimulating factors"-Familie, wie z. B. der Granulozyten CSF, mit einem dramatischen Leukozytenanstieg reagieren. Auf diesem Gebiet scheint also tatsächlich eine Substitution bzw. Therapie möglich zu sein. Es ist zu hoffen, daß bei Tumorpatienten, die durch Zytostatikabehandlung leukopenisch wurden, eine systemische Applikation von CSF zur beschleunigten Regeneration der Leukozytenzahl führt.

FRAGE:
Kann die Immunelektrophorese einen Hinweis geben im Hinblick auf die Notwendigkeit einer Therapie mit Immunglobulinen?

ANTWORT:
Die Bestimmung der Immunelektrophorese ist wichtig zur Entdeckung oder Bestätigung von Defekten im Immunsystem. Zur Beurteilung des Zustandes eines Patienten im septischen Zustand erscheint sie jedoch nicht geeignet.

FRAGE:
Gibt es Hinweise, daß Immunglobuline sinnvoll in der Therapie septischer Zustände eingesetzt werden können?

ANTWORT:
Vom theoretischen Ansatz her kann diese Frage mit "Ja" beantwortet werden, aus klinischer Sicht ist die Wirkung jedoch weiterhin sehr umstritten. Einerseits ist anzunehmen, daß humane monoklonale Antikörper gegen spezifische Bakterientoxine oder aber gegen Bakterien wirksam sind. Andererseits sind die in Immunglobulinen vorhandenen Antikörpertiter häufig nicht ausreichend, um in der Humanmedizin wirksam zu sein.

Es liegen Arbeiten vor (1, 3), wonach bei sehr hoher Dosierung von Immunglobulinen durchaus Erfolge erzielt werden konnten. Es gibt darüber hinaus Untersuchungen mit spezifischen Hyperimmun-globulinpräparaten, die im Vergleich zu normalen Immunglobuli-nen bei Zytomegalievirus-Infektionen und bei Pseudomonasinfek-tionen bessere Ergebnisse erbrachten.

Literatur

1. EMMERICH, B., HILLER, E., WOITINAS, F., MAUBACH, P. A., RIESS, H., NERL, C., GEURSEN, R. G.: Dose-response relationship in the treatment of idiopathic thrombocytopenic purpura with in-travenous immunoglobulin. Klin. Wschr. 65, 369 (1987)

2. Kommission des Bundesgesundheitsamtes "Erkennung, Verhütung und Bekämpfung von Krankenhausinfektionen". Krankenhausin-fektionen. Bundesgesundhbl. 28, 185 (1985)

3. ROIFMAN, C. M., LEVISON, H., GELFAND, E. W.: High-dose ver-sus low-dose intravenous immunoglobulin in hypogammaglobulin-aemia and chronic lung disease. Lancet 1987 I, 1075

Sachverzeichnis